T0242857

Wie funktioniert MRI?

Dominik Weishaupt
Victor D. Köchli
Borut Marincek

Wie funktioniert MRI?

Eine Einführung in Physik und Funktionsweise
der Magnetresonanzbildgebung

7., überarbeitete und ergänzte Auflage

Mit 74 Abbildungen und 9 Tabellen

Unter Mitarbeit
von J. M. Fröhlich, D. Nanz, K. P. Prüßmann

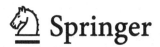 Springer

Prof. Dr. Dominik Weishaupt
Stadtspital Triemli
Institut für Radiologie
Zürich, Schweiz

Dr. Victor D. Köchli
Cistec AG
Zürich, Schweiz

Prof. Dr. Borut Marincek
Department of Radiology
Case Western Reserve University
Cleveland, USA

ISBN 978-3-642-41615-6   ISBN 978-3-642-41616-3 (eBook)
DOI 10.1007/978-3-642-41616-3

Die Deutsche Nationalbibliothek verzeichnet diese Publikation in der Deutschen
Nationalbibliografie; detaillierte bibliografische Daten sind im Internet über
http://dnb.d-nb.de abrufbar.

Springer Medizin

Planung: Daniel Quinones, Heidelberg
Projektmanagement: Christiane Beisel, Heidelberg
Lektorat: Cornelia Funke, Mainz
Projektkoordination: Cécile Schütze-Gaukel, Heidelberg
Umschlaggestaltung: deblik Berlin
Herstellung: le-tex publishing services GmbH, Leipzig

Gedruckt auf säurefreiem und chlorfrei gebleichtem Papier.

Springer Medizin ist Teil der Fachverlagsgruppe Springer Science+Business Media
www.springer.com

Vorwort zur 7. Auflage

Nach sechs deutschen Auflagen ist dies nun bereits die 7. Auflage des Buchs „Wie funktioniert MRI? Eine Einführung in die Physik und Funktionsweise der Magnetresonanztomographie". Es freut uns sehr, dass dieses Buch die Leserschaft so nachhaltig anspricht.

Seit Einführung der Magnetresonanztomographie (MRT; „magnetic resonance imaging", MRI) in die Medizin hat die Methode nichts an ihrer Dynamik und Faszination verloren. MRI ist heute eine etablierte bildgebende Modalität in der Medizin, deren Potenzial noch lange nicht ausgeschöpft ist. Ständige Weiterentwicklungen ermöglichen neue Möglichkeiten und eine noch präzisere Diagnostik. Erwähnenswert ist auch die Tatsache, dass MRI bei der Ausführung bildgesteuerter Interventionen zunehmend Bedeutung zukommt. Die herausragende Rolle von MRI für die Medizin wurde daneben im Jahre 2003 durch die Verleihung des Nobelpreises im Fach Medizin an Paul C. Lauterbur und Peter Mansfield unterstrichen. Die Herren Lauterbur und Mansfield schufen die Grundlagen dafür, dass der Kernspinresonanzeffekt („nuclear magnetic resonance", NMR), der von Felix Bloch und Edward Miles Purcell im Jahr 1948 nahezu gleichzeitig entdeckt wurde, in ein Bild umgewandelt werden kann.

Ziel dieses Buches ist es, allen Interessierten die physikalischen Grundlagen von MRI in einfacher und verständlicher Weise näher zu bringen. Dies ist kein Buch für MR-Spezialisten oder MR-Physiker, sondern es richtet sich an Studentinnen und Studenten, Assistenzärztinnen und -ärzte, Medizinisch-technische Radiologieassistentinnen und -assistenten (MTRA) oder kurz an alle jenen Personen, die sich für die Methode interessieren oder am Anfang ihrer Ausbildung in MRI stehen und einen einfachen Leitfaden suchen, um sich in die technischen Grundlagen dieser Methode einzulesen.

Verglichen mit der vorangegangenen haben wir die vorliegende 7. Auflage erneut komplett überarbeitet. Besonderes Augenmerk richteten wir darauf, dass die neuesten Tendenzen und Entwicklungen, die im klinischen MRI in der Humanmedizin eine Rolle spielen, im Buch integriert sind.

An dieser Stelle möchte ich den Mitautoren Priv. Doz. Dr. Daniel Nanz, Dr. Johannes Fröhlich und Prof. Dr. Klaas P. Prüßmann für ihre Buchbeiträge danken. Danken möchte ich auch all jenen Personen, die uns ein Feedback gaben oder Verbesserungsvorschläge für das Buch unterbreiteten. Alle diese Rückmeldungen sind wichtig, um dieses Buch noch zu verbessern und die Grundlagen von MRI noch verständlicher zu machen.

Abschließend möchte ich auch dem Springer Verlag, insbesondere Herrn Daniel Quinones für die gute Zusammenarbeit danken.

Dominik Weishaupt
Zürich, im Sommer 2013

Vorbemerkung

In diesem Buch werden wiederholt die Begriffe „Z-Richtung" und „XY-Ebene" auf-tauchen. In allen Abbildungen verläuft das äußere Magnetfeld B0 von unten nach oben, und wir bezeichnen diese Richtung als Z. Die beiden anderen Dimensionen sind X und Y. Die XY-Ebene steht senkrecht auf der Z-Achse und läuft somit in unseren Abbildungen horizontal.

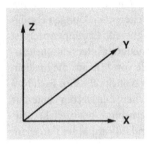

Inhaltsverzeichnis

Autorenverzeichnis

Prof. Dr. Dominik Weishaupt
Institut für Radiologie
Stadtspital Triemli
Birmensdorferstraße 497
8063 Zürich
Schweiz

Victor D. Köchli
Cistec AG
Hohlstraße 283
8004 Zürich
Schweiz

Prof. Dr. Borut Marincek
Department of Radiology
UH Case Medical Center
11100 Euclid Avenue
Cleveland, OH 44106
USA

Unter Mitarbeit von:

Prof. Dr. Klaas P. Prüßmann
Institut für Biomedizinische Technik (IBT)
Eidgenössische Technische Hochschule (ETH) Zürich
Gloriastraße 35
8092 Zürich
Schweiz

Dr. Johannes M. Fröhlich
Guerbet AG
Winterthurerstraße 92
8006 Zürich
Schweiz

Priv.-Doz. Dr. Daniel Nanz
Institut für Diagnostische und Interventionelle Radiologie
Universitätsspital
Rämistraße 100
8091 Zürich
Schweiz

Spins und das Magnetresonanz-Phänomen

Dominik Weishaupt

D. Weishaupt, V. D. Köchli, B. Marincek, *Wie funktioniert MRI?*,
DOI 10.1007/978-3-642-41616-3_1, © Springer-Verlag Berlin Heidelberg 2014

Das klinische MRI (engl. „magnetic resonance imaging") verwendet die Kerne von Wasserstoffatomen (^{1}H) zur Bildgebung. Wasserstoffatome besitzen als Kern nur ein einziges Teilchen, ein Proton, um welches das Elektron der Hülle kreist (◘ Abb. 1.1). Das Proton ist positiv, das Elektron negativ geladen; das gesamte Atom ist somit elektrisch neutral. Im Folgenden beschäftigen wir uns nur noch mit dem Proton.

Neben seiner positiven elektrischen Ladung besitzt das Proton noch die Eigenschaft des *Spins*, eine Grundeigenschaft der Elementarteilchen. Es handelt sich dabei um nichts anderes als einen Drall (engl. „to spin" = sich drehen): das Proton dreht sich also um sich selbst wie ein Kreisel, was zwei Auswirkungen hat:

- Da das Proton eine rotierende Masse m hat, besitzt es einen *Drehimpuls*. Das bedeutet, dass sich das Proton wie ein Kreisel verhält, also die räumliche Lage der Rotationsachse beibehalten will (◘ Abb. 1.2a).
- Da es gleichzeitig eine rotierende elektrische Ladung hat, besitzt es zudem ein *magnetisches Moment B* und verhält sich wie ein kleiner Magnet, der von Magnetfeldern und elektromagnetischen Wellen beeinflusst wird und wenn er sich bewegt in einer Empfangsspule eine Spannung induziert (◘ Abb. 1.2b).

Im Gegensatz zum Kreisel können wir allerdings in den Wasserstoffkern nicht hineinsehen, und auch seine Eigenrotation, der Spin eben, ist von außen nicht sichtbar. Das Proton ist für uns geschlossen, gleich einer Blackbox. Die *Lage der Rotationsachse* am Magnetvektor B können wir jedoch erkennen. Wenn wir in Zukunft davon sprechen, wie sich so ein Spin bewegt, dann meinen wir also nicht den (unsichtbaren) Drall des Protons, sondern immer die Bewegung seiner „sichtbaren" magnetischen Achse B. Diese Bewegung können wir außerdem „sehen", weil sie in einer Empfangsspule ein Signal erzeugt, wie dies auch der Magnet in einem elektrischen Generator (z. B. Fahrraddynamo) tut.

Es gibt noch einen weiteren, sehr wichtigen Unterschied: Während ein Kreisel abgebremst werden und schlussendlich zum Stillstand kommen kann, ist dies beim Spin nicht möglich. Er ist immer gleich stark und kann nie beschleunigt oder abgebremst werden, eben weil er eine Grundeigenschaft der Elementarteilchen ist. Der Spin ist einfach immer da!

Wie verhält sich nun so ein Spin, wenn er in ein starkes Magnetfeld gebracht wird? Wir wollen dies am analogen Beispiel des Kreisels untersuchen:

Wirkt eine äußere Kraft (in der Regel die Schwerkraft G) auf einen Kreisel und verändert deshalb die Lage der Rotationsachse, so macht der Kreisel eine Ausweichbewegung, die wir als *Präzessionsbewegung* bezeichnen. Weil aber die Reibung (beispielsweise an der Spitze) dem Kreisel Energie entzieht und ihn bremst, neigt sich seine Achse immer stärker, bis er schließlich umfällt (◘ Abb. 1.3).

Daneben versucht ein äußeres Magnetfeld B_0, die Spins wie Kompassnadeln entlang des Magnetfeldes auszurichten. Da die Spins auch Kreisel sind, reagieren sie ebenfalls mit einer Präzessionsbewegung (◘ Abb. 1.4). Sie erfolgt mit einer charakteristischen Frequenz, die *Larmorfrequenz* genannt wird und proportional zur Stärke des Magnetfeldes ist. Erst allmählich richten sich die Spins parallel zum Feld aus, indem sie, wie der Kreisel, Energie an die Umgebung abgeben (▶ Abschn. 2.1).

Die Larmorfrequenz ist sehr wichtig. Auf ihr beruht die ganze MR-Bildgebung.

> ❯ **Larmorfrequenz nennen wir die Präzessionsfrequenz der Spins in einem Magnetfeld.**
> **Sie ist exakt proportional zur Stärke des Magnetfeldes B_0.**

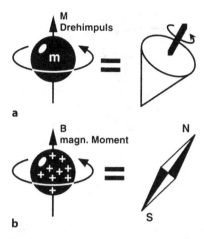

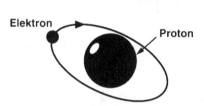

◻ **Abb. 1.1** Schematische Darstellung des Wasserstoffatoms

◻ **Abb. 1.2** Schematische Darstellung von Drehimpuls (**a**) und magnetischem Moment B (**b**) des Wasserstoffprotons

Die Lamorfrequenz kann berechnet werden mit der *Larmorgleichung*:

$$\omega_0 = \gamma_0 \cdot B_0$$

dabei sind:

- ω0: Larmorfrequenz in Megahertz [MHz]
- γ0: sogenanntes gyromagnetisches Verhältnis (Konstante, die für jedes Element einen typischen Wert besitzt; für Protonen ist γ = 42,58 MHz/T)
- B0: Stärke des Magnetfeldes in Tesla [T]

Für Protonen beträgt die Larmorfrequenz somit 63,9 MHz bei 1,5 T, im Erdmagnetfeld hingegen nur etwa 1 kHz (zum Vergleich: UKW-Radiosender arbeiten mit 88–108 MHz).

Was geschieht mit den Spins, die jetzt im Magnetfeld präzessieren und sich langsam ausrichten?

Während sich das Spinsystem beruhigt und in einen stabilen Zustand kommt, baut sich eine *Längsmagnetisierung* M_Z in der Z-Richtung auf, weil sich nun die Magnetvektoren der einzelnen Spins addieren. Dies geschieht bereits im Erdmagnetfeld, allerdings ist dann die Längsmagnetisierung gering. Das Magnetfeld B_0 eines MR-Tomographen ist 60.000-mal stärker und die entstehende Längsmagnetisierung entsprechend größer. Erst eine genügend große Magnetisierung ermöglicht es, das äußerst schwache MR-Signal überhaupt zu messen. Eigentlich ist es noch ein bisschen komplizierter: Die Spins können sich nämlich parallel oder antiparallel ausrichten, wobei die parallele Ausrichtung hinsichtlich der Energie minimal günstiger ist und daher leicht bevorzugt wird. Im stabilen Zustand findet man dann einige Spins mehr, die parallel liegen, als solche, die umgekehrt ausgerichtet sind; nur dieser kleine Unterschied macht die messbare Längsmagnetisierung M_Z aus. Da der Energieunterschied zwischen den beiden Orientierungen von der Magnetfeldstärke abhängig ist, erhalten wir umso mehr M_Z, je stärker unser Magnetfeld ist.

In dieses stabile Spinsystem kann nun mit einer elektromagnetischen Welle wieder *Energie* eingebracht werden mit einer Frequenz, die genau der Larmorfrequenz entspricht. Dieser

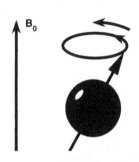

■ **Abb. 1.3** Schematische Darstellung des Einflusses der Schwerkraft G auf die Rotationsachse und deren Neigung

■ **Abb. 1.4** Schematische Darstellung des Einflusses des äußeren Magnetfeldes B_0

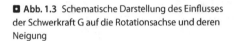

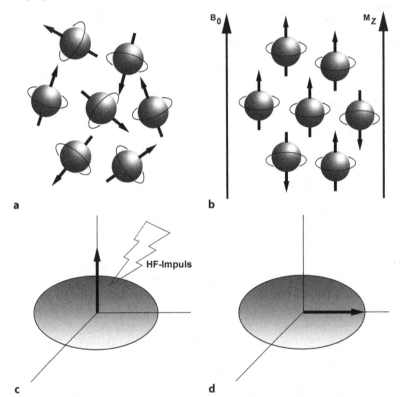

■ **Abb. 1.5a–d** Sofern kein magnetisches Feld vorhanden ist, rotieren die Spins um ihre eigene Achse in beliebiger Richtung (**a**). In einem Magnetfeld ist ein Teil der Spins in Richtung des Hauptmagnetfeldes B_0 ausgerichtet, was sich als Längsmagnetisierung M_Z äußert (**b**). Durch einen geeigneten RF(HF)-Impuls (**c**) kann (wie in diesem Beispiel gezeigt) eine Auslenkung dieses Vektors um genau 90° erreicht werden, wodurch die gesamte Längsmagnetisierung in die M_{XY}-Ebene umgeklappt und jetzt als Transversalmagnetisierung vorhanden ist (**d**)

Zustand wird als *Resonanzbedingung* bezeichnet. Die nötige Energie wird in einem starken Radiosender erzeugt und mit einer Antennenspule auf das Untersuchungsobjekt eingestrahlt. Durch die Energiezufuhr kippen die Spins und mit ihnen die Längsmagnetisierung immer mehr aus der Z-Richtung heraus. Man sagt, das Spinsystem wird angeregt.

Mit einem Hochfrequenz- (HF-) alias RF(„radiofrequency")-Impuls der richtigen Leistung und Dauer kann z. B. eine Auslenkung um genau 90° erreicht werden (*90°-Impuls*). Damit wird die gesamte Magnetisierung M_Z in die XY-Ebene umgeklappt. Dort dreht sich der magnetische Summenvektor, den wir nicht mehr M_Z nennen, sondern M_{XY}, weil er jetzt in der XY-Ebene liegt. Die Bewegung von M_{XY} wirkt wie ein elektrischer Generator und induziert in der Empfangsspule eine Wechselspannung, deren Frequenz gleich der Larmorfrequenz ist: das MR-Signal. Es wird mit empfindlichen Verstärkern und Computern für die Bildgebung weiterverarbeitet. Der gesamte Vorgang der Anregung des Spinsystems ist graphisch in ◧ Abb. 1.5 zusammengefasst.

Relaxation

Dominik Weishaupt

D. Weishaupt, V. D. Köchli, B. Marincek, *Wie funktioniert MRI?*,
DOI 10.1007/978-3-642-41616-3_2, © Springer-Verlag Berlin Heidelberg 2014

Was geschieht mit den Spins, nachdem sie, wie beschrieben, angeregt worden sind? Unmittelbar nach der Anregung kreist die Magnetisierung in der XY-Ebene. Wir nennen sie deshalb jetzt *transversale Magnetisierung M_{XY}*. Ihr Kreisen erzeugt in der Empfangsspule das MR-Signal. Zwei unabhängige Vorgänge bewirken nun, dass die transversale Magnetisierung und damit das MR-Signal abnehmen und der stabile Ausgangszustand vor der Anregung wieder erreicht wird: Die Spin-Gitter-Wechselwirkung und die Spin-Spin-Wechselwirkung. Beide Vorgänge werden auch als *T1*- respektive *T2-Relaxation* bezeichnet.

2.1   T1: Longitudinale Relaxation

Mit voranschreitender Zeit klappt die Magnetisierung aus der transversalen Ebene in die Z-Richtung entlang des äußeren Magnetfeldes B_0, wie dies bereits am Anfang dargestellt wurde. Die in der XY-Ebene verbleibende transversale Magnetisierung – genau genommen die Projektion des Magnetisierungsvektors auf die XY-Ebene (◻ Abb. 2.1) – nimmt langsam ab, und entsprechend wird auch das MR-Signal immer kleiner. Dafür baut sich langsam die Längsmagnetisierung M_Z – die Projektion des Magnetisierungsvektors auf die Z-Achse – wieder auf: longitudinale Relaxation.

Sie ist verbunden mit der Abgabe von Energie an die Umgebung (das „Gitter", weshalb sie auch als Spin-Gitter-Relaxation bezeichnet wird). Die Zeitkonstante dieses Vorgangs heißt T1 und ist abhängig von der Stärke des äußeren Magnetfelds B_0 sowie der inneren Bewegung der Moleküle. Sie liegt für Gewebe (bei 1,5 T) in der Größenordnung von einer halben bis mehreren Sekunden.

2.2   T2/T2*: Transversale Relaxation

Um die transversale Relaxation zu erklären, muss zuerst der Begriff der „Phase" klar sein. Das Wort Phase bezeichnet einen Winkel. Nehmen wir als Referenz einen Spin A, der in der XY-Ebene präzediert, und betrachten wir einen zweiten Spin B, der gleich schnell präzediert, aber dem ersten in der Drehbewegung 10° voraus ist, so können wir sagen: B hat gegenüber A eine Phase von +10°. Entsprechend hat ein Spin C, der dem Spin A um 30° hinterherläuft, eine Phase von −30° (◻ Abb. 2.2).

Unmittelbar nach der Anregung präzedieren ein Teil der Spins synchron, sie haben alle eine Phase von 0°. Wir sagen dann, diese Spins sind „in Phase", und nennen dieses Phänomen Phasenkohärenz.

Aus Gründen, die wir gleich behandeln werden, geht aber mit der Zeit diese Phasenkohärenz verloren, weil einige Spins etwas voraus-, andere etwas hinterherlaufen. Die einzelnen Magnetisierungsvektoren beginnen sich gegenseitig aufzuheben, anstatt sich zu addieren. Der resultierende Gesamtvektor, die transversale Magnetisierung, wird immer kleiner und verschwindet schlussendlich, und damit verschwindet auch das MR-Signal (◻ Abb. 2.3).

Die transversale Relaxation ist also der *Verlust der transversalen Magnetisierung* durch Außer-Phase-Geraten (*Dephasierung*) der Spins. Wichtig ist, dass dabei *keine Energieabgabe* an die Umgebung passiert, die Spins tauschen vielmehr untereinander Energie aus. Die transversale Relaxation besitzt zwei Komponenten:

- *Energieaustausch* der Spins untereinander durch fluktuierende, d. h. rasch wechselnde *lokale Magnetfeldveränderungen* aufgrund benachbarter Spins. Die Spins beeinflussen

Abb. 2.1 Schematische Darstellung der T1-Relaxation: Zurückkippen der Transversalmagnetisierung in die Z-Richtung unter Abgabe von Energie an die Umgebung

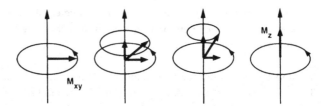

Abb. 2.2 Schematische Darstellung der Phase: Vektor B hat gegenüber Vektor A eine Phase von +10°, während Vektor C gegenüber Vektor A eine Phase von –30° aufweist. Achtung: Alle Vektoren drehen sich um die Z-Achse, sie sind einfach um den erwähnten Phasenwinkel gegeneinander verschoben

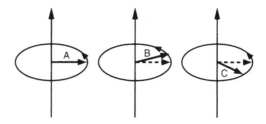

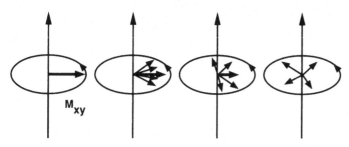

Abb. 2.3 Schematische Darstellung von T2- und T2*-Relaxation: Verlust der Gleichphasigkeit der Spins (Dephasierung) und damit Verschwinden des Summenvektors in der XY-Ebene ohne Abgabe von Energie an die Umgebung

sich nämlich gegenseitig: Als kleine Magnete, die sie sind, verändern sie einander ständig das Magnetfeld und machen es einmal etwas stärker, dann wieder etwas schwächer. Das bedeutet aber, dass jeder Spin einmal etwas schneller, dann wieder etwas langsamer präzediert, weil ja seine Präzessionsfrequenz von der Magnetfeldstärke abhängt. So zerfällt die Phasenkohärenz, es kommt zur Dephasierung. Das ist die *reine Spin-Spin-Wechselwirkung*. Sie ist durch einen 180°-Impuls (▶ Kap. 7) nicht beeinflussbar. Ihre Zeitkonstante ist T2. Sie ist mehr oder weniger unabhängig von der Stärke des Magnetfeldes B_0.

▬ Zeitlich konstante, d. h. immer gleich starke *Inhomogenitäten des äußeren Magnetfeldes B_0*. Sie werden verursacht durch die Maschine selber sowie den Körper der untersuchten Person und bewirken eine zusätzliche Dephasierung, wodurch das Signal nicht mit T2, sondern rascher mit einer Zeitkonstanten T2* zerfällt. Die Relaxationszeit T2* ist in der Regel kürzer als die die T2-Zeit. Der Hauptanteil der Inhomogenitäten, welche den T2*-Effekt ausmachen, tritt an Gewebegrenzflächen (z. B. Gewebe/Luft) auf oder wird durch lokale magnetische Felder (z. B. Eisenpartikel) induziert. Das mit T2* abklingende MR-Signal nennt man auch *„free induction decay"* (FID). Mittels Spinechosequenzen kann der T2*-Effekt eliminiert werden.

> ❯ **T2 beschreibt den eigentlichen Prozess des Energieaustauschs unter den Spins, während weitere Inhomogenitäten zu einem zusätzlichen Phasenzerfall führen, den wir mit T2* charakterisieren.**

T1- und T2-Relaxation sind voneinander vollkommen unabhängig und laufen gleichzeitig ab! Tatsächlich ist es aber so, dass aufgrund der T2-Relaxation das MR-Signal bereits in den ersten 100–300 ms zerfällt, lange bevor sich die Längsmagnetisierung M_z aufgrund der T1-Relaxation wieder voll aufgebaut hat (0,5–5 s).

Bildkontrast

Dominik Weishaupt

D. Weishaupt, V. D. Köchli, B. Marincek, *Wie funktioniert MRI?*,
DOI 10.1007/978-3-642-41616-3_3, © Springer-Verlag Berlin Heidelberg 2014

Wovon hängt der Bildkontrast im MR-Bild ab, und wie können wir ihn beeinflussen? Jetzt, wo wir über Anregung und Relaxation Bescheid wissen, können wir diese Fragen beantworten. Drei Parameter eines Gewebes bestimmen dessen Helligkeit im MR-Bild und damit den Bildkontrast:

- Die *Protonendichte*, also die Anzahl anregbarer Spins pro Volumeneinheit, gibt quasi das Signalmaximum an, das ein Gewebe abgeben kann. Die Protonendichte kann betont werden, indem man versucht, den Einfluss der beiden anderen Parameter (T1 und T2) möglichst gering zu halten. Man spricht dann von *protonengewichteten* oder dichtegewichteten Bildern („proton density weighted").
- Die *T1-Zeit* eines Gewebes bestimmt, wie schnell sich die Spins von einer Anregung „erholen" und erneut anzuregen sind. Damit wird indirekt die Signalintensität beeinflusst. Der Einfluss von T1 auf den Bildkontrast kann nach Belieben variiert werden. Bilder, deren Kontrast hauptsächlich von T1 bestimmt wird, nennt man *T1-gewichtet* (T1w).
- Die *T2-Zeit* bestimmt im Wesentlichen, wie rasch das MR-Signal nach einer Anregung abklingt. Auch der T2-Kontrast eines Bildes kann beeinflusst werden. Bilder, deren Kontrast vor allem von T2 bestimmt wird, heißen entsprechend *T2-gewichtet* (T2w).

Protonendichte, T1 und T2 sind spezifische Merkmale, anhand derer sich verschiedene Gewebe teilweise sehr stark unterscheiden. Je nachdem, welcher Parameter in einer MR-Messsequenz betont wird, entstehen Bilder mit unterschiedlichem Gewebe-zu-Gewebe-Kontrast. Darin liegt das Geheimnis des großen diagnostischen Potenzials des MRI: Bereits ohne Kontrastmittel ist es möglich, Gewebe aufgrund ganz spezifischer Merkmale voneinander abzugrenzen, die beispielsweise in der Computertomographie (CT) praktisch nicht unterscheidbar sind.

3.1   Repetitionszeit und T1-Gewichtung

Um ein MR-Bild zu erhalten, muss eine Schicht viele Male nacheinander angeregt und gemessen werden. Die Gründe dafür werden später erläutert (▶ Kap. 4).

> **Die Zeit, die zwischen zwei aufeinander folgenden Anregungen derselben Schicht verstreicht, nennen wir Repetitionszeit.**

Die Repetitionszeit („time repetition"; TR) beeinflusst entscheidend den T1-Kontrast, denn sie bestimmt, wie lange die Spins Zeit haben, sich von der letzten Anregung zu „erholen". Je länger dies dauert, desto weiter kippen die angeregten Spins in die Z-Richtung zurück und desto mehr Längsmagnetisierung steht bei der nächsten Anregung zur Verfügung. Eine stärkere Magnetisierung ergibt aber auch ein größeres Signal nach der nächsten Anregung.

Wird die Repetitionszeit *kurz* gewählt (<600 ms), so beeinflusst T1 wesentlich den Bildkontrast (◘ Abb. 3.1: TR A). Gewebe mit kurzem T1 relaxieren rasch und erzeugen nach einer erneuten Anregung ein starkes Signal (erscheinen also im Bild hell). Gewebe mit langem T1 sind hingegen noch gering relaxiert und stellen nur wenig Längsmagnetisierung zur Verfügung. Sie erzeugen deshalb ein schwächeres Signal als Gewebe mit kurzem T1 und erscheinen im Bild dunkel. Ein solches Bild enthält also einen hohen Anteil an T1-Information, es ist *T1-gewichtet*.

Wird die Repetitionszeit hingegen relativ *lang* gewählt (>1500 ms), so haben alle Gewebe, auch jene mit langem T1, genügend Zeit zu relaxieren; alle geben ein ähnlich intensives Signal ab (◘ Abb. 3.1: TR B). Der T1-Einfluss auf den Bildkontrast ist also nur noch gering, die *T1-Gewichtung* hat *abgenommen*.

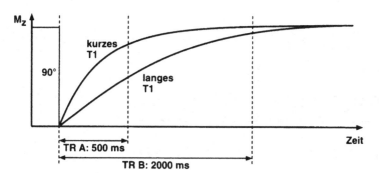

■ Abb. 3.1 Schematische Darstellung von Repetitionszeit und der T1-Kontrast: Bei kurzem TR (A) weist ein Gewebe mit kurzem T1 bereits wieder eine starke Längsmagnetisierung auf und gibt ein größeres Signal ab, während ein Gewebe mit langem T1 noch ein geringes Signal erzeugt. Bei langem TR (B) haben beide Gewebe eine ähnlich große Magnetisierung aufgebaut und geben ein etwa gleich intensives Signal ab

Durch die Wahl der Repetitionszeit lässt sich also die T1-Gewichtung bestimmen.

> **Kurze Repetitionszeit: starke T1-Gewichtung**
> **Lange Repetitionszeit: geringe T1-Gewichtung**

Zusammenhang Repetitionszeit und T1-Kontrast:
Gewebe mit *kurzer* T1 erscheinen auf T1-gewichteten Bildern *hell*, weil sie sich rascher erholen und deshalb ein stärkeres Signal erzeugen.
Gewebe mit *langer* T1 erscheinen auf T1-gewichteten Bildern *dunkel*, weil sie weniger rasch relaxieren und deshalb ein schwächeres Signal erzeugen.

3.2 Echozeit und T2-Gewichtung

- **Was ist überhaupt ein Echo?**

Im ▶ Kap. 4 werden wir sehen, dass bei einer MR-Messung verschiedene Gradientenspulen ein- und ausgeschaltet werden müssen, um ein Bild zu erhalten. Im Moment genügt es zu wissen, dass diese Gradienten Magnetfeldinhomogenitäten bewirken und deshalb die T2- und T2*-Effekte noch verstärken: Sie bringen die angeregten Spins außer Phase und zerstören damit das MR-Signal. Vor der Messung müssen diese Effekte der Dephasierung zuerst rückgängig gemacht werden, damit die Spins wieder in Phase kommen. Wenn dies geschehen ist und das Signal wiederhergestellt wird, sprechen wir von einem Echo. Jetzt können wir das MR-Signal messen.

> **Die Echozeit ist diejenige Zeitspanne, die man nach der Anregung bis zur Messung des MR-Signals verstreichen lässt.**

Die Echozeit („time echo"; TE) bestimmt den Einfluss von T2 auf den Bildkontrast, dabei ist T2, wie bereits erwähnt, viel kürzer als T1 und liegt im Bereich von bis zu einigen Hundert Millisekunden.

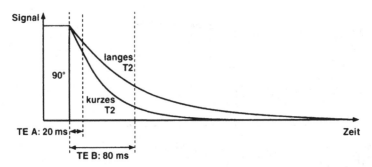

■ **Abb. 3.2** Schematische Darstellung von Echozeit und der T2-Kontrast: Bei sehr kurzem TE (A) besteht praktisch noch kein Signalabfall für beide Gewebe, bei längerem TE (B) treten hingegen deutliche Unterschiede auf: Ein Gewebe mit kurzem T2 verliert rasch an Signalintensität und wird dunkel, ein Gewebe mit langem T2 bleibt länger hell

Wird die Echozeit kurz gewählt (<30 ms), so sind die Signalintensitätsunterschiede noch klein (■ Abb. 3.2: TE A). Die T2-Relaxation hat eben erst begonnen, und die Signale sind noch nicht stark abgeklungen. Entsprechend ist die T2-Gewichtung eines solchen Bildes gering.

Wird die Echozeit hingegen länger gewählt, sodass sie im Bereich der vorkommenden T2-Zeiten liegt (>60 ms), so manifestieren sich die Unterschiede zwischen verschiedenen Geweben deutlich (■ Abb. 3.2: TE B): Gewebe mit kurzem T2 haben zu diesem Zeitpunkt bereits stark an Signalintensität verloren und erzeugen ein nur schwaches Signal, sie erscheinen also auf dem Bild dunkel. Gewebe mit langem T2 weisen jedoch immer noch relativ viel Signal auf und erscheinen im Bild hell. So erscheint beispielsweise Liquor auf T2-gewichteten Bildern heller als die Hirnsubstanz, weil Liquor, wie Wasser, ein langes T2 besitzt.

Durch die Wahl der Echozeit können wir also die T2-Gewichtung bestimmen.

> **Kurzes TE: geringe T2-Gewichtung**
> **Langes TE: starke T2-Gewichtung**

> **Zusammenhang zwischen T2 eines Gewebes und dessen Darstellung im T2-gewichteten Bild:**
> Gewebe mit kurzem T2 erscheinen auf T2-gewichteten Bildern dunkel,
> Gewebe mit langem T2 erscheinen auf T2-gewichteten Bildern hell.

Die nachfolgende tabellarische Darstellung erläutert den Zusammenhang zwischen TR, TE und entstehendem Bildkontrast (■ Tab. 3.1) und gibt einen Überblick über Signalintensität (■ Tab. 3.2) respektive Absolutwerte (■ Tab. 3.3) verschiedener Gewebe.

Typische Parameter für ein T1-gewichtetes Spinecho („spin echo"; SE) sind z. B. TR/TE, 340/13 ms. Ein T2-gewichtetes Fast-Spinecho(FSE)-MR-Bild hat beispielsweise folgende Parameter: TR/TE 3500/120 ms. Als *protonengewichtete* Bilder werden MR-Bilder bezeichnet, welche Charakteristika von T1- und T2-Kontrast aufweisen. Sie sind durch langes TR und kurzes TE gekennzeichnet; beträgt TE ungefähr 40 ms, wird sie von gewissen Autoren auch als intermediär gewichtet („intermediate weighted") bezeichnet. *Protonendichte*(PD)- oder *intermediär gewichtete* Bilder haben im Allgemeinen ein höheres Signal-zu-Rausch-Verhältnis (▶ Kap. 5) als vergleichbare T1- und T2-gewichtete Bilder, da durch die lange Repetitionszeit

◻ Tab. 3.1 Zusammenhang zwischen TR, TE und Bildkontrast

Wichtung	TR	TE
T1	Kurz	Kurz
T2	Lang	Lang
Protonen (intermediär)	Lang	Kurz

◻ Tab. 3.2 Signalintensität verschiedener Gewebe in T1- und T2-gewichteten Bildern

Gewebe		Bildwichtung	
		T1	T2
Fett		Hell	Hell
Wässrige Flüssigkeit		Dunkel	Hell
Tumor		Dunkel	Hell
Entzündung		Dunkel	Hell
Muskel		Dunkel	Dunkel
Bindegewebe		Dunkel	Dunkel
Hämatom	akut	Dunkel	Dunkel
	subakut	Hell	Hell
Fließendes Blut		Kein Signal wegen Outflow-Effekt	Kein Signal
Knorpel	fibröser	Dunkel	Dunkel
	hyaliner	Hell	Hell
Kompakta des Knochens		Dunkel	Dunkel
Luft		Kein Signal	Kein Signal

genug Zeit vorhanden ist, um die longitudinale Magnetisierung wieder aufzubauen und durch die kurze Echozeit der Signalabfall durch Abnahme der transversalen Magnetisierung gering gehalten werden kann.

Typische Parameter für eine PD-gewichtete Spinechosequenz sind z. B. TR/TE: 2000/15 ms und für eine PD-gewichtete FSE-Sequenz TR/TE: 4400/40 ms. PD- oder intermediär gewichtete Sequenzen sind besonders hilfreich zur Darstellung von Strukturen mit geringer Signalintensität (Knochen) und bindegewebige Strukturen (Ligamente und Sehnen). PD-gewichtete Bilder werden oft für die hochauflösende Bildgebung benutzt, wobei in der Regel PD-gewichtete Bilder sich von Spinechosequenzen stärker durch bessere Bildqualität unterscheiden als PD-gewichtete FSE-Bilder, da letztere meist stärkere Artefakte aufweisen. Klinisch sind PD- oder intermediär gewichtete Bilder besonders nützlich in der MR-Bildgebung von Gehirn, Wirbelsäule und muskuloskelettalem System.

Die MR-Sequenzen in der klinischen Bildgebung verwenden in der Regel Echozeiten von 8–200 ms. Es gibt jedoch Gewebe, welche sich bei diesen TE-Werten dunkel darstellen, da ihre

3

◘ Tab. 3.3 Relative Protonendichte sowie absolute T1- und T2-Werte verschiedener Gewebe (Magnetfeldstärke: 1,5 T)

Gewebe		Protonendichte (%)	T1 (ms)	T2 (ms)
Liquor		100	>4000	>2000
Hirnsubstanz	weiße	70	780	90
	graue	85	920	100
Meningeom		90	400	80
Metastase		85	1800	85
Fettgewebe		100	260	80

T2-Relaxationszeit noch kürzer ist. Ein Gewebebeispiel, bei dem der T2-Signalabfall so rasch erfolgt, dass es auf praktisch allen Sequenzen dunkel dargestellt wird, ist kortikaler Knochen. Mittels einer speziellen Sequenztechnik, der sogenannten Ultrashort-TE-Sequenzen (UTE) ist es möglich, auch Gewebe mit sehr kurzen T2-Zeiten signalintensiv darzustellen.

3.3   Sättigung bei kurzer Repetitionszeit

Zur Repetitionszeit wurde bereits ausgeführt, dass bei sehr kurzem TR die Spins nur wenig Zeit haben, in die Z-Richtung zurück zu kippen. Je kürzer die Repetitionszeit ist, desto weniger Längsmagnetisierung kann sich in dieser Zeit wieder aufbauen und desto weniger Signal steht nach einer erneuten Anregung zur Verfügung. Der größte Teil der Magnetisierung hat gar keine Zeit mehr, in die Z-Richtung zurückzukehren und verbleibt in der XY-Ebene. Wird der Vorgang der Anregung mehrere Male hintereinander wiederholt, so erhält man immer weniger Signal. Man spricht dann von *Sättigung* (◘ Abb. 3.3).

Sättigung spielt eine große Rolle bei schnellen und ultraschnellen MR-Sequenzen, bei denen die Repetitionszeiten sehr kurz sind und das Signal entsprechend klein werden kann (◘ Abb. 3.4). Wir werden bei der Behandlung der Gradientenecho(GRE)-Sequenzen (▶ Abschn. 7.7) noch über dieses Phänomen sprechen.

3.4   Pulswinkel

Um der Sättigung zu begegnen und ungeachtet der sehr kurzen Repetitionszeit ein ausreichend intensives Signal zu erhalten, wird ein *reduzierter Pulswinkel* („flip angle") verwendet. Dies bedeutet, dass die Spins nicht mehr um 90°, sondern z. B. nur noch um 30° ausgelenkt werden. Damit erhält man zwar eine geringere Magnetisierung in der XY-Ebene und damit ein weniger intensives Signal, andererseits verbleibt so aber ein Teil der Magnetisierung in der Z-Richtung und steht für die nächste Anregung zur Verfügung, auch wenn die Repetitionszeit sehr kurz ist. Auf die Dauer einer ganzen Sequenz erhält man so ein stärkeres Signal als bei einem Pulswinkel von 90°. Je *kürzer TR*, desto *kleiner* muss in der Regel auch der *Pulswinkel* gewählt werden, um eine allzu starke Sättigung zu vermeiden. Derjenige Pulswinkel, welcher bei gegebenen TR und TE das maximale Signal ergibt, wird auch als „Ernst angle" (benannt nach Richard Ernst, Nobelpreis Chemie 1991) bezeichnet.

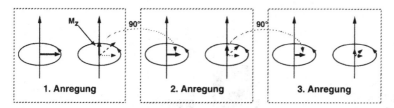

□ Abb. 3.3 Schematische Darstellung der Sättigung: Bei kurzer Repetitionszeit baut sich eine geringere Längsmagnetisierung M_z auf, die bei der nächsten Anregung wieder umgeklappt werden kann. Hier ist die Echozeit so kurz, dass sich bis zur nächsten Anregung jeweils nicht ganz die Hälfte der ursprünglichen Magnetisierung wieder einstellen kann

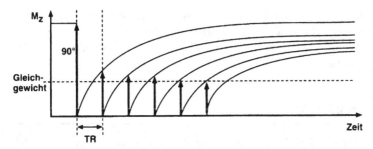

□ Abb. 3.4 Schematische Darstellung der Längsmagnetisierung bei kurzer Repetitionszeit: Nach wiederholten Anregungen in sehr kurzen Abständen pendelt sich die jeweils wieder vorhandene Längsmagnetisierung M_z auf tiefem Niveau ein (Gleichgewicht). Entsprechend ergeben die einzelnen Anregungen nur noch ein sehr geringes Signal

3.5 Vorsättigung

Eine weitere Methode zur Beeinflussung des Bildkontrasts ist die *Vorsättigung* („presaturation"; Vorpuls). Dabei wird ein 90°- oder 180°-Impuls auf die untersuchte Schicht angewendet, bevor die eigentliche Messung beginnt. Alle Basispulssequenzen (Spin-, Fast-Spin-, Gradienten- und Echoplanarsequenzen) können durch Vorsättigung erweitert werden. Aber wieso sollten wir dies tun?

Schnelle Gradientenechosequenzen weisen oft einen geringen Bildkontrast auf. Durch die kurzen Repetitionszeiten kommt es zu einer gleichmäßigen Sättigung der Gewebe. In diesem Zustand haben wir zwar wie bereits ausgeführt eine T1-Gewichtung, diese ist aber nicht sehr ausgeprägt. Würden wir den Pulswinkel vergrößern, so erhielten wir zwar eine stärkere T1-Gewichtung, allerdings würde das Signal durch die starke Sättigung viel zu schwach für eine vernünftige Bildqualität.

Mit einem Vorsättigungsimpuls kann der T1-Kontrast verstärkt werden. Der Effekt ist umso stärker, je weniger Zeit zwischen dem Impuls und dem Beginn der eigentlichen Messung verstreicht und ist natürlich bei einem 180°-Puls größer als bei einem 90°-Puls. Die Ursache, wieso der T1-Effekt bei einem 180°-Vorsättigungspuls größer ist als bei einem 90°-Puls, ist die Tatsache, dass nach einem 180°-Vorsättigungspuls die gesamte Längsmagnetisierung invertiert wird und die T1-Relaxation nicht bei 0 sondern bei –1 beginnt. Damit hat sich der Kontrastbereich verdoppelt. Die Stärke des T1-Kontrasts kann auch durch den Abstand des 180°-Inversionspulses zum Anregungspuls gesteuert werden (Inversionszeit; „time of inversion" TI). Die Inversionszeit kann so gewählt werden, dass die Magnetisierung eines Gewebes bei seiner Anregung gleich Null ist und somit das Signal des entsprechenden Gewebes verschwindet. So

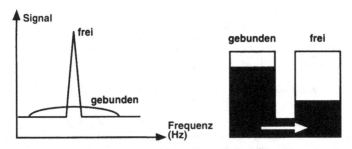

⬛ Abb. 3.5 Schematische Darstellung des Magnetisierungstransfers

kann mit einer kurzen Inversionszeit das Fettsignal (▶ Abschn. 7.5) und mit einer langen Inversionszeit das Liquorsignal unterdrückt werden (▶ Abschn. 7.6: FLAIR-Sequenz). Eine weitere praktische Anwendung ist unter dem Begriff „späte Signalverstärkung" („late enhancement") in ▶ Abschn. 11.4.3 beschrieben.

3.6 Magnetisierungstransfer

Bisher haben wir, ohne es ausdrücklich zu erwähnen, immer frei bewegliche Protonen (d. h. Protonen im freien Wasser) gemeint, da nur diese im MR-Bild zum Signal beitragen. Daneben gibt es in Geweben einen in Abhängigkeit vom Gewebetyp unterschiedlichen Prozentsatz von „nichtbeweglichen" Protonen, welche in Makromolekülen (im Allgemeinen in Eiweißen) gebunden sind. Diese werden auch als makromolekulare Protonen bezeichnet und können nicht direkt sichtbar gemacht werden. Makromolekulare Protonen haben ein breiteres Spektrum von Larmorfrequenzen als die Protonen von freiem Wasser. Makromolekulare Protonen können deshalb auch durch RF-Impulse angeregt werden, welche eine etwas andere Larmorfrequenz als diejenige von Wasserstoffprotonen besitzen. Wenn nun ein Gewebe, welches reich an makromolekularen Protonen ist, mit einem RF-Impuls angeregt wird, dessen Frequenzspektrum gegenüber der Larmorfrequenz von freien Protonen verschoben ist, so kommt es zur alleinigen Anregung dieser makromolekularen Protonen. Dieser Prozess führt schließlich zu einer Sättigung der Magnetisierung von makromolekularen Protonen. Die Sättigung der Magnetisierung überträgt sich dann auf die in unmittelbarer Nachbarschaft liegenden freien Protonen, was zu einem Signalabfall führt. Dieser Signalabfall hängt einerseits von der Makromolekülkonzentration und andererseits von der Interaktion mit freiem Wasser ab und wird als *Magnetisierungstransfer* bezeichnet (⬛ Abb. 3.5). Während der Abfall der Signalintensität durch Magnetisierungstransfer bei soliden Geweben deutlich ist, ist der Effekt bei Flüssigkeiten (sofern ihr Anteil an Makromolekülen gering ist) und Fettgewebe gering.

Wie wir oben gesehen haben, sind die makromolekularen Protonen im MR unsichtbar, bedingt durch ihre sehr kurze T1-Relaxationszeit. Die indirekten Effekte des Austausches der Sättigung der Magnetisierung zwischen freien und gebundenen Protonen kann aber sichtbar gemacht bzw. gemessen werden. Dies wird als *Magnetisierungstransferkontrast* oder „*magnetization transfer contrast*" (MTC) bezeichnet. Die Technik des Magnetisierungstransferkontrasts wird beispielsweise in der Knorpelbildgebung angewendet, um den Kontrast zwischen Synovialflüssigkeit und Knorpel zu verbessern. Dabei nutzt man die Tatsache aus, dass Synovialflüssigkeit wenig gebundene Protonen und somit nur ein geringes Ausmaß an Magnetisierungstransfer aufweist, hingegen Knorpel einen hohen Anteil gebundener Protonen hat, was sich in hohem Ausmaß als Magnetisierungstransfer äußert. Auch die Erkennbarkeit von Gadolinium-anreichernden Läsionen des Zentralnervensystems konnte mit Hilfe des Magnetisierungstransferkontrasts verbessert werden.

Schichtwahl und Ortskodierung

Dominik Weishaupt

D. Weishaupt, V. D. Köchli, B. Marincek, *Wie funktioniert MRI?*,
DOI 10.1007/978-3-642-41616-3_4, © Springer-Verlag Berlin Heidelberg 2014

Wir haben nun das MR-Phänomen, die Relaxation und die Bedeutung von Repetitions- und Echozeiten besprochen. Jetzt möchten wir endlich ein Bild machen! MRI ist ein tomographisches Verfahren, d. h. es werden Schnittbilder durch den Körper angefertigt. Das beginnt damit, dass wir mit dem Anregungsimpuls nicht den ganzen Körper, sondern gezielt nur die Schicht erfassen, die wir untersuchen wollen. Wie gelingt dies und wie erhalten wir aus dem MR-Signal Informationen über dessen Herkunft innerhalb der Schicht?

4.1   Schichtwahl

Wir wollen als Beispiel eine transversale (axiale) Schicht akquirieren, also einen Querschnitt durch den Körper. In den meisten MR-Tomographen verläuft das Magnetfeld nicht von oben nach unten, wie dies in den bisherigen Abbildungen gezeigt wurde, sondern entlang des Körpers der untersuchten Person. Deshalb wird diese Richtung in den nachfolgenden Abbildungen als „Z" bezeichnet, denn wir haben bereits festgestellt: Z ist immer die *Richtung des Magnetfeldes*. Die Magnetfeldgradienten, von denen wir gleich sprechen werden, sind durch Keile dargestellt: die Magnetfeldstärke ist dabei proportional zur Stärke des Keils.

Sowohl die selektive Anregung einer Schicht als auch die Verschlüsselung des Signalherkunftsorts basieren auf der Tatsache, dass die *Präzessions-* oder *Larmorfrequenz proportional zur Magnetfeldstärke* ist. Außerdem erinnern wir uns, dass eine Anregung nur erfolgt, wenn die Anregungsfrequenz ungefähr der Larmorfrequenz entspricht (*Resonanz*). Solange das Magnetfeld über den ganzen Körper hinweg gleich stark (also homogen) ist, haben alle Spins genau dieselbe Larmorfrequenz; mit einem Anregungsimpuls würde deshalb immer der ganze Körper gleichzeitig angeregt.

Um aber eine Schicht selektiv anzuregen, muss das Magnetfeld entlang der Z-Richtung *inhomogen* sein. Hierfür verwenden wir eine zusätzliche Magnetspule, die das Magnetfeld am Kopfende des Tomographen etwas verstärkt, am Fußende dagegen etwas abschwächt. Anstatt homogen zu sein, weist das Magnetfeld also jetzt einen *Gradienten* (Anstieg) entlang der Z-Richtung auf, weshalb jetzt auch die Larmorfrequenz der Spins am Kopfende höher ist als am Fußende. Hieraus resultiert eine fließende Änderung der Larmorfrequenzen entlang der Z-Richtung; jede Schicht besitzt nun eine eigene, von den anderen Schichten jeweils verschiedene Frequenz. So können wir mit einer bestimmten Frequenz *genau eine* ausgewählte Schicht anregen; der Rest des Körpers wird nicht beeinflusst (◘ Abb. 4.1).

Gradienten sind somit eigene Magnetfelder, welche das Hauptmagnetfeld überlagern und durch Gradientenspulen erzeugt werden. Die Protonen in den verschiedenen Schichten sind somit vorübergehend unterschiedlich starken Magnetfeldern ausgesetzt und weisen damit auch unterschiedliche Präzessionsfrequenzen auf. Die Schichtdicke wird durch einen Wechsel der Gradientenstärke des Schichtwahlgradienten geändert: Eine geringere Gradientenstärke ergibt dickere Schichten, währenddessen starke Gradienten zur Erzeugung von dünnen Schichten gebraucht werden (◘ Abb. 4.2a). Die Schichtposition wird durch eine Änderung der Frequenzbandbreite des RF-Impulses verändert (◘ Abb. 4.2b).

Schichtdicke und -position sind nun durch den Schichtgradienten festgelegt. Es muss nun eine *Ortskodierung* stattfinden. Dazu verwendet man Gradientenspulen in Y- und in X-Richtung, um das MR-Signal weiter aufzuschlüsseln. Dies ist der schwierigste Teil der MR-Bildgebung. Haben wir erst einmal die Ortskodierung nachvollzogen, können auch die verschiedenen Artefakte, mit denen man es in der Praxis zu tun hat, leicht verstanden wer-

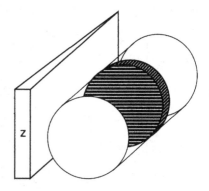

⊡ Abb. 4.1 Schematische Darstellung der Schichtwahl durch den Z-Gradienten: Mit einer definierten Frequenz wird genau eine bestimmte Schicht (*schraffiert*) angeregt, die angrenzenden Schichten besitzen andere Resonanzfrequenzen und werden nicht beeinflusst

den. Wir wollen die beiden Schritte, aus denen die Ortskodierung besteht, in der richtigen Reihenfolge anschauen, nämlich zuerst die schwierigere *Phasenkodierung* und dann die einfachere *Frequenzkodierung*.

4.1.1 Phasenkodierung

Zur Phasenkodierung wird nach der Anregung ein Gradient in Y-Richtung (von oben nach unten) eingeschaltet (*Phasengradient*). Er bewirkt, dass oben im Tomographen die Larmorfrequenz etwas höher ist als unten. Da die Spins bereits angeregt sind und in der XY-Ebene präzedieren, kreisen jetzt die oberen etwas schneller und laufen den unteren, die langsamer kreisen, davon. Es entsteht so eine *Phasenverschiebung* der Spins gegeneinander (⊡ Abb. 4.3). Sie ist einerseits abhängig von Dauer und Stärke des Phasengradienten, andererseits vom Ort jedes einzelnen Spins: Je weiter oben ein Spin liegt, desto größer sein Phasenvorsprung. Schaltet man den Gradienten nach einer gewissen Zeit wieder ab, so präzedieren alle Spins wieder genauso schnell wie vor der Anregung, der Phasenvorsprung, den die oberen vor den unteren bekommen haben, aber bleibt. So kann jede Zeile innerhalb der Schicht durch ihre Phase identifiziert werden. Die Spins sind jetzt entlang der Y-Richtung in ihrer Phase aufgeteilt.

4.1.2 Frequenzkodierung

Nun bleibt noch die Aufschlüsselung in der zweiten, der X-Richtung. Diese erreicht man durch *Frequenzkodierung* – in unserem Beispiel mit dem X-Gradienten (*Frequenzgradient*). Er bewirkt, dass das Magnetfeld von rechts nach links zunimmt; die Larmorfrequenzen verhalten sich natürlich genau gleich: links präzedieren die Spins jetzt schneller als rechts. Wird nun das MR-Signal gemessen, so empfängt man nicht eine einzige Frequenz, sondern ein ganzes *Frequenzspektrum* (⊡ Abb. 4.4). Dabei kommen die hohen Frequenzen vom linken, die tiefen vom rechten Rand der Schicht. Jede Spalte kann nun durch ihre Frequenz identifiziert werden. Durch Frequenz und Phase ist jedes Volumenelement (*Voxel*) eindeutig charakterisiert.

Das so gemessene Signal enthält also zwei Informationen:

▬ Über die Frequenz erhält man weitere Angaben über die Herkunft des Signals aus der X-Richtung. Diese Information erhalten wir sofort, wenn wir das Signal, das ja die Summe aller vorkommenden Frequenzen ist, einer *Fourier-Transformation* (auch Frequenzana-

4

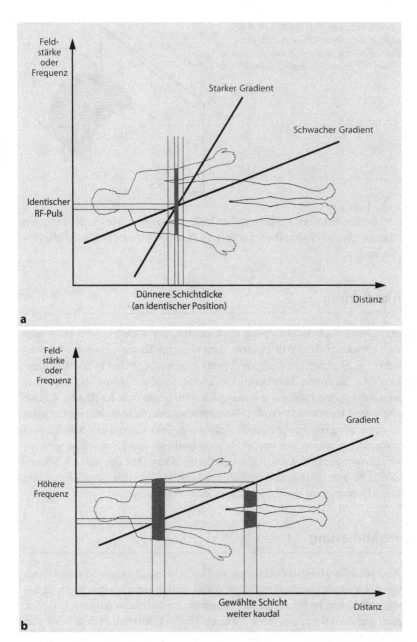

a

b

◨ **Abb. 4.2 a** Schematische Darstellung des Einflusses von starken respektive schwachen Gradienten auf die Schichtdicke: Bei identischer Frequenzbandbreite des RF-Impulses ergibt sich mit einem stärkeren Schichtgradienten eine dünnere Schichtdicke. Umgekehrt ergibt ein schwächerer Gradient eine dickere Schicht. **b** Beeinflussung der Schichtposition durch die Frequenzwahl des RF-Pulses

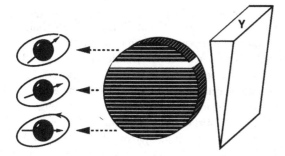

■ **Abb. 4.3** Schematische Darstellung der Phasenkodierung durch den Y-Gradienten: Jede horizontale (hier beispielsweise die weiße) Zeile erhält einen bestimmten, sie eindeutig identifizierenden Phasenvorsprung

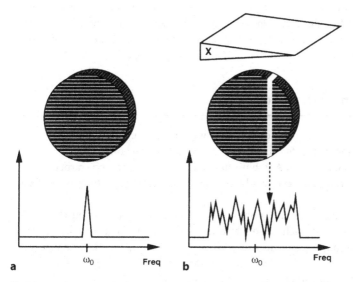

■ **Abb. 4.4a–b** Frequenzkodierung durch den X-Gradienten: Ohne den Gradienten (**a**) empfangen wir nur eine einzige Frequenz (Larmorfrequenz ω_0). Mit eingeschaltetem Gradienten (**b**) wird ein Frequenzspektrum empfangen, wobei jede Spalte (*weiß*) durch ihre Frequenz identifiziert werden kann

lyse genannt) entlang der Frequenzrichtung unterziehen. Diese mathematische Operation ist nämlich in der Lage, aus einem Signal alle darin vorkommenden Frequenzen zu bestimmen.

— Zum anderen gibt die *Phasenaufteilung* innerhalb jeder einzelnen Frequenz die Herkunft des entsprechenden Signalanteils in der Y-Richtung an.

Wie aber bekommt man diese zweite Information? Was wir sehen können, ist ja nur die Summe aller Spins, die dieselbe Frequenz, aber unterschiedliche Phasen besitzen. Die Phasen der einzelnen Spins können wir jedoch aus einer einzigen Messung nicht erkennen. Man kann sich das wie eine mathematische Gleichung mit vielen (beispielsweise 256) Unbekannten vorstellen, von der wir lediglich das Ergebnis kennen, nicht aber die einzelnen Unbekannten.

Will man die Unbekannten ausrechnen, so müssen gleich viele *verschiedene* Gleichungen zur Auflösung der Unbekannten zur Verfügung stehen. Die Messsequenz muss deshalb viele Male wiederholt werden, und jedes Mal wird eine andere Phasenkodierung angewandt, z. B. von

Messung zu Messung eine etwas stärkere Phasenkodierung. So erhalten wir viele Messungen, jede mit einer anderen Phasenkodierung und jede mit einem anderen Ergebnis. Aus den Zusammenhängen zwischen den verschiedenen Stärken des Phasengradienten und den gemessenen Signalen kann dann die Phasenaufteilung mit einer zweiten Fourier-Transformation, diesmal entlang der Phasenrichtung, berechnet werden. So haben wir schlussendlich eine *zweidimensionale Fourier-Transformation* durchgeführt, was abgekürzt auch als 2D-FT bezeichnet wird. Für diese komplizierte Berechnung – mithin vergleichbar mit der Lösung eines Gleichungssystems mit 256 Gleichungen und 256 Unbekannten – besitzt der MR-Tomograph einen eigenen Rechner, einen so genannten Array-Prozessor. Ist das Gleichungssystem gelöst, erhalten wir endlich die Y-Information.

Zwischen den vielen wiederholten Messungen (Repetitionen) lässt man jedes Mal eine bestimmte Zeitspanne, die schon dargestellte *Repetitionszeit*, verstreichen. Wie viele Phasenkodierungen aufgenommen werden sollen, ist lediglich eine Frage der gewünschten Bildqualität. So enthalten natürlich 256 fein abgestufte Phasenkodierungen mehr Information und ergeben folglich ein besseres (schärferes) Bild als 128 gröber abgestufte; dafür ist bei ersterer die Aufnahmezeit auch länger.

4.2   Dreidimensionale Ortskodierung

Manchmal ist es vorteilhaft, ein komplettes Volumen auf einmal zu untersuchen, anstatt nur eine definierte Zahl einzelner Schichten zu messen. Die Gründe dafür können sein:

- Man will die gemessenen Daten im Anschluss mit einem Computer weiterverarbeiten, beispielsweise um elektronische Rekonstruktionen in verschiedenen Richtungen anzufertigen.
- Man will dünne Schichten aufnehmen, ohne dass dabei das MR-Signal im Rauschen untergeht. Das Signal wird nämlich umso schwächer, je dünner die angeregte Schicht ist, weil ja entsprechend weniger Spins angeregt werden. Kann man aber ein vollständiges Volumen anregen, aus dem man anschließend die einzelnen Schichten berechnet, profitiert man vom starken Signal, das ein ganzes Volumen erzeugt.

Regen wir ein ganzes Volumen anstelle nur einer einzigen Schicht an, müssen wir einen Weg finden, auch noch die *Ortsinformation* über die *dritte Richtung* (Z) zu erhalten. (Bei der Anregung einer einzelnen Schicht stellt sich dieses Problem natürlich nicht, weil wir bereits mit der Schichtwahl definiert haben, woher aus der Z-Richtung die Signale kommen).

Die Ortsinformation über die Z-Richtung erhalten wir mit einer weiteren *Phasenkodierung*, diesmal mit dem Z-Gradienten. Genau wie beim Y-Gradienten bestimmt auch hier die Anzahl der Wiederholungen mit jeweils unterschiedlichem Z-Phasengradienten, wie fein die Information in der Z-Richtung aufgelöst wird. Die Auflösung in Z-Richtung entspricht der Schichtdicke. Der Rekonstruktionsrechner hat jetzt noch mehr zu tun: Neben der Fourier-Transformation in X- und in Y-Richtung muss er jetzt auch noch eine in Z-Richtung durchführen, insgesamt also eine *dreidimensionale Fourier-Transformation* (3D-FT). Das Ergebnis ist ein dreidimensionaler Datensatz aus einem lückenlosen Volumen, aus dem mit geeigneter Software beliebige Rekonstruktionen, Projektionen etc. errechnet werden können. Diese Verfahren sind sehr nützlich für die MR-Angiographie sowie für die Darstellung von Körperabschnitten, bei denen 3D-Sequenzen verwendet werden.

■ **Abb. 4.5** K-Raum: K_x ist die Frequenz-, K_y die Phasenrichtung. Jede Messung liegt auf einer anderen K_{xy}-Koordinate („Höhe")

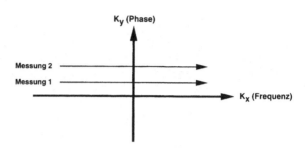

Der Hauptnachteil dieser Methode ist die deutlich längere Akquisitionszeit, da die gesamte XY-Ortskodierung für jeden Z-Phasengradienten wiederholt werden muss (wir haben es ja mittlerweile mit einem dreidimensionalen Gleichungssystem zu tun!).

4.3 K-Raum

Die gemessenen Daten liegen zunächst in einem mathematischen Datenraum, dem so genannten K-Raum, vor. Im K-Raum ist die horizontale Richtung (K_x) die Frequenz-, die vertikale (K_y) die Phasenrichtung (■ Abb. 4.5). Der K-Raum ist somit eine graphische Matrix von digitalisierten MR-Daten, welche das MR-Bild repräsentieren, bevor die Fourier-Transformation durchgeführt wird. Jede Zeile im K-Raum entspricht einer Messung, und für jeden der verschiedenen Phasengradienten wird eine eigene Zeile aufgenommen. Die Zeile auf der Höhe 0 ist diejenige Messung, die man ohne Phasengradienten erhielte.

Ein Schnittbild entsteht aus diesen Daten erst, wenn der Datenraum gefüllt ist und die 2D-FT darauf angewendet wird. Das bedeutet aber, dass eine Zeile im K-Raum *nicht* einer Zeile im fertigen Schnittbild entspricht! Vielmehr ist es so, dass das *Zentrum des K-Raums* hauptsächlich die *Kontrastinformation,* die *Peripherie* (äußeren Linien) vor allem die *Rauminformation* enthält. Bei den schnellen Sequenzen (► Kap. 8) werden wir Möglichkeiten kennenlernen, mehr als eine K-Linie mit einer Anregung aufzunehmen und so die Akquisitionszeit zu verringern.

Determinanten des Signal-zu-Rausch-Verhältnisses

Dominik Weishaupt

D. Weishaupt, V. D. Köchli, B. Marincek, *Wie funktioniert MRI?*,
DOI 10.1007/978-3-642-41616-3_5, © Springer-Verlag Berlin Heidelberg 2014

Bis jetzt haben wir uns mit der Entstehung des MR-Signals und wie dieses Signal zu einem Bild verarbeitet werden kann, beschäftigt. Dabei haben wir aber außer Acht gelassen, dass das MR-Signal durch das so genannte „Bildrauschen" gestört werden kann. Folgende Faktoren tragen zum Bildrauschen bei:

- technische Einschränkungen des MR-Systems, wie Inhomogenität des Magnetfeldes, „thermisches Rauschen" in HF-Spulen, Nichtlinearität von Signalverstärker,
- systemimmanente Vorgänge bei der Bildverarbeitung,
- patientenspezifische Faktoren, wie Körper- oder Atembewegungen.

Die Wechselwirkung zwischen dem MR-Signal und der Stärke des Rauschens wird als *Signal-zu-Rausch-Verhältnis* („signal-to-noise ratio"; SNR) ausgedrückt. Mathematisch besteht das SNR aus dem Quotienten zwischen der Signalintensität einer interessierenden Fläche („region of interest"; ROI) dividiert durch die Standardabweichung der Signalintensität einer Fläche außerhalb des abgebildeten Körperteils oder Gegenstands (von wo kein Gewebesignal ausgesandt wird).

Ziel der MR-Bildgebung ist es, ein hohes SNR zu erzielen. Allerdings muss dabei berücksichtigt werden, dass das SNR von folgenden Parametern bestimmt wird:

- Schichtdicke und Bandbreite
- Sichtfeld („field of view"; FOV)
- (Bild-)Matrixgröße
- Anzahl der Messungen
- Aufnahmeparameter (Repetitionszeit, Echozeit, Pulswinkel)
- Magnetfeldstärke
- Wahl der Sende- und Empfangsspule (RF-Spule)

Bevor wir den Effekt jedes einzelnen Parameters auf das SNR (◘ Tab. 5.1) besprechen, sind einige Begriffsbestimmungen nötig.

5.1   Pixel, Voxel, Matrix

MR-Bilder liegen digital vor und bestehen aus einer Matrix von Pixeln. Eine *Matrix* ist ein zweidimensionales Raster, welches aus Reihen und Spalten besteht. Jedes Quadrat des Rasters ist ein Pixel. Jedem Pixel ist eine Nummer zugeordnet, welche einer definierten Signalintensität entspricht. Da die MR-Bildgebung ein Schnittbildverfahren ist, enthält jedes Pixel Information über ein Volumen (*Voxel*; ◘ Abb. 5.1). Die räumliche Auflösung eines MR-Bildes (◘ Tab. 5.2) wird somit durch die Größe seiner Volumenelemente bestimmt.

> ❯ Die Voxeldimensionen können durch das FOV, die Matrixgröße und die Schichtdicke berechnet werden. Allgemein gilt: je kleiner die Voxelgröße ist, umso besser ist die Auflösung des MR-Bildes.

5.2   Schichtdicke und Bandbreite

Für eine optimale Bildauflösung sind möglichst dünne Schichten mit dennoch hohem SNR wünschenswert. Dünne Schichten gehen allerdings mit einem proportional verminderten SNR

◻ Tab. 5.1 Effekte verschiedener Bild- und Sequenzparameter auf das Signal-zu-Rausch-Verhältnis

Parameter	SNR-Effekt
Größere Schichtdicke	↑
Vergrößerung des FOV	↑
Verkleinerung des FOV in Phasenrichtung (rectangular FOV)	↓
TR-Verlängerung	↑
TE-Verlängerung	↓
Erhöhung der Matrixgröße in Frequenzrichtung	↓
Erhöhung der Matrixgröße in Phasenrichtung	↓
Erhöhung der Anzahl der Signalmessungen	↑
Erhöhung der Magnetfeldstärke	↑
Erhöhung der Bandbreite	↓
Einsatz lokaler Spulen	↑
Partial-Fourier-Technik	↓
Fractional-Echotechnik	↓
Parallele Bildgebung	↓

FOV „field of view", Sichtfeld; *SNR* „signal-to-noise ratio", Signal-zu-Rausch-Verhältnis; *TE* „time echo", Echozeit; *TR* „time repetition", Repetitionszeit

einher, da sie mit stärkerem Bildrauschen verbunden sind. Umgekehrt sind dicke Schichten zur Erhöhung des SNR ihrerseits mit anderen Problemen assoziiert; sie sind beispielsweise anfälliger für Partialvolumenartefakte.

Der SNR-Verlust in dünnen Schichten kann durch eine höhere Anzahl der Messungen oder eine längere Repetitionszeit vermindert werden, allerdings auf Kosten der Akquisitionszeit (Scanzeit), was wiederum kritisch für die Rentabilität des MR-Systems ist.

Die Bandbreite ist das Spektrum der Spinfrequenzen, welches ein MR-System bei der Frequenzkodierung erfasst. Bei gewissen MR-Systemen wird die Bandbreite automatisch festgelegt, bei anderen MR-Systemen wiederum kann die Bandbreite vom Bediener selbst festgelegt werden. Eine hohe Bandbreite ermöglicht eine raschere Datenakquisition und geht mit einer geringeren Anfälligkeit für Chemical-Shift-Artefakte (▶ Abschn. 15.3) einher. Umgekehrt vermindern jedoch hohe Bandbreiten das SNR, da vermehrt auch Rauschen gesammelt wird. Eine Halbierung der Bandbreite bewirkt eine Verbesserung des SNR um etwa 30 %. Eine Bildgebung mit tiefer Bandbreite ist jedoch anfällig für Chemical-Shift- und Bewegungsartefakte. Zudem sind die Anzahl Schichten, welche mit niedriger Bandbreite bei definiertem TR angefertigt werden können, limitiert.

Der *Zwischenschichtabstand* („interslice space"; „Gap") ist der Abstand zwischen zwei Schichten. Er berechnet sich aus der Schichtdicke („slice thickness") minus dem Schichtintervall („slice interval"). An sich wäre es wünschenswert, dass zwischen den einzelnen Schichten kein Abstand existierte, jedoch ist dies bei SE-Sequenzen nicht möglich, da deren HF-Profil nicht rechteckig sondern sinusoidal ist (◻ Abb. 5.2). Das sinusoidale HF-Profil von SE-Sequenzen führt dazu, dass

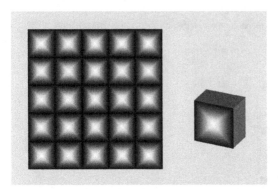

◘ Abb. 5.1 Ein Voxel stellt dasjenige Gewebevolumen dar, das im zweidimensionalen Bild als Pixel vorliegt

5

◘ **Tab. 5.2** Einfluss von Matrixdimension, Schichtdicke und FOV auf die räumliche Auflösung

Parameter	Räumliche Auflösung
Matrixverfeinerung	↑
Dickere Schichten	↓
Vergrößerung des FOV	↓
FOV „field of view"; Sichtfeld	

sich zwei unmittelbar benachbarte Schichten gegenseitig beeinflussen und zu einer Abnahme des SNR führen können (◘ Abb. 5.2b). Dieses Phänomen wird als *„cross talk"* bezeichnet.

Somit werden bei SE-Sequenzen durch den 180°-Impuls auch benachbarte Schichten angeregt, was das SNR durch Saturationseffekte vermindert.

Mit der Verwendung eines Zwischenschichtabstands wird die partielle Anregung von benachbarten Schichten minimiert und zwar umso stärker, je größer der Abstand ist. Mit wachsendem Abstand steigt aber auch die Gefahr, dass die zwischen den Schichten liegende Bildinformation verlorengehen kann. Deshalb wird in der Praxis ein Zwischenschichtabstand von 25–50 % der Schichtdicke verwendet.

Eine andere Möglichkeit, das Problem der partiellen Saturation von Protonen benachbarter Schichten zu vermindern ist die *Mehrschichtaufnahme* (▶ Abschn. 7.3). Ein Nachteil dieser Methode ist, dass die Akquisitionszeit bei gleichbleibendem TR etwas länger wird.

Eine Ausnahme bilden Gradientenecho(GRE)-Sequenzen. Da bei GRE-Sequenzen kein 180°-Refokussierungspuls nötig ist, können Schichten ohne Zwischenschichtabstand akquiriert werden. Damit wird die Darstellung fortlaufender Schichten (ohne Zwischenschichtabstand) möglich.

5.3   Field of view und Matrix

Die Beziehung zwischen „field of view" (FOV) und SNR ist eng. Bei gegebener Matrixgröße bestimmt das FOV die Pixelgröße. Die *Pixelgröße in Frequenzrichtung* beträgt: FOV (mm) dividiert durch die Matrixgröße (Anzahl der Matrixspalten multipliziert mit der Anzahl der Matrixzeilen) in Frequenzrichtung. Die *Pixelgröße in Phasenrichtung* berechnet sich demnach:

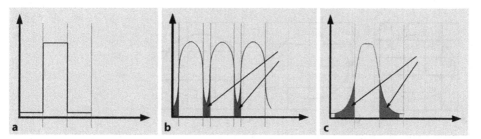

☐ **Abb. 5.2 a** „Idealzustand". **b** Infolge des sinusoidalen HF-Profils der SE-Sequenzen kommt es zur Erregung benachbarter Schichten mit konsekutivem Abfall des SNR. **c** Durch Einfügen eines Zwischenschichtabstands wird der SNR-Abfall kompensiert

☐ **Abb. 5.3a,b** FOV-Einfluss auf die Pixelgröße bei konstanter Matrixgröße (5×5): **a** FOV: 30 cm, **b** FOV: 15 cm

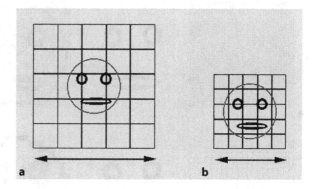

FOV (mm) dividiert durch Matrixgröße (Anzahl der Matrixspalten multipliziert mit der Anzahl der Matrixzeilen) in Phasenrichtung.

In ☐ Abb. 5.3 wird deutlich: ändert sich die Pixelgröße, wenn sich das FOV ändert. Eine Verkleinerung des FOV führt auch zu einer Verkleinerung der Pixelgröße, sofern die Matrixgröße konstant gehalten wird. Die Pixelgröße ist eng mit der räumlichen Auflösung verknüpft. Sofern das FOV konstant gehalten wird, resultiert eine feinere Matrix (d. h. eine Matrix mit mehr Pixeln) in einer besseren Ortsauflösung (☐ Abb. 5.4, ☐ Abb. 5.5).

Umgekehrt resultiert eine gröbere Matrixgröße (d. h. weniger Pixel) bei unverändertem FOV in einer geringeren örtlichen Auflösung (☐ Abb. 5.5).

Aus dem Gesagten könnte man folgern, dass die Matrixgröße möglichst fein sein sollte, d. h. möglichst viele Bildelemente umfassen sollte. Dies ist allerdings ein Trugschluss, da die Pixelgröße neben der räumlichen Auflösung auch das SNR definiert. Allgemein gilt: *je kleiner das Voxel, desto geringer das SNR.*

Hinzu kommt die Tatsache, dass die Bildaufnahmezeit direkt proportional zur Matrixgröße ist, d. h. je größer die Bildmatrix desto länger dauert die Bildgebung. Damit sind wir bei einem Kernpunkt der MR-Bildgebung angelangt, welche die ökonomische Rentabilität eines jeden MR-Gerätes bestimmt: die Bildaufnahmezeit (Akquisitionszeit). Die Bildaufnahmezeit wird durch eine einfache Gleichung bestimmt. Diese Formel gilt es, im Hinterkopf zu behalten.

🔿 **Bildaufnahmezeit = TR • Anzahl Kodierungsschritte in Phasenrichtung • Anzahl der Messungen einer Schicht („number of single averages"; NSA)/Länge des Echozugs („echo train length"; ETL)**

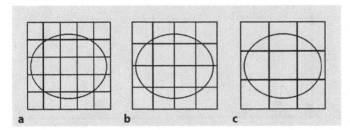

◻ **Abb. 5.4a–c** Matrixgrößenverringerung (**a** 5×5, **b** 4×4, **c** 3×3) bei konstantem FOV: größere Pixel und geringere Ortsauflösung

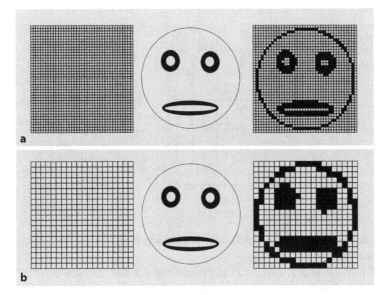

◻ **Abb. 5.5a,b** Effekt der Matrixgröße auf die Ortsauflösung (FOV konstant). Gezeigt werden von links nach rechts Matrixgröße, Scanobjekt und diejenigen Pixel, welche in Kontakt mit dem Objekt sind: **a** Eine feinere Matrix ergibt eine größere Pixelanzahl, weshalb auch die Ortsauflösung besser wird. **b** Eine gröbere Matrix verringert die Pixelanzahl und verschlechtert die Ortsauflösung, Detailstrukturen sind deutlich schlechter erkennbar

Eine hohe räumliche Auflösung in akzeptabler Zeit kann mit einem Trick erreicht werden, indem das FOV lediglich in Phasenrichtung reduziert wird („Rectangular FOV"). Da die örtliche Auflösung durch die Matrixgröße in Frequenzrichtung, die Bildaufnahmezeit durch die Matrixgröße in Phasenrichtung bestimmt ist, kann die Matrixgröße in Phasenrichtung reduziert werden, ohne dass die örtliche Auflösung verringert wird. Bei der Bildgebung mit einem rectangular FOV wird nur die Hälfte der K-Linien in Phasenrichtung im K-Raum gesammelt. Dies führt einerseits zu einer Halbierung der Akquisitionszeit, andererseits zu einer Halbierung des FOV. Allerdings kann es andere Probleme geben, wie z. B. Umklappphänomene in Phasenrichtung („phase wrapping"; ▶ Abschn. 15.2), welche jedoch durch das Anwählen einer Anti-Aliasing-Option im MR-Gerät („no phase wrap") korrigiert werden können. Zusätzlich führt die Verminderung des FOV in Phasenrichtung zu einem leichten Abfall des SNR. Bildgebung mit einem rectangular FOV wird häufig zur Abbildung von Extremitäten, der Wirbelsäule sowie in der MR-Angiographie eingesetzt.

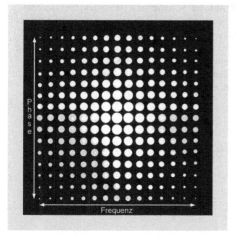 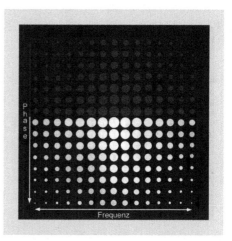

◘ Abb. 5.6 Schematische Darstellung der vollständigen K-Raum-Akquisition: Jeder Bildpunkt repräsentiert eine K-Raum-Linie in Frequenz- und Phasenrichtung

◘ Abb. 5.7 Schematische Darstellung der Partial-Fourier-Technik. Etwas über die Hälfte der K-Linien in Phasenrichtung werden nicht gesammelt (*graue Punkte*). Der Rest des K-Raums wird durch rechnerische Interpolation gefüllt

Heutige Systeme erlauben eine MR-Bildgebung mit rechteckigen Sichtfeldern und rechteckigen Pixeln. Dies führt zu einer weiteren Verminderung der Akquisitionszeit.

Eine weitere Möglichkeit die Akquisitionszeit zu verringern ohne die Voxelgröße zu beeinflussen, besteht in den Techniken der *unvollständigen Abtastung* des *K-Raums* (◘ Abb. 5.6, 5.7 und 5.8). Wenn nur die Hälfte des K-Raumes in Phasenrichtung abgetastet wird, wird dies als „*Partial-Fourier-Technik*" bezeichnet (◘ Abb. 5.6). Wenn nur die Hälfte der K-Linien in Frequenzrichtung gefüllt wird, wird dies als „*fractional echo*" oder *partielle Echotechnik* (◘ Abb. 5.7) bezeichnet. Beide Techniken nützen die Symmetrie des K-Raums aus, indem der K-Raum nur gut zur Hälfte (oder etwas mehr) in Phasen- oder Frequenzrichtung gefüllt wird. Der Rest des K-Raums wird rechnerisch interpoliert. Beide Methoden führen zu einer Verkürzung der Messzeit sowie zu einer Verminderung des SNR, da nur gut die Hälfte des K-Raumes (oder etwas mehr) gefüllt wird. Partial-Fourier- und Fractional-Echotechnik sind bei den schnellen Sequenzen von großer Bedeutung (▶ Kap. 8).

Wenn wir bisher von der K-Raum-Akquisition gesprochen haben, sind wir davon ausgegangen, dass der K-Raum Linie um Linie gefüllt wird (lineare oder kartesianische K-Raum-Akquisition). Bei gewissen Sequenzen wird aber der K-Raum nicht mehr linear, sondern spiralförmig vom Zentrum gegen die Peripherie gefüllt („*centric elliptic*"; „CENTRA"). Dies ermöglicht beispielsweise bei der MR-Angiographie, dass die für die Kontrastinformation wichtigen Daten im Zentrum des K-Raums optimal aufgenommen werden.

5.4 Anzahl der Messungen

Die Anzahl der Messungen („number of excitations" (; NEX) oder „number of signal averages" (NSA)) gibt die Anzahl an, wie oft das Signal einer bestimmten Schicht gemessen wurde. Da die Anzahl der Messungen direkt proportional zur Aufnahmezeit ist, resultiert aus einer Verdopplung der Messungen eine Verdopplung der Akquisitionszeit. Eine Erhöhung der Anzahl

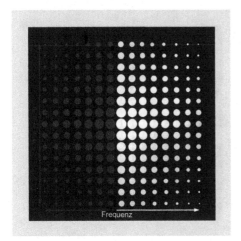

◘ Abb. 5.8 Schematische Darstellung der Fractional-Echotechnik: Etwas weniger als die Hälfte des K-Raums in Frequenzrichtung wird nicht direkt gefüllt (*graue Punkte*). Die ungefüllten Anteile entsprechen den nicht gemessenen partiellen Echos. Das resultierende Bild ähnelt in seiner Auflösung ◘ Abb. 5.1, das SNR wird jedoch geringer sein (weniger „echte Daten")

Messungen führt aber auch zu einer Erhöhung des SNR, da das SNR proportional zur Wurzel der Anzahl von Messungen ist.

5.5   Bildparameter

Sequenztyp, Echozeit, Repetitionszeit und der Pulswinkel beeinflussen ebenfalls das SNR. Je länger das TR, umso höher das SNR, allerdings geht der T1-Effekt verloren, je länger die Repetitionszeit wird. Umgekehrt gilt: je länger TE, umso geringer das SNR, jedoch ist bei kurzen TE- Zeiten kein T2-Kontrast vorhanden. Deshalb kann eine Erhöhung des SNR durch eine TE-Reduktion nur bei T1-gewichteten Sequenzen erreicht werden.

5.6   Magnetfeldstärke

Bei höheren Magnetfeldstärken wird die longitudinale Magnetisierung größer, da sich mehr Protonen entlang der Hauptachse des Magnetfelds ausrichten. Damit wird auch das SNR größer. Der Vorteil des besseren SNR von Hochfeldsystemen (► Kap. 16) wird für eine Verbesserung der Ortsauflösung oder zur Möglichkeit der (ultra-)schnellen Bildgebung genutzt.

5.7   Spulen

Eine wirkungsvolle Weise, das SNR ohne Vergrößerung der Voxeldimensionen oder ohne Verlängerung der Bildaufnahmezeit zu erhöhen, besteht in der Wahl einer geeigneten *HF-Spule* (Hochfrequenzspule), welche einerseits zur Einstrahlung des die Protonen erregenden HF-Impulses dient und andererseits zum Empfang des erzeugten Signals benötigt wird. Allgemein sollten HF-Spulen so nahe wie möglich an die zu untersuchende Körperregion gebracht werden und das zu untersuchende Organ umschließen. Das Signal ist umso besser, je näher sich das zu untersuchende Gewebe an der Spule befindet. HF-Spulen können entweder nur auf Empfang des Signals geschaltet sein, wobei in diesem Fall die Körperspule für das Aussenden des HF-

Pulses dient, oder aber sie können für Empfang und Senden benutzt werden. Grundsätzlich unterscheidet man vier Arten von HF-Spulen.

5.7.1 Volumenspulen

Volumenspulen können als *reine Empfangsspule* oder auch als *kombinierte Sende- und Empfangsspule* arbeiten. Volumenspulen umgeben den darzustellenden Körperteil vollständig. Zwei vielfach eingesetzte Geometrien von Volumenspulen sind die *Sattelspule* („saddle shaped coil") und die *„Vogelkäfigspule"* („birdcage coil"). Der Vorteil der Volumenspulen liegt in ihrer Signalhomogenität. Zu den Volumenspulen gehört auch die *Körperspule* („body coil"), welche ein fester Bestandteil des MR-Geräts, d. h. im Magnet eingebaut ist. Weitere Beispiele für Volumenspulen sind die Kopf- und Extremitätenspulen.

5.7.2 Oberflächenspulen

Die meisten Oberflächenspulen können das Signal lediglich empfangen, d. h. sie sind auf das Funktionieren der Körperspule angewiesen, welche den HF-Impuls aussendet. Es gibt aber auch Oberflächenspulen, welche das Signal senden und empfangen können. Oberflächenspulen sind geeignet für Wirbelsäulen- und Gelenksdiagnostik oder für die Bildgebung kleinerer anatomischer Strukturen.

5.7.3 Intrakavitäre Spulen

Intrakavitäre Spulen sind kleine *Oberflächen-Empfänger-Spulen*, welche in Körperöffnungen eingeführt werden, um damit eine Bildgebung in möglichst naher räumlicher Beziehung zum interessierenden Organ zu ermöglichen. In der klinischen Routine werden intrakavitäre Spulen zur Bildgebung der Prostata und zur Darstellung des anorektalen Sphinkterapparats eingesetzt. Intrakavitäre Spulen wurden auch zur intraluminalen Darstellung von Gefäßen oder zur Darstellung von Hohlorganen hergestellt.

5.7.4 Phased-Array-Spulen

Phased-Array-Spulen (Matrixspulen) werden zum Empfangen des MR-Signals benutzt und bestehen aus mehreren einzelnen Spulen, welche in Serie oder parallel geschaltet sind. Eine Spule mit kleinem Spulendurchmesser kann ein stärkeres Signal empfangen, da sie näher am interessierenden Bereich platziert werden kann. Daraus ergibt sich zwar ein besseres SNR kleiner Spulen, jedoch gleichzeitig auch der Nachteil, dass deren anatomisch abzudeckender Bereich limitiert ist. Die Lösung dieses Dilemmas besteht darin, mehrere kleine Spulen zusammen zu verwenden. Ein solches Spulenkonzept, bei dem mehrere Empfängerspulen zusammengeschaltet sind, wird als „phased array" bezeichnet. Dabei sind jeweils die einzelnen Spulenelemente überlappend angeordnet.

In einer Phased-Array-Spule wird das Signal jeder einzelnen Spule (auch Spulenelement genannt) detektiert und zu spuleneigenen Empfängern weitergeleitet. Jedes Spulenelement hat

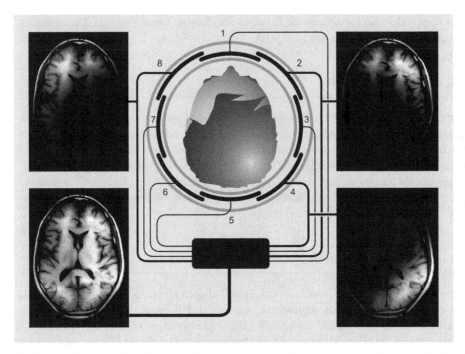

❏ **Abb. 5.9** Schematische Darstellung einer Mehrkanalspule: Phased-Array-Spule mit acht Elementen (1–8), mit überlappender Abdeckung. Jedes Spulenelement hat einen eigenen Empfangskanal

ein begrenztes Empfangsvolumen und eine variable Empfindlichkeit, welche vom Abstand der einzelnen Spulenelemente zum untersuchten Objekt abhängt. Die Bildrekonstruktion erfolgt schließlich aus den Informationen aller einzelnen Empfänger. Phased-Array-Spulen ermöglichen MR-Bilder mit hoher räumlicher Auflösung sowie eine Bildgebung über ein größeres FOV, da sie sowohl das SNR als auch die Homogenität des Signals verbessern. Phased-Array-Spulen sind heute Standard für die meisten Anwendungen in der MR-Bildgebung von fast allen Körperabschnitten und sind eng verknüpft mit der Mehrkanalspulentechnologie (▶ Abschn. 5.8) und der parallelen Bildgebung (▶ Kap. 10).

5.8   Mehrkanalspulentechnologie

Die Anforderungen an die heutige Magnetresonanztomographie umfassen den Wunsch nach:
- immer größerer anatomischer Abdeckung,
- höherer räumlicher Auflösung,
- kürzeren Aufnahmezeiten.

Um diesen Anforderungen zu genügen, ist einerseits eines Verbesserung des SNR und andererseits eine Steigerung der Datenverarbeitungseffizienz nötig.

Bei den ersten klinischen MR-Systemen wurde das Signal über polarisierte Einzelspulen empfangen und anschließend über einen Empfangskanal an den Rechner übertragen. Um mit diesem Verfahren ein adäquates SNR zu erzielen, mussten die Daten mit gröberen Bildmatrizes und zahlreichen Signalmitteilungen aufgenommen werden, was mit ausgesprochen langen Aufnahmezeiten einherging. Zusätzlich war das Aufnahmevolumen begrenzt, da jede Vergrößerung der Einzelspulenelemente zu einer Verringerung des SNR führt.

Die Mehrkanalspulentechnologie ist eng mit Phased-Array-Spulen verknüpft (◻ Abb. 5.9). Nehmen wir an, dass eine Phased-Array-Spule mit acht Spulenelementen unter jeweils überlappender Abdeckung der einzelnen Elemente so konfiguriert ist, dass der gesamte interessierende anatomische Bereich (z. B. Gehirn) eingeschlossen ist. Jedes einzelne Spulenelement nimmt dann MR-Signale aus dem gesamten Gehirn auf, wobei aufgrund deren überlappenden Anordnung die einzelnen Spulenelemente ähnliche Bildausschnitte des umschlossenen Objekts, aber mit unterschiedlicher Signalverteilung (Signalstärke) aufnehmen. Das stärkste Signal stammt dabei jeweils aus dem Gehirnareal, welches sich am nächsten zum jeweiligen Spulenelement befindet. Durch Signalgewichtung der Bilddaten, welche aus jedem einzelnen Spulenelement kommen, wird ein kombiniertes Bild der Mehrkanalspule erzeugt. Dieses kombinierte Bild nutzt das hohe Signal aus, das von jeder einzelnen Spule respektive jedem einzelnen Spulenelement bereitgestellt wird.

In Zusammenhang mit MR-Spulen und Mehrkanalkanalspulentechnologie wird auch immer wieder der Begriff „Mehrkanalspule" gebraucht, wobei üblicherweise die Bezeichnung noch um eine numerische Zahl (Beispiel: 8-Kanal-Spule) ergänzt wird. Mit dieser Zahl wird die Anzahl der Empfangskanäle angegeben, welche von den einzelnen Spulenelementen das Signal erhalten.

Wenn nun jedes der acht Spulenelemente das Signal auf einen eigenen Empfangskanal überträgt, so spricht man von einer 8-Kanal-Spule. Derzeit sind Spulen mit bis zu 128 Empfangskanälen auf dem Markt, wobei diese Spulen meist so gebaut sind, dass sie aus verschiedenen Spulenelementringen bestehen.

5.9   Parallele Bildgebung

Die parallele Bildgebung resultiert mit Ausnahme einiger wenigen besonderen Situationen zu einer Abnahme des SNR. Allerdings ist die Beziehung des SNR bei der parallelen Bildgebung eng an die Geometrie der Spule geknüpft. Eine detaillierte Darstellung des Zusammenhangs zwischen paralleler Bildgebung und SNR erfolgt in ▶ Kap. 10. ◻ Tabelle 5.3 fasst den Einfluss der verschiedenen Sequenzparameter auf die Akquisitionszeit des MR-Bilds zusammen.

◘ Tab. 5.3 Einfluss verschiedener Sequenzparameter auf die Akquisitionszeit

Parameter	Bildaufnahmezeit
Größere Schichtdicke	↓
Vergrößerung des FOV	Kein direkter Effekt
Rectangular FOV (in Phasenrichtung)	↓
TR-Verlängerung	↑
TE-Verlängerung	↑
Matrixverfeinerung in Frequenzrichtung	↓
Partial-Fourier-Technik	↓
Fractional-Echotechnik	↓
Erhöhung der Anzahl der Signalmessungen (NEX)	↑

FOV „field of view", Sichtfeld; *NEX* „number of excitations", Anzahl der Signalmessungen; *SNR* „signal-to-noise ratio", Signal-zu-Rausch-Verhältnis; *TE* „time echo", Echozeit; *TR* „time repetition", Repetitionszeit

Aufbau eines MR-Tomographen

Dominik Weishaupt

D. Weishaupt, V. D. Köchli, B. Marincek, *Wie funktioniert MRI?*,
DOI 10.1007/978-3-642-41616-3_6, © Springer-Verlag Berlin Heidelberg 2014

Wir haben nun alle wesentlichen Komponenten eines MR-Geräts (◐ Abb. 6.1) bereits genannt. Konkret werden benötigt:

- einen starken Magneten zur Erzeugung des stationären Magnetfelds B_0,
- Gradientenspulen in X-, Y- und Z-Richtung mit den zugehörigen Verstärkern,
- Hochfrequenzsender mit im Tomographen eingebauter Sendespule,
- einen höchstempfindlichen Hochfrequenzempfänger, der das MR-Signal aufnimmt und verstärkt; durch einen automatischen Umschalter kann die Sendespule auch für den Empfang benutzt werden,
- weitere Spulen, entweder nur zum Empfang oder zum Senden und Empfangen
- verschiedene Computer zur:
  - Steuerung von Tomograph und Gradienten (Steuercomputer),
  - Rekonstruktion der MR-Bilder (Rekonstruktionscomputer),
  - Gesamtkoordinierung (Hauptcomputer, daran angeschlossen Bedienkonsole und Aufnahmearchivierung),
- Hilfsgeräte:
  - Steuerung des Untersuchungstischs,
  - EKG- und Atmungsmonitor zur entsprechenden Steuerung der Sequenzen,
  - Kühlanlagen für den Magneten,
  - zweite Bearbeitungskonsole,
  - Filmbelichter oder PACS („picture archiving and communication system").
  - IT-Systeme (z.B. RIS („Radiologie-Informations-System"))

6.1   Magnet

Er hat die Aufgabe, das Hauptmagnetfeld zu erzeugen. Dabei sind wichtig:
- Magnetfeldstärke: übliche Stärken sind 0,1–3,0 T,
- Feldstabilität: keine Fluktuationen der Feldstärke,
- Feldhomogenität: das Feld sollte überall gleich stark sein und darf keine „Löcher" aufweisen; Inhomogenität über das gesamte untersuchte Volumen <5 ppm (0,0005 %).
  Wir unterscheiden drei verschiedene Magnettypen:
- Resistive Magnete sind „normale" Elektromagnete, durch die ständig ein großer Strom fließt. Die maximale Feldstärke liegt bei etwa 0,3 T. Hauptnachteile sind die Abhängigkeit von einer permanenten und hochstabilen Stromzufuhr und die oft bescheidene Homogenität. Vorteilhaft ist, dass der Magnet im Notfall sofort abgeschaltet werden kann.
- Permanentmagnete erzeugen ihr Feld immer und ohne externe Energiezufuhr. Allerdings sind sie sehr schwer, erreichen lediglich eine Magnetfeldstärke von ≤0,5 T und sind auf eine konstante Temperatur angewiesen.
- Supraleitende Magnete bestehen aus einer Spule aus einer Niobium-Titan(NbTi)-Legierung, deren elektrischer Widerstand durch Kühlung (~4°K oder -269 °C) auf praktisch Null gesenkt wird. Damit wird die Spule supraleitend, d. h. ein Strom, der einmal in ihr fließt, tut dies für immer. Als Kühlungsmittel für diesen Prozess (Kryogen) wird flüssiges Helium verwendet. Der Magnet ist also, ist das Feld einmal aufgebaut, von der Stromzufuhr unabhängig. Auf diese Art können sehr starke Magnetfelder (≤18 T) erzeugt werden und dies bei exzellenter Homogenität. Allerdings muss regelmäßig flüssiges Helium nachgefüllt werden, da es verdunstet Außerdem kann der Magnet im Notfall nicht einfach abgeschaltet werden. Heute haben praktische alle der installierten MR-Systeme einen

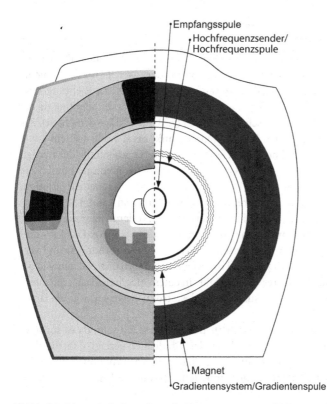

Empfangsspule
Hochfrequenzsender/
Hochfrequenzspule

Magnet
Gradientensystem/Gradientenspule

◨ **Abb. 6.1** Schematische Darstellung der Komponenten eines MR-Tomographen (ohne Hilfsgeräte)

supraleitenden Magneten. Als „Quench" bezeichnet man einen Verlust der Supraleitfähigkeit der Magnetspule mit konsekutivem Magnetfeldverlust. Ein „Quench" kann z. B. bei kleinsten Bewegungen der Spule vorkommen, wobei die freigesetzte Reibungsenergie das Kryogen leicht erwärmt und die Supraleitfähigkeit durch die konsekutive Erhöhung des elektrischen Widerstands verlorengeht. Um die Quench-Gefahr zu verringern, ist die NbTi-Spule zur Isolation zusätzlich in Kupfer eingewickelt. Quenches sind, obschon dramatisch, heute aber dank der modernen Technologie der Magnetkonstruktion selten.

Unabhängig vom Magnettyp ist die Feldhomogenität von entscheidender Bedeutung. Der „nackte" Magnet besitzt oft noch nicht die gewünschte Homogenität. Zur Korrektur werden entweder an sorgfältig berechneten Stellen Metallteile in die Magnetöffnung eingebracht oder es werden eigens eingebaute Korrekturspulen verwendet, von denen es oft mehr als 20 geben kann! Das „Tunen" des Magneten auf optimale Homogenität wird als „shimming" bezeichnet.

Ein wichtiger Punkt ist auch die Magnetabschirmung, um die Ausdehnung seines Streufelds zu reduzieren. Dazu wurde früher oft eine größere Menge Eisen in Wände und Decke des Untersuchungsraums eingebaut (10–20 t!). Wegen der hohen Kosten und des großen Aufwands werden heute Magnete mit integrierter Abschirmung („active shielding") gebaut. Diese enthalten eine doppelte Magnetspule, von denen die innere das Feld erzeugt, während die äußere die Rückführung der Magnetfeldlinien übernimmt.

6.2   Gradientensystem und Gradientenspulen

Das Gradientensystem besteht aus Spulen, durch welche Ströme geleitet werden. Die Gradientenspulen erzeugen zusätzliche Magnetfelder (Gradientenfelder), welche für die Schichtwahl und die Ortskodierung gebraucht werden (▶ Kap. 4). Für jede der drei Richtungen X, Y und Z wird eine separate Gradientenspule mit jeweils eigenem Verstärker benötigt, da die Gradienten einzeln oder in Kombination geschaltet werden (z. B. für schräge Schichten). Als Isocenter wird das Zentrum des Magneten bzw. derjenige Punkt bezeichnet, an dem keine der drei Gradientenspulen ein magnetisches Zusatzfeld erzeugt. Die Gradientenfelder werden dadurch erzeugt, dass man einen Strom (~400 A) sehr kurz (im Bereich von ms) durch die Windungen der Gradientenspule fließen lässt. Dabei erzielt man eine Magnetfeldvariation, durch welche man das Signal örtlich in allen drei Raumebenen kodieren kann. Die Magnetfelder, die die Gradientenspulen erzeugen, sind klein verglichen mit dem Hauptmagnetfeld, und trotzdem benötigen sie noch Stromstärken von einigen hundert Ampere. Das Ein- und Ausschalten der Gradientenspulen ist mit elektrischen Wechselfeldern verbunden und verursacht auch das typische Hämmern, das während der Messungen hörbar ist: Genau wie bei einem Lautsprecher, der auch nichts anderes als eine Spule in einem Magnetfeld ist, „möchten" sich die Gradientenspulen beim Ein- und Ausschalten des Stroms bewegen, was als lautes Knacken hörbar ist.

Trotz der hohen Ströme müssen die Gradientenfelder extrem stabil sein, da es sonst zu Bildverzerrungen kommt. Außerdem hat sich auch bei den Gradienten gezeigt, dass die aktiv abgeschirmten Gradientenspulen (▶ Abschn. 6.1) den einfacheren Konstruktionen überlegen sind: Durch ihr geringeres Streufeld treten weniger Interaktionen mit der Umgebung auf (sogenannte „eddy currents",).

Die Stärke der Gradienten wird durch drei Parameter ausgedrückt:

- Maximale Gradientenstärke (mT/m)
- „rise time": Zeit, welche bis zum maximalen Anstieg der Gradientenstärke verstreicht
- „slew rate": Verhältnis von maximaler Gradientenamplitude zu „rise time"

Die maximale Gradientenstärke ist wesentliches Merkmal eines MR-Geräts. Ein schnelles und starkes Gradientensystem ist für sämtliche MR-Anwendungen wichtig. Die magnetischen Wechselfelder, welche durch die Gradientenfelder erzeugt werden, können auch Einfluss auf den Patientenkörper haben. Da der menschliche Körper ein schlechter Leiter für Ströme ist, können schnell wechselnde Gradientenfelder zu unfreiwilligen Muskelkontraktionen führen.

6.3   Hochfrequenzsystem

Das Hochfrequenzsystem (HF-, RF-System) besteht einerseits aus einem leistungsstarken Hochfrequenzsender (Larmorfrequenz bei 1,5 T beträgt 63,8 MHz, liegt also in der Größenordnung von UKW-Sendern), andererseits aus einem hochempfindlichen Empfänger. Die Stabilität dieser Komponenten ist sehr kritisch: Da sowohl Frequenz als auch Phase des Signals zur Ortskodierung benötigt werden, darf der Empfänger keinerlei Verzerrungen, z. B. durch Phasendrehungen, einbringen, sonst würde das Bild erheblich verzerrt. Weil das MR-Signal sehr schwach ist, wird außerdem eine gute Hochfrequenzabschirmung benötigt, die oft in Wände, Boden und Decke des Untersuchungsraums integriert wird, um Störeinstrahlungen von außen zu verhindern.

Die vom Hochfrequenzsender (auch als HF-Sendespule bezeichnet) applizierten Hochfrequenzen können zu einer Erwärmung des Pateinten führen. Die dabei übertragene Energie wird als spezifische Absorptionsrate („specific absorption rate", SAR) bezeichnet und beträgt im Normalmodus bis zu 1,5 W/kg KG.

Bis vor kurzem wurden die HF-Impulse von HF-Sendespule lediglich aus einer Quelle gesendet. Neuere MR-Geräte vor allem für Hochfeld-MR-Bildgebung bei 3,0 T haben integrierte HF-Sendespulen, welche die HF-Impulse von mehreren Quellen applizieren können (z. B. MultiTransmit-Technologie, MultiDrive-RF-Transmit). Die RF-Impulse können dabei von den verschiedenen Quellen gleichzeitig oder unabhängig gesendet werden. Der Vorteil des Sendes des HF-Impulses aus verschiedenen Quellen ist, dass in ausgewählten Körperpartien (z. B. Abdomen und Becken) eine Überhöhung oder Unterdrückung des Signals verhindert wird, was zu einer Homogenisierung des Gewebekontrasts und Verhinderung von Schatten, bedingt durch Signalausfälle, im MR-Bild führt.

Neben dem HF-Sender gehören gehört zum HF-System auch Empfangsspulen. Das empfangene Signal ist umso größer, je näher die Empfangsspule am zu untersuchenden Körperteil und/oder je kleiner der Spulendurchmesser ist. HF-Sender und Empfangsspule können in einer Spule kombiniert oder örtlich getrennt vorliegen (▶ Kap. 5). Ein Beispiel einer kombinierten Spule, welche zum Senden und Empfangen dient, ist die im Gerät integrierte Körperspule („body coil"), welche von außen nicht gesehen werden kann. Bei der MR-Bildgebung mit Phased-Array-Spulen erzeugt die im MR-Gerät integrierte HF-Sendespule den HF-Impuls, um die Wasserstoffatome in Resonanz zu bringen, während die Phased-Array-Spule als Empfänger für das MR-Signal dient.

6.4 Computer

Der Computer steuert und kontrolliert zahlreiche Funktionen:

- Wechsel zwischen den Gradienten,
- Wechsel zwischen den HF-Spulen,
- Weiter- und Nachverarbeitung der Daten.

Basis-Pulssequenzen

Dominik Weishaupt

D. Weishaupt, V. D. Köchli, B. Marincek, *Wie funktioniert MRI?*,
DOI 10.1007/978-3-642-41616-3_7, © Springer-Verlag Berlin Heidelberg 2014

Gehen wir noch einmal alle Schritte einer MR-Sequenz einzeln durch:
- Anregung
  - Einschalten des Schichtwahlgradienten
  - Anregungsimpuls (HF-Puls)
  - Ausschalten des Schichtwahlgradienten
- Phasenkodierung
  - Einschalten des Phasenkodiergradienten für eine kurze Zeit, jedes Mal mit anderer Stärke
- Echoerzeugung
- Messung
  - Einschalten des Frequenzgradienten
  - Empfang des Echos

Diese Schritte müssen, wie gesagt, viele Male wiederholt werden, in Abhängigkeit von der gewünschten Bildqualität. Im MRI gibt es mittlerweile eine Vielzahl von Sequenzen zur Bildgebung. Drei davon spielen immer noch eine große Rolle: Die Spinecho(SE)-Sequenz, die Inversion-Recovery(IR)- und die Gradientenecho(GRE)-Sequenz, welche wir zusammen als Basis-Pulssequenzen bezeichnen.

Vom *Echo* haben wir bereits gesprochen (▶ Kap. 3) und auch erwähnt, dass eine definierte minimale Zeit verstreichen muss, bis nach einer Anregung die Messung des MR-Signals erfolgen kann. Nun kennen wir auch die Gründe dafür:
- Der Phasenkodiergradient muss für eine bestimmte Zeit eingeschaltet werden, um die Ortskodierung zu ermöglichen.
- Das Ausschalten des Schichtwahl- und das Einschalten des Frequenzkodiergradienten braucht ebenfalls etwas Zeit.
- Die Erzeugung des Echos ist je nach Sequenz unterschiedlich zeitraubend.

Die beiden Sequenzen, die wir nun besprechen wollen, unterscheiden sich vor allem durch die Art, in der das Echo erzeugt wird.

7.1 Spinechosequenz

Bei der Spinechosequenz erfolgt die Anregung mit einem schichtselektiven 90°-RF-Impuls. Danach zerfällt die transversale Magnetisierung mit T2 und T2* (▶ Kap. 2): Aufgrund statischer, d. h. immer identisch starker Feldinhomogenitäten laufen einige Spins schneller als andere und es kommt zur Dephasierung. Nachdem die Hälfte der gewünschten Echozeit (TE•0,5) verstrichen ist, wird ein 180°-Impuls gesendet. Er kehrt die Reihenfolge der Spins um: Diejenigen, die vorher zuvorderst waren, sind nun am weitesten hinten und umgekehrt. Da erstere aber wiederum schneller laufen als die anderen (die Feldinhomogenitäten, die den Unterschied verursachten, sind ja immer noch da!), holen sie wieder auf und nachdem die zweite Hälfte der Echozeit TE verstrichen ist, treffen sich alle wieder in Phase: Es kommt zum Echo (◘ Abb. 7.1).

Durch die Einstrahlung des 180°-Refokussierungspulses werden die statischen Magnetfeldinhomogenitäten praktisch korrigiert, um ein T2-gewichtetes Echo zu erhalten. Eine ähnliche Situation werden wir auch bei den Bewegungs- und Flussartefakten antreffen.

Der Vorteil der Spinechosequenz liegt genau in ihrer Unempfindlichkeit gegenüber statischen Feldinhomogenitäten und in der daraus resultierenden sehr guten Bildqualität; ihr Nach-

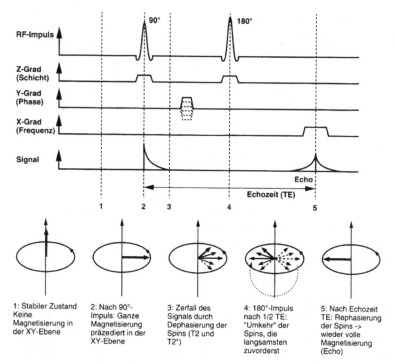

1: Stabiler Zustand
Keine
Magnetisierung in
der XY-Ebene

2: Nach 90°-
Impuls: Ganze
Magnetisierung
präzediert in der
XY-Ebene

3: Zerfall des
Signals durch
Dephasierung der
Spins (T2 und
T2*)

4: 180°-Impuls
nach 1/2 TE:
"Umkehr" der
Spins, die
langsamsten
zuvorderst

5: Nach Echozeit
TE: Rephasierung
der Spins ->
wieder volle
Magnetisierung
(Echo)

◘ **Abb. 7.1** Spinechosequenz: Der Pulswinkel beträgt immer 90°, das Echo wird mit einem 180°-Impuls erzeugt. Schematische Darstellung der verschiedenen Stufen des Phasengradienten (*gestrichelte Linien*)

teil ist jedoch eine recht lange Messzeit und deshalb auch eine hohe Empfindlichkeit gegenüber Bewegungsartefakten. Spinechosequenzen gehören heute immer noch zu den Standardsequenzen für T1-gewichtete Bilder oder für PD- (intermediär) gewichtete Bilder. Allerdings werden T1- und PD-gewichtete Bilder auch zunehmend mit schnellen („fast") Spinechosequenzen akquiriert.

7.2 Outflow-Effekt

Eine spezifische Erscheinung der Spinechosequenzen ist der *Outflow-Effekt*. Er bewirkt, dass sich die Blutgefäße in der Regel schwarz, also ohne Signal, darstellen. Der Grund dafür liegt in der verhältnismäßig langen Echozeit. Während sie verstreicht, geschehen zwei Dinge:

▬ Das Blut fließt während der langen Echozeit ganz oder teilweise aus der untersuchten Schicht heraus und wird vom 180°-Impuls nicht mehr erfasst; sein Signal ist verloren.
▬ Das Blut fließt mehr oder weniger turbulent und verliert so sein Signal durch Dephasierung.

Als vereinfachte Vorstellung kann genügen, dass das *Blut* die *untersuchte Schicht verlässt* und das Signal deshalb verloren geht. So lassen sich auch die Fälle erklären, in denen der Outflow-Effekt *nicht* auftritt. Dies ist der Fall, wenn:

▬ das Blut sehr langsam fließt („slow flow"); angeregtes Blut verbleibt dann in der Schicht und erzeugt ein Signal.

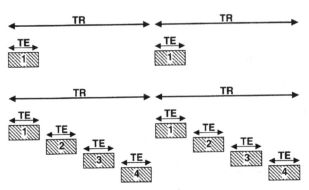

Abb. 7.2 Akquisition mehrerer Schichten („multislice imaging"): Während für die erste Schicht die Repetitionszeit TR verstreicht, können weitere Schichten angeregt und gemessen werden. Im hier dargestellten Beispiel akquiriert man in derselben Zeit die Signale von vier Schichten (*Rechtecke*)

— ein Blutgefäß über eine längere Strecke in der Schicht verläuft; noch angeregtes Blut kann ebenfalls in der Schicht verbleiben und deshalb sichtbar werden.

— ein Blutgefäß thrombosiert ist; wir sehen dann ein helles Signal von einem frischen oder ein etwas dunkeleres von einem alten, organisierten Thrombus.

7.3   Mehrschichtaufnahme

Zwischen zwei Anregungen verstreicht jedes Mal die Repetitionszeit TR, während derer das Gerät nichts tut. Da dies äußerst ineffizient ist, vor allem bei langem TR, und weil die Spinechosequenzen an sich bereits recht lange dauern (z. B. T1-gewichtete Spinechosequenz: 256 Anregungen im Abstand von je 500 ms = beinahe 3 min), nützt das MR-Gerät die Wartezeit aus, um weitere Schichten anzuregen. So ist es möglich, in derselben Zeit 12 Schichten („multislice imaging") zu messen (bei T2-gewichteten Sequenzen mit Repetitionszeiten von 2000–4000 ms sogar bis zu 30 Schichten; ◘ Abb. 7.2).

Nachteil dieser Technik ist die Tatsache, dass infolge Imperfektion des Schichtprofils oder der Frequenz des HF-Impulses auch Protonen außerhalb der gewünschten Schicht angeregt werden. Dies führt zum Abfall der longitudinalen Magnetisierung und kann die Signalstärke verringern.

7.4   Inversion-Recovery-Sequenz

Inversion-Recovery(IR)-Sequenzen sind Spinechosequenzen, denen ein 180°-Impuls vorausgeht. Im Gegensatz zur Spinechosequenz, bei der jedoch zuerst ein 90°-Impuls ausgesendet wird, welcher die Längsmagnetisierung aus der Z-Richtung in die transversale Ebene klappt, und dann durch einen 180°-Impuls rephasiert wird, wird bei der IR-Sequenz zuerst ein 180°-Impuls ausgesandt. Dieser klappt die Längsmagnetisierung von der positiven in die negative Z-Richtung (◘ Abb. 7.3). Der Vektor der Längsmagnetisierung zeigt nun in die entgegengesetzte Richtung wie vor dem Aussenden des 180°-Impulses. Da kein Vektoranteil in der transversalen Ebene liegt, wird vorerst kein Signal ausgesendet. Es erfolgt nun die Relaxation des invertierten Längsmagnetisierungsvektors durch die transversale Ebene in seine ursprüngliche Ausrichtung. Nach einiger Zeit der Relaxation wird dann der initiale Puls der Spinechosequenz eingestrahlt. Die Zeit zwischen dem Einstrahlen von 180°- und 90°-Impuls wird als Inversionszeit („time of inversion"; TI) bezeichnet.

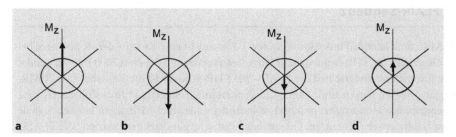

◘ Abb. 7.3a–d Inversion-Recovery-Sequenz mit T1-Relaxation. **a** Nach dem Aussenden des 180°-Impulses ist die Längsmagnetisierung in die entgegengesetzte Richtung geklappt (**b**). **c, d** Die T1-Relaxation erfolgt von der negativen in die positive Z-Richtung. Solange in der Transversalebene keine Vektorkomponente existiert, erfolgt keine Signalaussendung (Nulldurchgang)

Durch Variierung der Inversionszeit kann der Bildkontrast verändert werden. Wenn der 90°-Impuls sofort dem 180°-Impuls folgt, wird die gesamte Magnetisierung aus der negativen Z-Richtung in die transversale Ebene gedreht. Wenn das Intervall verlängert wird, wird der Vektor der Längsmagnetisierung, welcher in die transversale Ebene geklappt wird, kleiner und demzufolge auch das Signal schwächer sein. Ist die Inversionszeit so lang, dass eine volle Relaxation stattgefunden hat, wird das Signal wieder stärker sein.

Gewöhnlich wird bei einer IR-Sequenz ein 180°-Inversionspuls ausgesandt, welcher gefolgt ist von einem 90°-Impuls. Anschließend erfolgt wiederum ein 180°-Impuls, um ein Spinecho zu erhalten.

Mittels IR-Sequenzen kann das Signal von bestimmten Geweben quasi verschwinden. Dabei bestimmt die Inversionszeit, von welchem Gewebe das Signal unterdrückt wird.

In der Klinik häufig angewendete Inversion-Recovery-Sequenzen sind: STIR(„short time inversion recovery")- sowie FLAIR(„fluid attended inversion recovery")-Sequenzen. Bei der STIR-Sequenz (▶ Abschn. 7.5) wird mit der Wahl einer geeigneten Inversionszeit das Fettsignal und bei der FLAIR-Sequenz (▶ Abschn. 7.6) das Flüssigkeitssignal unterdrückt. IR-Sequenzen können auch zur Verwendung von sehr stark T1-gewichteten Bildern verwendet werden, was vor allem in der Bildgebung mit Magnetfeldstärken von 3,0 T ausgenutzt wird.

7.5 STIR-Sequenz

Die STIR(„short time inversion recovery")-Sequenz ist eine häufig gebrauchte Sequenz zur Fettsuppression. Der Vorteil dieser Sequenz besteht darin, dass sie bei allen Magnetfeldstärken eine zuverlässige Fettsuppression ergibt. Bei einer Standard-STIR-Sequenz wird die longitudinale Magnetisierung sowohl von Fett wie auch von Wasser durch den 180°-Puls invertiert. Nach dem 180°-Puls folgt eine Pause von wenigen hundert Millisekunden (Inversionszeit). Die Inversionszeit wird so gewählt, dass der 90°-Impuls gerade zu dem Zeitpunkt gesendet wird, wo die T1-Relaxationskurve für Fett einen Nulldurchgang hat. So wird das Signal für Fett unterdrückt. Bei einer Feldstärke von 1,5 T beträgt die erforderliche TI ungefähr 150 ms, bei einer Feldstärke von 0,5 T ungefähr 100 ms.

7.6   FLAIR-Sequenz

Die FLAIR(„fluid attended inversion recovery")-Sequenz ist eine Variante der IR-Sequenz, bei der im Gegensatz zur STIR-Sequenz sehr lange Inversionszeiten (TI etwa 2000 ms) verwendet werden. Ein weiterer Unterschied der FLAIR- zur STIR-Sequenz ist die Tatsache, dass FLAIR-Sequenzen FSE-Sequenzen sind. Durch die Verwendung solch langer Inversionszeiten wird das zerebrospinale Liquorsignal praktisch vollständig unterdrückt. Hingegen können Signale aus dem Gehirngewebe, Tumoren, Ödeme oder Fett sehr gut detektiert werden. Die FLAIR-Sequenz ist gut geeignet, um Läsionen mit geringen Kontrastunterschieden im Hirnparenchym darzustellen.

7.7   Gradientenechosequenz

Für diesen Sequenztyp existieren verschiedene Namen, z. B. Gradientenecho (GRE) oder Fast-Field-Echo (FFE). Schon der Name deutet an, dass bei der GRE-Sequenz kein Hochfrequenzimpuls, sondern nur die Gradientenspulen zur Erzeugung des Echos verwendet werden. Zu diesem Zweck wird der Frequenzkodiergradient zuerst mit negativer Polarität eingeschaltet. Er bewirkt zunächst eine Dephasierung der Spins. Danach schaltet man ihn auf positive Polarität um. Jetzt macht er die vorher bewirkte Dephasierung wieder rückgängig (man spricht logischerweise von Rephasierung), und es kommt zum Echo (◘ Abb. 7.4).

Da bei Gradientenechos der zeitintensive 180°-Impuls wegfällt, können sehr kurze Repetitionszeiten erreicht werden. Da TR, verglichen mit SE- und IR-Sequenzen, bei GRE- wie auch bei den meisten anderen Sequenzen die Bildaufnahmezeit wesentlich bestimmt, ist eine viel *schnellere Bildakquisition* möglich, was den Hauptvorteil von GRE-Sequenzen darstellt. Damit sind GRE-Sequenzen auch weniger anfällig für Bewegungsartefakte und werden zur Sequenz der Wahl, wenn kurze Bildaufnahmezeiten gewünscht sind. Das Problem kurzer Repetitionszeiten besteht darin, dass die Zeit für die T1-Relaxation ebenfalls kurz ist und damit bei großen Pulswinkeln das SNR infolge Sättigung vermindert sein kann. Da bei GRE-Sequenzen der 180°-Impuls wegfällt, werden statische Feldinhomogenitäten nicht ausgeglichen und das Signal zerfällt mit T2*. Der Bildkontrast, welcher aus den Differenzen des T2*-Zerfalls von den verschiedenen Geweben resultiert, wird als *T2*-Kontrast* bezeichnet. Bei GRE-Sequenzen wird der T2*-Kontrast durch TE beeinflusst. Um eine optimale T1-Gewichtung zu erreichen (d. h. um den T2*-Kontrast zu minimieren und Suszeptibilitätsartefakte zu vermindern), sollte deshalb TE so kurz wie möglich gewählt werden. Hingegen wird bei GRE-Sequenzen die Echozeit erhöht, wenn ein T2*-Kontrast gewünscht wird. Um T1-Effekte zu verringern, wird gleichzeitig TR lang gewählt. T2*-gewichtete Bilder sind bei der Detektion von Kalkablagerungen oder Blutprodukten der Gewebe mit sehr kurzer T2-Zeit (z. B. Bindegewebe) von Nutzen. Diese Sequenzen werden daneben in Kombination mit eisenhaltigen MR-Kontrastmitteln (▶ Kap. 14) angewendet.

Ein Problem soll noch kurz angesprochen werden: Da gewisse GRE-Sequenzen sehr schnell sind und sehr kurze Repetitionszeiten aufweisen können, steigt die Wahrscheinlichkeit, dass von der vorherigen Anregung noch Signal „übrig" ist. Für einen T1-gewichteten Kontrast muss dieses Restsignal vor der nächsten Messung zerstört werden. Dies geschieht durch Dephasierung der Spins. Einerseits tut dies der Schichtwahlgradient der nächsten Anregung, andererseits schaltet man dafür spezielle Gradienten- oder auch Hochfrequenzimpulse. Diesen Vorgang nennt man „*spoiling*", also das absichtliche Zerstören des verbleibenden MR-Signals. Gespoilte

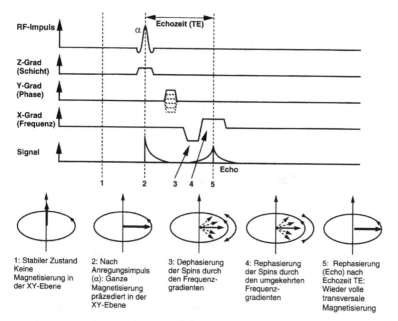

Abb. 7.4 Gradientenechosequenz (zur Vereinfachung wurde ein Pulswinkel α von ebenfalls 90° angenommen)

GRE-Sequenzen werden heute von allen Herstellern von MR-Geräten angeboten und in der Klinik sehr häufig benötigt.

Typische kommerzielle Namen von gespoilten GRE-Sequenzen sind SPGR („spoiled Gradientenecho") oder FLASH („fast low angle shot"). Das Kontrastverhalten von gespoilten GRE-Sequenzen ist wie folgt:

- Zunahme der T1-Wichtung mit abnehmender TR,
- Zunahme der T1-Wichtung mit zunehmendem Pulswinkel („flip angle"),
- Zunahme der T2*-Wichtung mit zunehmendem TE.

So resultieren bei relativ langem TR (100–400 ms), kleinem Pulswinkel (~20°) und kurzem TE (5–10 ms) protonengewichtete Bilder. T2*-gewichtete Bilder sind charakterisiert durch ein langes TR (20–500 ms) und ein langes TE (2–50 ms). T1-gewichtete Bilder sind charakterisiert durch ein kurzes TR (20–80 ms), ein kurzes TE (≤10 ms) und einen Pulswinkel von 30–50°.

Bei den gespoilten GRE-Sequenzen wird zusätzlich zwischen 2D- und 3D-Sequenzen unterschieden. 3D-gespoilte GRE-Sequenzen ermöglichen die Aufnahme eines volumetrischen Dünnschicht-Datensatzes ohne Zwischenschichtabstand. Damit ist eine Reformation des Datensatzes in jeder beliebigen Richtung möglich.

Eine spezielle Art von GRE-Sequenzen, welche in der klinischen Routine angewendet werden, sind die Steady-State-Free-Precession(SSFP)-Sequenzen. Bei diesen Sequenzen wird die Phasenkohärenz der transversen Magnetisierung von TR zu TR teilweise aufrechterhalten, d. h. es handelt sich um „ungespoilte" Sequenzen. Dies bedeutet, dass die transversale Magnetisierung, welche mit dem RF-Puls erzeugt wird, zu mehreren Echos beiträgt. Die herstellerspezifischen Bezeichnungen für diese Art von Sequenzen sind GRASS („gradient recalled echo with steady-state") oder FISP („fast imaging with steady-state precession"). Weiterentwicklungen der SSFP-Sequenz sind die FIESTA („fast imaging employing steady-state acquisition"), Balanced FFE- und die True-FISP(„fast imaging with steady-state precession")-Sequenzen. FIESTA

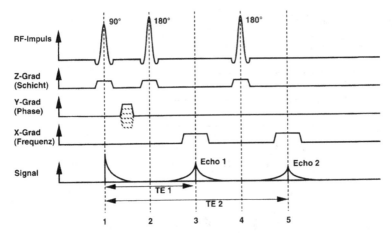

▪ Abb. 7.5 Multispinchosequenz: Mit einem zweiten 180°-Impuls (4) wird ein zweites Echo (5) erzeugt, das wegen der längeren Echozeit eine stärkere T2-Gewichtung aufweist. Dieser zweite 180°-Impuls befindet sich genau in der Mitte zwischen dem ersten (3) und dem zweiten (5) Echo

und die True-FISP sind T2-gewichtete Gradientenechosequenzen, die vom T2:T1-Verhältnis abhängig sind. Da Blut ein hohes T2:T1-Verhältnis hat, erscheint es als helles Signal auf True-FISP-Sequenzen. Ein weiterer Vorteil dieser Sequenzen ist, dass sie besonders unempfindlich gegenüber fließendem Blut sind. Die SSFP-Sequenzen zeichnen sich durch sehr kurze Akquisitionszeiten aus und eignen sich besonders für die vaskuläre Bildgebung und die Echtzeitbildgebung beispielsweise des Herzens.

7.8   Multiechosequenzen

Bei SE- und GRE-Sequenzen ist es möglich, mehrere Echos (Multiechosequenzen) zu erzeugen: Beim SE appliziert man weitere 180°-Impulse, beim Gradientenecho kehrt man die Polarität des Frequenzkodiergradienten erneut um, woraufhin es jeweils zu weiteren Echos kommt. Es gibt zwei Gründe für die Erzeugung mehrfacher Echos:

- In derselben Sequenz können mehrere Messungen mit unterschiedlichen Echozeiten und folglich unterschiedlicher T2-Gewichtung angefertigt werden. Beispielsweise kann eine Repetitionszeit von 2000 ms mit Echozeiten von 20 ms für das erste und 80 ms für das zweite Echo verbunden werden. Das Ergebnis ist ein protonengewichtetes (20 ms) und ein T2-gewichtetes Bild (80 ms) mit einer einzigen Messung. Dieses Vorgehen ist in der Praxis Routine und bei beiden Sequenzen möglich (▪ Abb. 7.5).
- Man kann auf diesem Wege auch eine Messung schneller zu Ende bringen und so ultraschnelle Sequenzen erhalten (▶ Kap. 8).

Schnelle Pulssequenzen

Dominik Weishaupt

D. Weishaupt, V. D. Köchli, B. Marincek, *Wie funktioniert MRI?*,
DOI 10.1007/978-3-642-41616-3_8, © Springer-Verlag Berlin Heidelberg 2014

Aus einer Vielzahl von Gründen ist es wünschenswert, eine Messung schneller zu Ende zu bringen:

- Eine schnelle Sequenz erlaubt dynamische Untersuchungen und damit z. B. das Verfolgen eines Kontrastmittelbolus.
- Je kürzer die Bildaufnahme dauert, desto weniger anfällig ist sie für Bewegungsartefakte, speziell bei unkooperativen Patientinnen und Patienten.
- Wenn die Sequenz schnell genug ist, kann eine Aufnahme bei angehaltenem Atem („breath hold") und somit ohne störende Atembewegung aufgenommen werden. Verschiedene Techniken ermöglichen es, die Aufnahme rascher zu absolvieren:
- Ausnützen aller Reserven der modernen Gradienten- und Hochfrequenzsysteme und knappes Timing herkömmlicher Sequenzen ([ultra-]schnelles GRE).
- Akquisition mehrerer Echos pro Anregung mit unterschiedlichen Phasenkodierungen (FSE, Echoplanar).
- Messung einer reduzierten Anzahl von K-Linien („fractional echo sampling", „half Fourier technique", „rectangular FOV").

8.1 Schnelle oder Turbo-Spinechosequenzen

Fast-Spinecho(FSE)sequenzen, von ausgewählten Herstellern auch als Turbo-Spinecho(TSE)sequenzen bezeichnet, sind modifizierte SE-Sequenzen, welche die Bildaufnahmezeiten verglichen mit konventionellen SE-Sequenzen erheblich reduzieren. In FSE-Sequenzen werden mehrere 180°-Pulse pro TR appliziert, wobei zwischen den einzelnen Echos der Phasenkodiergradient jedesmal kurz eingeschaltet wird. Somit kann man mehrere Messungen mit *unterschiedlichen Phasenkodierungen* pro Anregung (und ohne Verstreichenlassen der Repetitionszeit!) aufnehmen (□ Abb. 8.1), was eine Serie von Spinechos (Echozüge; „echo train") hervorruft. Die Anzahl der erhaltenen Echos pro TR wird auch als Echozugslänge („echo train length", ETL) bezeichnet. Die Bildaufnahmezeit ist bei der FSE-Sequenz wie folgt definiert:

> **Bildaufnahmezeit = TR · Anzahl Kodierungsschritte in Phasenrichtung · Anzahl Messungen dividiert durch ETL („echo train length" = Anzahl der Echos im Echozug).**

FSE-Sequenzen unterscheiden sich von SE-Sequenzen auch abgesehen von der kürzeren Bildaufnahmezeit in zweifacher Hinsicht:

- FSE-Sequenzen benötigen längere Repetitionszeiten, damit möglichst viele 180°-HF-Pulse gesetzt werden können. Die TR von FSE-Sequenzen betragen ≥ 4000 ms, diejenigen von SE-Sequenzen etwa 2000–2500 ms. Dies macht verständlich, dass FSE-Sequenzen vor allem für T2-gewichtete Bilder geeignet sind.
- Echozeiten von FSE-Sequenzen für T2-gewichtete Bilder sind ebenfalls länger.

Wie bereits erwähnt, können mit einer einzigen Anregung mehrere Echos aufgenommen werden. In der konventionellen Bildgebung benutzt man dies, um beispielsweise ein protonen- (intermediär) und ein T2-gewichtetes Bild in derselben Sequenz aufzuzeichnen (▶ Abschn. 7.8). Alternativ kann man die Multi-Echotechniken aber auch nutzen, um schnellere Sequenzen zu erhalten.

Auch bei FSE-Sequenzen ist es möglich, ein Doppelecho zu erhalten, indem die ETL halbiert wird. Bei einer ETL = 8 werden beispielsweise die ersten vier Echos für das protonengewichtete Bild und die zweiten vier Echo zur Erzeugung des T2-gewichteten Bilds verwendet.

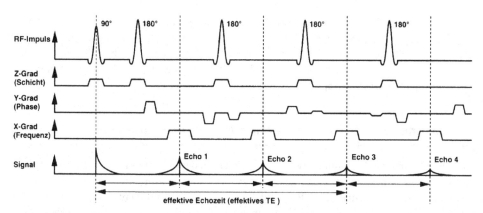

☐ **Abb. 8.1** Fast-Spinechosequenz: Mit vier 180°-Impulsen werden vier Echos erzeugt (Echozug). Da aber im Gegensatz zur Multi-Echosequenz vor jedem Echo der Phasengradient erneut eingeschaltet wird, erhält man vier Messungen mit unterschiedlichen Phasenkodierungen und einer anstatt vier Anregungen. In diesem Beispiel bestimmt hauptsächlich das dritte Echo den T2-Kontrast (effektives TE; s. Ausführungen im Text)

FSE-Sequenzen können auch für die Akquisition von T1- oder PD-gewichteten Bildern benötigt werden. Der Vorteil des Einsatzes von T1- oder PD-gewichteten FSE-Sequenzen im Vergleich zu konventionellen SE-Sequenzen ist vor allem der Zeitgewinn. Zusätzlich kann der durch die wiederholt eingestrahlten 180°-Refokussierungspulse resultierende größere Magnetisierungstransferkontrast (▶ Abschn. 3.6) von FSE-Sequenzen für T1-gewichtete Bilder (insbesondere nach Applikation von extrazellulären Gadolinium-haltigen Kontrastmitteln) vorteilhaft sein. Allerdings ist bei T1- und PD-gewichteten FSE-Sequenzen die Anzahl möglicher Echos im Echozug begrenzt, da die Kombination von kurzem TE und großer ETL in Bildunschärfe und vermindertem Kontrast resultieren kann.

■ **Fast-Recovery-Fast-Spinechosequenz**
Die Fast-Recovery-Fast-Spinecho(FRFSE)-Sequenz ist eine Modifikation der FSE-Sequenz. Unmittelbar nach dem letzten Echo des Echozugs, welches für den Empfang des Signals verwendet wird, wird die residuelle Magnetisierung in der Transversalebene refokussiert und die longitudinale Magnetisierung durch Refokussierungpulse beschleunigt. Dies bedeutet, dass der T1-Relaxationsprozess bereits vor der nächsten Anregung beginnen kann, was wiederum das SNR bei gegebener TR verbessert. Alternativ kann mittels FRFSE-Sequenzen die TR unter Beibehaltung des SNR reduziert werden. Der Effekt von FRFSE-Sequenzen ist am stärksten ausgeprägt bei Geweben mit langen T2-Relaxationszeiten, da bei diesen Geweben am Ende des Echozuges relativ viel Magnetisierung in der Transversalebene zurückbleibt. Deshalb sind FRFSE-Sequenzen besonders zur Akquisition stark T2-gewichteten MR-Bildern geeignet.

8.2 Single-Shot-Fast-Spinechosequenz

Die Single-Shot-Fast-Spinecho(SSFSE)- oder Half-Fourier-Acquisition-Single-Shot-Fast-Spinecho(HASTE)-Sequenzen sind sehr schnelle Sequenzen mit Messzeiten ≤1 s. Die Messungen basieren auf der Technik der unvollständigen Abtastung des K-Raums ("fractional echo" und Partial-Fourier-Technik). "Single shot" bedeutet, dass die Hälfte des K-Raums mit einem einzigen HF-Puls gefüllt wird. Durch ihre Schnelligkeit ist die Sequenz wenig anfällig für Bewegungsartefakte. SSFSE- und HASTE-Aufnahmen mit längerer Echozeit weisen nur ausreichend Signalintensität für Kompartimente mit langen Repetitionszeiten auf, d. h. Kompartimente mit freier Flüssigkeit. Gewebe mit kurzen und intermediären T2-Zeiten werden nicht abgebildet. Diese Sequenzen sind deshalb geeignet für die MR-Myelographie, MR-Urographie und die MR-Cholangiopankreatikographie (MRCP).

8.3   Schnelle oder Turbo-Inversion-Recovery-Sequenzen

Die Veränderung von IR-Sequenzen durch Modifikation der Echozüge ist besonders wirksam, da IR-Sequenzen besonders lange Repetitionszeiten haben, damit eine volle T1-Relaxation ermöglicht wird. Der initiale 180°-Puls und die Inversionszeit sind identisch wie bei konventionellen STIR-Sequenzen, jedoch gibt es nun einen Echozug nach dem 90°-Puls, wobei jedes Echo einen anderen Phasenkodiergradienten hat.

8.4   Schnelle Gradientenechosequenzen

Schnelle GRE-Sequenzen (als *„Turbo-Gradientenecho-"* oder *„ultraschnelle Gradientenechosequenz"* bezeichnet) erreichen in Kombination mit moderneren Gradientensystemen (aktive Abschirmung) Echozeiten ≤1 ms und Repetitionszeiten ≤5 ms. Die Sequenz sieht nicht anders aus als eine normale, wird aber „schneller" geschaltet und verwendet einige mathematische Tricks. Im Vordergrund stehen dabei die Techniken der unvollständigen K-Raum-Abtastung (Messung des partiellen Echos („fractional echo") und „Partial-Fourier-Technik"). Die Bildqualität ist exzellent, obwohl eine Schicht in sehr geringer Zeit aufgenommen werden kann. Eine solche Sequenz eignet sich hervorragend für kontrastmittelverstärkte Untersuchungen, z. B. dem Verfolgen eines einfließenden Kontrastmittelbolus. Im klinischen Alltag werden schnelle GRE überlicherweise als T1-gewichtete Sequenzen mit Fettsuppression gefahren, wobei die Fettsuppression durch „Spoiling" erreicht wird (Spoiling; ▶ Kap. 9). Typischerweise werden schnelle GRE Sequenzen in Atemanhalte-Technik und mit paralleler Bildgebung (parallele Bildgebung; ▶ Kap. 10) durchgeführt.

Schnelle „gespoilte" T1-gewichtete GRE-Sequenzen werden heute vor allem für die Kontrastmittel-unterstützte MR-Angiographie (▶ Kap. 11) und für die dynamischen Bildgebung des Abdomens nach intravenöser Gabe von Gadolinium-haltigen Kontrastmitteln (z. B. Leberaufnahmen) eingesetzt. Je nach Sequenz können diese Sequenzen zwei- wie auch dreidimensionale Datensätze liefern, wobei der Trend zu Sequenzen geht, welche die Erfassung von 3D-Volumina ermöglichen. 3D-Aufnahmen erlauben in der Regel die Akquisition von dünneren Schichten ohne Schichtabstand mit besserem SNR im Vergleich zu 2D-Aufnahmen. Zudem sind 3D-Sequenzen auch in der Bildnachverarbeitung („postprocessing") für die Generierung von sekundären Reformationen bzw. Rekonstruktionen und dem Durchführen von anderen Techniken wie Maximum-Intensitätsprojektionen („maximum intensity projection", MIP), („volume-rendering"; Volumendarstellungen) etc. vorteilhaft.

Schnelle gespoilte GRE-Sequenzen für die MR-Angiographie verwenden einen kleinen Pulswinkel, typischerweise <45°, um eine optimale T1-Gewichtung zu erreichen. Damit kann das SNR verbessert werden, da ja bei kurzen Repetitionszeiten (TR) auch wenig Zeit für die T1-Relaxation besteht (Sättigung; ▶ Kap. 3).

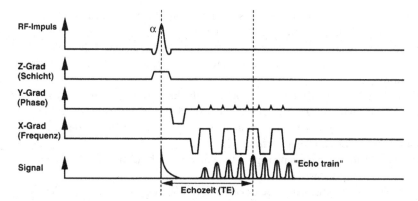

■ Abb. 8.2 Echoplanarsequenz: Wie beim Fast-Spinecho werden mehrere (hier acht) Echos mit verschiedenen Phasenkodierungen erzeugt. Im Gegensatz zum Fast-Spinecho verwendet aber die Echoplanarsequenz keine 180°-Impulse, sondern erzeugt die Echos wie beim Gradientenecho mit dem Frequenzgradienten. Dies erfordert leistungsstarke Verstärker, da der Frequenzgradient sehr schnell hin und her geschaltet werden muss. Die Spitzen des Phasengradienten werden als „blips" bezeichnet

Volumetrische gespoilte fettgesättigte 3D-Sequenzen (wie LAVA, THRIVE, VIBE) haben eine breite Anwendung in der Diagnostik von Abdomen, Becken und Thorax gefunden. In Kombination mit paralleler Bildgebung ermöglichen sie eine hohe örtliche Auflösung in kurzer Akquisitionszeit. Im Gegensatz zu den schnellen 3D-Sequenzen, die für die MR-Angiographie verwendet werden, verwenden diese Sequenzen einen noch niedrigeren Pulswinkel (etwa 15°). Der niedrigere Pulswinkel resultiert in einem stärkeren Hintergrundsignal und einer homogeneren Ausleuchtung. Volumetrische gespoilte fettgesättigte 3D-GRE-Sequenzen wie LAVA, THRIVE, VIBE sind heute meist Standard von Bildgebungsprotokollen von Abdomen, Thorax und Becken insbesondere für die dynamischen kontrastmittelverstärkten Sequenzen. Für die dynamische Leberbildgebung bedeutet dies, dass mit diesen Sequenzen nach intravenöser Gabe von Gadolinium basierten extrazellulären Kontrastmittel in der gleichen Sitzung T1-gewichtete fettsupprimierte MR Bilder der verschiedenen Kontrastmittelphasen (hepatisch arterielle, portalvenöse und extrazelluläre Phase) akquiriert werden können. Morphologisch ähneln diese Bilder einem multiphasisch akquirierten kontrastmittelverstärkten CT mit gutem Gefäßkontrast kombiniert mit dem inhärenten Weichteilkontrast von MRI.

8.5   Echoplanarsequenz

Der Vorteil von Echoplanarsequenzen („echo planar imaging", EPI) besteht in der sehr kurzen Akquisitionszeit. Deshalb ist sie sehr gut für dynamische und funktionelle Bildgebungen geeignet. Die Echos werden durch wiederholtes Hin- und Herschalten des Frequenzgradienten erzeugt; man spricht, wie bei den FSE-Sequenzen, von einem Echozug, der aus bis zu 128 Echos bestehen kann (■ Abb. 8.2).

Damit kann ein Bild mit Auflösung 256×128 mit einer einzigen Anregung („one shot") in 70 ms aufgenommen werden, d. h. 16 Bilder/s! EPI hat allerdings mit einigen Problemen zu kämpfen, die bislang den Einsatz in der klinischen Routine verhinderten:

- Da EPI auf der GRE-Sequenz basiert, kann es Feldinhomogenitäten nicht ausgleichen, sondern muss einen Signalabfall mit T2* akzeptieren.
- Durch das repetitive Schalten des Frequenzgradienten werden zusätzliche Inhomogenitäten erzeugt, die sich mit der Zeit aufaddieren und zu geometrischen Verzerrungen des MR-Bildes führen.
- Wegen des raschen Signalabfalls mit T2* bleibt zur Aufnahme der Echos nur wenig Zeit. Will man eine brauchbare Anzahl Messungen in der verfügbaren Zeitspanne durchführen, wird ein sehr starker und schneller Gradient benötigt. Mit dieser Notwendigkeit gehen verschiedene Schwierigkeiten einher:
  - technische Probleme: die Gradientenspule hat eine elektrische „Trägheit", die dem raschen Schalten entgegenwirkt
  - Patientenbeeinträchtigungen: die rasch wechselnden Magnetfelder können zu Nervenstimulationen führen, außerdem sind die Gradientenspulen bei dieser Belastung so laut, dass die untersuchte Person einen Gehörschutz benötigt
- Der Bildkontrast ist oft recht gering, da bei einer Single-Shot-Aufnahme keine Repetition erfolgt und demzufolge kein T1-Einfluss feststellbar ist. Dem kann mit einem Vorsättigungsimpuls begegnet werden, allerdings leidet dann der schon geringe Rauschabstand noch mehr.

8.6   Hybridsequenz

Mehrere Pulssequenztechniken bestehen aus einer Kombination, oder einem „Hybrid", von SE- und GRE-Methoden. Dazu gehören Bildgebung mit Gradienten-und-Spinecho(GRASE)-Sequenzen sowie die Bildgebung mit Spiralsequenzen.

8.6.1   Gradienten-und-Spinechosequenz

Die Gradienten-und-Spinecho(GRASE)sequenz besteht aus einer Kombination von FSE- und einer EPI-Sequenzen. Mit einer Serie von 180°-Impulsen werden mehrere Spinechos erzeugt (wie bei FSE), aber pro Echo erfolgen durch Hin- und Herschalten des Frequenzgradienten mehrere Messungen (wie bei EPI). Durch die bessere Ausnutzung der zeitintensiven 180°-Impulse ist diese Sequenz noch schneller als eine FSE-Sequenz. Dennoch verschlechtert sich die Bildqualität nicht, da der Signalabfall mit T2 und nicht mit T2* erfolgt, und auch das Kontrastverhalten bleibt erhalten, wie wir dies von den konventionellen Spinechosequenzen her kennen.

8.6.2   Spiralsequenz

Bei Spiralsequenzen wird der K-Raum spiralförmig gefüllt. Grundlage der Spiralsequenzen sind GRE-Sequenzen, welche mit zwei oszillierenden Gradienten kombiniert werden. Spiralsequenzen scheinen ihr Potenzial vor allem in der Echtzeitbildgebung des Herzens zu haben.

8.7 Echozeit und T2-Kontrast in schnellen Sequenzen

Bei den konventionellen SE- und GRE-Sequenzen wird nur ein Echo pro Anregung erzeugt. Schlussendlich haben alle Echos, die für den Bildaufbau gemessen wurden, dieselbe Echozeit und somit die identisch starke T2-Gewichtung. Ein solches Bild hat deshalb eine genau definierte T2-Gewichtung.

Bei den schnellen Techniken FSE und EPI ist das anders. Mit jeder Anregung werden ja mehrere Echos erzeugt, die unterschiedliche Echozeiten und deshalb verschieden starke T2-Gewichtungen haben. In einem solchen Bild kommen also *mehrere T2-Gewichtungen* vor. Darum bestimmen wir eines dieser Echos als dasjenige, das hauptsächlich den T2-Kontrast beeinflussen soll (das dritte von vier Echos in ◘ Abb. 8.2). Seine Echozeit nennen wir *effektive Echozeit* (effektives TE), müssen uns aber immer bewusst sein, dass der T2-Kontrast nicht ausschließlich von dieser, sondern auch noch von anderen Parametern bestimmt wird.

Technisch erreichen wir dies, indem wir die Messung so planen, dass das gewünschte Echo in der Mitte des K-Raums (▶ Kap. 4) zu liegen kommt. Die dort gespeicherten Daten beeinflussen nämlich den Bildkontrast am stärksten.

8.8 Propellertechnik

Trotz schnellen Sequenzen und verkürzter Aufnahmezeit können Bewegungsartefakte die Beurteilung von MR-Aufnahmen erschweren. Mittels der Propeller- oder Blade-Technik können Bewegungsartefakte deutlich reduziert werden.

Die Propellersequenz basiert auf einer alternativen Ortskodierung im K-Raum. Üblicherweise werden alle Signalechos für ein Bild entlang paralleler Linien gemessen, welche im ganzen K-Rohdatenraum senkrecht auf die Phasenkodierrichtung treffen. Kommt es bei der Datenakquisition von den zentralen K-Linien zu Bewegungen, so wird das gesamte rekonstruierte Bild unscharf. Bei der Propellersequenz wird der K-Raum mittels rotierender, teilweise auch überlappender Datenakquisition erfasst. Dabei rotiert jeweils ein Satz von parallelen K-Linien („blades") um das Zentrum des K-Raums. Jedes „blade" repräsentiert damit auch das K-Raum-Zentrum. Bewegung, die zwischen den einzelnen „blades" stattfindet, wird detektiert und inhärent zur Bewegungskorrektur genutzt. Nach Abschluss der Datenakquisition können hochaufgelöste und bewegungskorrigierte Bilder rekonstruiert werden.

Ursprünglich wurde Propellertechnik nur in Kombination mit T2-gewichteten FSE-Sequenzen angewendet. Heute kann die Technik auch in Kombination mit FLAIR- und T1-gewichteten SE- oder GRE-Sequenzen eingesetzt werden. Eine weitere Anwendung der Propellertechnik findet sich in der Diffusionsbildgebung und stellt hier eine Alternative zur Diffusionsbildgebung mit EPI dar. Verglichen mit der auf EPI-Sequenzen basierenden Diffusionsbildgebung hat die Propeller-Diffusionsbildgebung den Vorteil, dass sie weniger anfällig auf geometrische Verzerrung und Suszeptibilitätsartefakte ist. Diesen Vorteilen stehen die Nachteile von geringerem SNR und langer Aufnahmezeit gegenüber.

8.9 Suszeptibilitätsgewichtete Bildgebung

Bei der Suszeptibilitätsgewichteten Bildgebung („susceptibility-weighted imaging", SWI) werden kleinste Suszeptibilitätsunterschiede zwischen den Geweben zur Bildgebung ausgenutzt.

Sequenzen zur SWI-Bildgebung basieren auf einer schnellen 3D-GRE-Sequenz mit hoher örtlicher Auflösung. Wenn bei der SWI die Echozeiten lang genug gewählt werden, weisen Läsionen oder Strukturen, welche sich bezüglich ihrer magnetischen Suszeptibilität vom umgebenden Gewebe unterscheiden, eine Phasendifferenz auf und werden mit geringerer Signalintensität dargestellt.

Im Gegensatz zu konventionellen MR-Bildern, wo in der Regel nur die sogenannten Magnitudenbilder rekonstruiert und angezeigt werden, wird bei der SWI-Bildgebung auch die Phaseninformation des MR-Signals genutzt. Die Phasenbilder werden gefiltert, um kleinste Phasenänderungen im Zusammenhang mit Suzeptibilitätsunterschieden hervorzuheben und mit den Magnitudenbildern zu multiplizieren. Mehrere solcher Magnituden- und Phasenbilder können zu minimalen Intensitätsprojektionen („minimal intensity projection", minIP) zusammengefasst werden.

Die SWI-Bildgebung wird vor allem bei neuroradiologischen MR-Untersuchungen eingesetzt. Sie eignet sich zum Nachweis von Blutungen und Mikroblutungen sowie zur Detektion von kleinen Gefäßtumoren im Hirnparenchym (z. B. Kavernome, Angiome, Teleangiektasien). Daneben wird die SWI-Bildgebung zur Darstellung der venösen Hirnleiter und Sinusvenenthrombosen angewendet. Da die Suszeptibilitätsunterschiede grundsätzlich bei Hochfeldmagnetresonanztomographie stärker ausgeprägt sind, eignen sich die SWI-Techniken insbesondere für die 3-T-MRT und die Bildgebung bei noch größeren Magnetfeldstärken.

Techniken zur Fettsuppression

Dominik Weishaupt

D. Weishaupt, V. D. Köchli, B. Marincek, *Wie funktioniert MRI?*,
DOI 10.1007/978-3-642-41616-3_9, © Springer-Verlag Berlin Heidelberg 2014

In der klinischen MR-Bildgebung stehen folgende Techniken zur Unterdrückung des Fettsignals zur Verfügung:

- Fettsuppression durch Nutzen der chemischen Verschiebung zwischen Wasser und Fett
- Frequenzselektive Fettsuppression
- T1-abhängige Fettsuppression („short-time inversion recovery", STIR)
- Inversionstechnik zur Unterdrückung des Fettsignals („spectral presaturation with inversion recovery", SPIR)

9.1   Frequenzselektive Fettsuppression

Da Wasser und Fett eine unterschiedliche Resonanzfrequenz haben, ist es möglich, selektiv den spektralen „peak" von Wasser oder Fett mit einem frequenzselektiven HF-Impuls zu sättigen. In diesem Fall wird zu Beginn der Pulssequenz ein HF-Puls eingestrahlt, welcher das Fett sättigt. Bei „echten Sättigungsmethoden", wird ein HF-Puls eingestrahlt, nachdem durch die Kalibration der spektrale Fett-Peak exakt bestimmt wurde. In der klinischen Routine hat sich die Technik des „spoiling" zur Fettsuppression durchgesetzt. Beim „spoiling" wird ein kurzer, frequenzselektiver RF-Puls eingestrahlt, welcher die Magnetisierung der Protonen im Fett in die transversale Ebene legt. Während der transversalen Magnetisierungsphase des Fetts wird ein Gradient eingeschaltet („Spoiler-Gradient"), welcher die transversale Magnetisierung zerstört. Zurück bleibt nur noch die longitudinale Magnetsierung des Wassers (◘ Abb. 9.1 und ◘ Abb. 9.2). Bei gewissen gespoilten 3D-GRE-Sequenzen wie z. B. der LAVA-Sequenz („liver acquisition with volume acquisition") werden mehrmals, d. h. vor jedem Phasenkodierschritt in Schichtrichtung, ein frequenzselektiver HF-Impuls zur Fettsuppression eingestrahlt. Dies ermöglicht eine sehr homogene Fettsättigung.

9.2   Nutzen der chemischen Verschiebung zwischen Wasser und Fett

Wie in den vorhergehenden Kapiteln besprochen, besteht eine leicht unterschiedliche Resonanzfrequenz für gleichartige Atomkerne, die in unterschiedlichen Molekülen oder Molekülorten gebunden sind. Die Tatsache, dass die Resonanzfrequenz von Protonen von der molekularen Umgebung abhängt, wird als *chemische Verschiebung* („chemical shift") bezeichnet. Die chemische Verschiebung zwischen Protonen (Einheit Hz) ist proportional zur Stärke des Magnetfelds, in dem sie sich befinden. Die Differenz der Resonanzfrequenz der Protonen wird auch in „parts per million" (ppm) ausgedrückt. Die Einheit ppm ist unabhängig von der Magnetfeldstärke.

Im klinischen Alltag hat die chemische Verschiebung zwischen Protonen in Wasser- und Methylenprotonen, welche in langkettigen Fettsäureketten (z. B. Triglyzeride) gebunden sind die größte Bedeutung. Der Frequenzunterschied zwischen der Resonanz der Wasserprotonen und der Methylenprotonen der Fettsäureketten beträgt 225 Hz oder 3,5 ppm bei einer äußeren Feldstärke von 1,5 T (◘ Abb. 9.2). Wenn die Protonen im Wasser und diejenigen in Fett im selben Voxel sind, dann wird sich der Unterschied in der Präzessionsfrequenz als Phasendifferenz zwischen den Protonen in Fett und Wasser äußern, nachdem beide Protonen in die XY-Ebene ausgelenkt wurden bzw. die transversale Relaxation erreicht haben. Da die Protonen in Wasser eine höhere Resonanzfrequenz als die Protonen in Fett haben, wird die Phase für Wasserprotonen größer als diejenige von Protonen in Fett sein. Am Zeitpunkt 0 (Beginn der transversalen Relaxation) sind

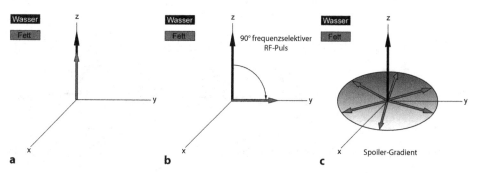

Abb. 9.1a–c Frequenzselektive Fettsuppression. **a** Ein für Fett frequenzselektiver 90°-RF-Puls wird eingestrahlt und klappt den Magnetisierungsvektor von Fett in die transversale Ebene (**b**). Die Fett-Spins beginnen zu dephasieren, wobei die Dephasierung durch einen Spoiler-Gradient beschleunigt wird und somit am Ende nur noch die Längsmagnetisierung des Wassers übrig bleibt (**c**)

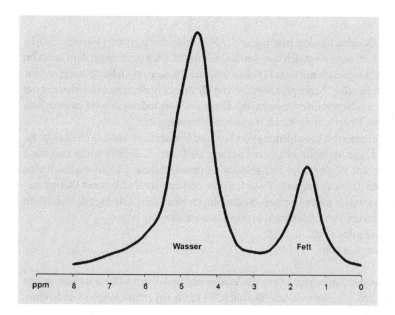

Abb. 9.2 Ursache des chemischen Verschiebung zwischen Fett und Wasser: Die Resonanzfrequenzen von Protonen in Wasser und Fett liegen bei 1,5 T 220 Hz oder 3,5 ppm auseinander

die Protonen in Wasser und Fett in Phase („in-phase"). Im Laufe der Zeit geraten sie außer Phase („opposed phase" oder „out-of-phase") wird. Bei einer Magnetfeldstärke von 1,5 T sind 2,2 ms nach der Anregung (Echozeit) die Phasen von Wasser- und Fettprotonen um 180° entgegengesetzt („opposed phase" oder „out-of-phase"). Nach einer Echozeit von 4,4 ms ist die Phasendifferenz wieder 0, d. h. die beiden Protonen sind wieder in Phase („in phase"). Nach weiteren 2,2 ms sind die Protonen wieder „out-of-phase" usw. Auf das MR-Bild bezogen bedeutet dies, dass die transversale Magnetisierung bei In-phase-Bedingungen sich die Wasser- und Fettmagnetisierung addieren und zu einem starken Signal beitragen, während sich in der Out-of-phase-Situation die transversale Magnetisierung von Wasser und Fett in einem Voxel subtrahieren (**Abb. 9.3**). Dies gilt natürlich nur, wenn sich die Fett- und Wasserprotonen im selben Voxel befinden. Dieser

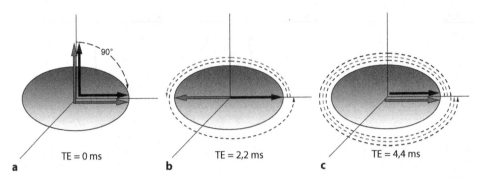

a TE = 0 ms   **b** TE = 2,2 ms   **c** TE = 4,4 ms

■ **Abb. 9.3a–c** Phasendifferenz von Fett (*grauer Pfeil*) und Wasser (*schwarzer Pfeil*) in Abhängigkeit von der Echozeit (TE). Die TE-Werte gelten für ein 1,5-T-MR-System. **a** TE=0 ms **b** Vektoren der Transversalmagnetisierung von Fett und Wasser sind bei TE=2,2 ms: entgegengesetzt oder außer Phase, woraus ein schwaches MR-Signal resultiert. **c** TE=4,4 ms: die Transversalmagnetisierung von Wasser und Fett ist in Phase, was sich in einer Summation des Signals ausdrückt

Sachverhalt kann zur Gewebecharakterisierung in der MR-Bildgebung genutzt werden: Enthält z. B. eine Organläsion Fett, dann zeigt sich dies durch einen Abfall des Binnensignal der Läsion im Out-of-phase-MR-Bild verglichen mit dem MR-Bild in Phase. Diese Art von Bildgebung, welche auch als *„chemical shift imaging"* bezeichnet wird, ist von klinischer Bedeutung beispielsweise bei der Charakterisierung von Nebennierenläsionen, bei denen das Vorhandensein von Fett innerhalb der Läsion ein wichtiges Kriterium für deren Dignitätsbestimmung ist.

Die beschriebene chemische Verschiebung von Fett und Wasser kann auch zur Fettsuppression benutzt werden. Diese Methode ist in der Literatur als *Dixon-Technik* bekannt und kann dazu benutzt werden, um Wasser oder Fett selektiv zu unterdrücken. Dixon beschrieb eine Technik, wo zwei Bilddatensätze akquiriert wurden: ein Bilddatensatz wird unter Out-phase-Bedingungen und ein zweiter unter In-phase-Bedingungen akquiriert. Die Signalintensitäten dieser beiden unterschiedlichen Bilder kann beschrieben werden als:

— ■ Abb. 9.3b: Wasser minus Fett
— ■ Abb. 9.3c: Wasser plus Fett

Durch Addition der beiden Aufnahmen kann ein Wasserbild und durch Subtraktion der ersten Aufnahme (■ Abb. 9.3b) von der zweiten (■ Abb. 9.3c) kann ein reines Wasser- und reines Fettbild rekonstruiert werden.

Eine modifizierte Dixon-Technik zur Fettsuppression ist die IDEAL-Technik („iterative decomposition of water and fat with echo asymmetry and least-squares estimation"). Die Anwendung von IDEAL führt zu einer sehr homogenen Fettsuppression in allen Körperregionen bei gleichzeitigem Erhalt des SNR und der Bildqualität.

9.3   Short-Time-Inversion-Recovery-Sequenzen

STIR(„short-time inversion recovery")-Sequenzen sind zur Unterdrückung des Fettsignals sehr geeignet und bieten bei allen Feldstärken eine zuverlässige Fettsuppression. Vor allem bei Niederfeld-Geräten wird die STIR-Sequenz oft zur Erzeugung von fettsupprimierten Bildern eingesetzt. STIR-Sequenzen zur Fettsuppression werden auch überall dort eingesetzt, wo mittels frequenzselektiver Fettsuppression keine verlässliche Fettunterdrückung erreicht werden kann. Die Basisphysik der STIR-Sequenz ist weiter vorne exakt beschrieben (▶ Abschn. 7.5).

9.4 Spectral-Presaturation-with-Inversion-Recovery-Sequenz

SPIR ist ähnlich STIR eine Inversionstechnik zur Unterdrückung des Fettsignals. Im Gegensatz zur STIR("spectral presaturation with inversion recovery")-Sequenz, welche mit einem 180°-Sättigungspuls beginnt, ist der initiale Puls bei SPIR exakt ein auf den Fett-Peak abgestimmter frequenzselektiver Puls. Ein wichtiger Punkt ist die Tatsache, dass SPIR keine eigene Pulssequenz ist. SPIR ist vielmehr ein Zusatz, welcher Pulssequenzen vorangestellt werden kann. Typischerweise wird SPIR mit einer T1-gewichteten Sequenz kombiniert, um fettsupprimierte MR-Bilder zu erhalten.

Parallele Bildgebung

Klaas Prüßmann

D. Weishaupt, V. D. Köchli, B. Marincek, *Wie funktioniert MRI?*,
DOI 10.1007/978-3-642-41616-3_10, © Springer-Verlag Berlin Heidelberg 2014

10.1 Hintergrund

In den bereits vorgestellten schnellen Pulssequenzen werden die notwendigen Phasenkodierschritte in schnellerer Folge ausgeführt als in den elementaren Sequenzen. Auf diese Weise werden wesentlich kürzere Aufnahmezeiten erreicht als mit konventioneller Technik. Allerdings hat die Beschleunigung der Datenakquisition Grenzen. Die Geschwindigkeit aller schnellen Sequenzen hängt unter anderem entscheidend von Stärke und Schaltrate der Frequenz- und Phasenkodiergradienten ab. Zu schnelles Schalten starker Gradienten erzeugt übermäßig starke elektrische Wirbelfelder im Gewebe, welche ihrerseits zur Stimulation peripherer Nervenzellen führen können. Dadurch sind dem Einsatz immer schnellerer Gradientensysteme physiologische Grenzen gesetzt.

Als weiterer kritischer Faktor kommt die Erwärmung des Gewebes durch die HF-Anregungspulse hinzu (spezifische Absorptionsrate, „specific absorption rate", SAR). Im Interesse der Patientensicherheit ist die absorbierte Energie pro Zeiteinheit durch Grenzwerte limitiert. Auch diese Grenzwerte können bei der Verwendung großer Pulswinkel die Akquisitionsgeschwindigkeit einschränken.

10.2 Prinzip der parallelen Bildgebung

Angesichts dieser Limitationen ist die parallele Bildgebung eine interessante methodische Ergänzung. Sie basiert auf der gleichzeitigen Signaldetektion mit mehreren Empfangsspulen, die meist nebeneinander und nah an der Körperoberfläche platziert werden. Mit einem solchen sogenannten Spulenarray lässt sich ein weiterer Geschwindigkeitsgewinn erzielen, dies allerdings auf grundlegend andere Weise als mit den schnellen Sequenzen. In parallelen Methoden wird nicht die Abfolge der Phasenkodierschritte weiter beschleunigt, sondern stattdessen deren Anzahl reduziert. Die gewünschte Zeitersparnis wird damit ohne höhere Schaltraten der Gradienten und ohne gesteigerte Gewebserwärmung erreicht.

Die Reduktion der Phasenkodierung erfolgt konkret durch die Vergrößerung des Abstands der Kodierschritte im K-Raum. Wird der Abstand beispielsweise verdoppelt, so wird die maximale Phasenkodierung mit nur der Hälfte der Schritte und damit in der Hälfte der Zeit erreicht. In der rein gradientenbasierten Bildgebung führt eine solch reduzierte Akquisition zur Verkleinerung des FOV in Richtung der Phasenkodierung (◘ Abb. 10.1). Überstehende Bildanteile erscheinen dabei am gegenüberliegenden Bildrand als Faltungsartefakte.

Bei der Vermeidung der Faltungsartefakte spielt nun die parallele Detektion die entscheidende Rolle. Von jedem Element des Spulenarrays erhält man ein separates Bild mit reduziertem FOV. In diesen Einzelbildern sind durch die Faltung verschiedene Bildanteile überlagert und dadurch nicht unterscheidbar. Allerdings geschieht die Überlagerung mit verschiedenen Gewichtungen, die von der räumlichen Empfindlichkeit des jeweiligen Spulenelements abhängen. In ◘ Abb. 10.1 ist z. B. die vordere Spule empfindlicher für das Gesicht, während die hintere vor allem den Hinterkopf abbildet. Dank dieser verschiedenen Perspektiven ist es möglich, die überlagerten Bildanteile mathematisch zu trennen und so ein faltungsfreies Bild im ganzen FOV zu rekonstruieren. Für die hierzu notwendige Signalverarbeitung gibt es verschiedene Formalismen, wie SENSE („sensitivity encoding"), GRAPPA („generalized autocalibrating partially parallel acquisition") und ARC („autocalibrating reconstruction for cartesian imaging"), die jedoch in der Regel zu ähnlichen Ergebnissen führen. Im Unterschied zur konventionellen MRI mit reiner Fourier-Rekonstruktion führt die besondere Mathematik der parallelen Bildgebung

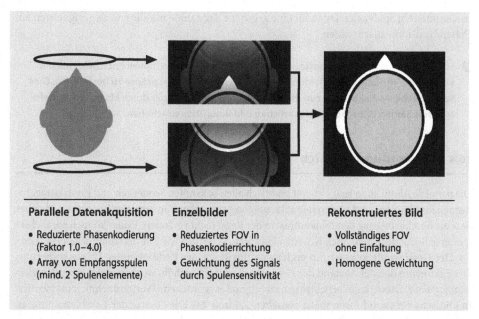

Parallele Datenakquisition	Einzelbilder	Rekonstruiertes Bild
• Reduzierte Phasenkodierung (Faktor 1.0–4.0)	• Reduziertes FOV in Phasenkodierrichtung	• Vollständiges FOV ohne Einfaltung
• Array von Empfangsspulen (mind. 2 Spulenelemente)	• Gewichtung des Signals durch Spulensensitivität	• Homogene Gewichtung

◗ **Abb. 10.1** Detektion des MR-Signals mittels paralleler Bildgebung mit mehreren Empfangsspulen gleichzeitig: Diese erlaubt es, die Schrittweite der Phasenkodierung zu erhöhen und so die Akquisition insgesamt zu beschleunigen. In Einzelspulenbildern führt die reduzierte Akquisition zur FOV-Einschränkung und typischen Einfaltung überstehender Bildanteile. Durch Kombination der Einzelbilder kann jedoch ein vollständiges Bild ohne Faltungsartefakte rekonstruiert werden

dazu, dass die Stärke des Rauschens im Bild variiert. Dies ist bei der radiologischen Analyse der Bilder und insbesondere bei der Bestimmung des Signal-zu-Rausch-Verhältnisses („signal-to-noise ratio", SNR) zu berücksichtigen.

10.3 Besondere Anforderungen

Für die parallele Bildgebung benötigt man auf der Geräteseite in erster Linie ein geeignetes Array von Empfangsspulen. Sie sollten nah an den abzubildenden Strukturen platziert werden und diese vorzugsweise umgeben, um möglichst verschiedene Perspektiven zu erhalten. Wichtig ist daneben, dass sich die Empfindlichkeitsprofile der Arrayelemente während einer Untersuchung nicht erheblich verändern. Um diese Anforderungen zu erfüllen, werden meist starre Anordnungen verwendet, die spezifisch für einzelne Körperteile optimiert sind, wie für Kopf, Schulter, Wirbelsäule, Handgelenk oder Knie. Für die parallele Bildgebung von Thorax und Abdomen werden auch flexible Arrays verwendet, die sich am Patienten individuell fixieren lassen.

Die Zahl der Spulenelemente variiert je nach Anwendung typischerweise zwischen zwei und 32, wobei eine größere Elementanzahl grundsätzlich ein höheres SNR liefert und stärkere Beschleunigungen erlaubt. Im Forschungsbereich wird derzeit mit Arrays von bis zu 128 Elementen experimentiert. Für den Betrieb des Spulenarrays benötigt man schließlich eine entsprechende Anzahl unabhängiger Empfangskanäle am MR-Gerät. Um die Zahl der benötigten Kanäle zu begrenzen, bieten einige Geräte die Möglichkeit, aus einer großen Zahl von montierten Spulenelementen für eine gegebene Aufnahme nur die jeweils geeignetsten zur Datenakquisition auszuwählen.

> ❯ Für die zuverlässige Bildrekonstruktion ist es bei parallelen Techniken entscheidend, die kodierende Wirkung der individuellen Empfangssensitivitäten präzise zu bestimmen. Dies kann durch eine Kalibration zum Beginn der Untersuchung oder durch eingebettete Referenzmessungen während der eigentlichen Bildakquisition geschehen.

10.4 Anwendungsbereich

Die parallele Akquisition lässt sich mit praktisch allen bekannten Sequenzen und Kontrastmechanismen kombinieren und zu deren Beschleunigung einsetzen. Von zentraler Bedeutung ist dabei, dass die Beschleunigung den Bildkontrast in der Regel nicht verändert. Daher können parallel akquirierte Bilder nach denselben Kriterien interpretiert werden wie ihre herkömmlichen Pendants.

Der Geschwindigkeitsgewinn ergibt sich direkt aus der Reduktion der Phasenkodierung. Der Faktor, um den der Abstand der Phasenkodierschritte erhöht wird, ist gleich dem *Beschleunigungsfaktor*. Dieser kann beliebige ganzzahlige oder gebrochene Werte annehmen und variiert in klinischen Anwendungen meist zwischen 2,0 und 4,0. Die Grenze der Beschleunigung ist mathematischer Natur und trägt der Tatsache Rechnung, dass die Verschiedenheit der Empfindlichkeitsprofile im Gewebe limitiert ist. Eine Ausnahme bilden 3D-Verfahren, die mit zwei Phasenkodierrichtungen mehr Spielraum für die Beschleunigung bieten. Zu hohe Beschleunigungsfaktoren äußern sich generell in geringem SNR mit lokal überhöhtem Rauschen oder Faltungsartefakten.

Auf kommerziellen MR-Geräten werden parallele Methoden derzeit unter den Bezeichnungen SENSE, IPAT („integrated parallel acquisition technique"), ASSET („array spatial sensitivity encoding technique"), ARC und SPEEDER (Handelsname des Programms der Firma Toshiba) angeboten und in der klinischen Bildgebung vielseitig eingesetzt. Eine erste Klasse von Anwendungen bilden Aufnahmen, in denen besonders große Mengen an Bildinformation (hohe Auflösung, viele Schichten, 3D) in akzeptabler Zeit gewonnen werden müssen. Dies trifft auf viele anatomische und insbesondere angiographische Untersuchungen zu. Einsatzgebiete der Parallelisierung sind:

- Verkürzung des Atemstillstands für Patienten,
- Erhöhung der zeitlichen Auflösung beispielsweise der Herzbewegung oder einer Kontrastmittelpassage,
- Unterdrückung von Bildfehlern.

Die Reduktion der Aufnahmedauer verringert generell die Gefahr von Bewegungsartefakten. In Sequenzen mit langen Akquisitionsintervallen kann außerdem durch die ETL-Verkürzung der Einfluss diverser Fehlerquellen reduziert werden. Dies gilt besonders für die echoplanare Bildgebung („echoplanar imgaging", EPI), bei der Inhomogenitäten des statischen Magnetfelds und Relaxation während der Akquisition häufig zu erheblichen Artefakten und Verlust an Auflösung führen. Als wirksame Abhilfe gegen diese Probleme hat sich die Parallelisierung speziell in der Diffusionsbildgebung etabliert. Durch besonders schnelles Umschalten der Gradientenfelder ist EPI außerdem eine der lautesten gebräuchlichen Sequenzen. Bei Bedarf bietet sich die parallele Akquisition hier alternativ als Mittel zur Lärmreduktion an. Denn durch die ETL-Verkürzung bei gleichbleibender Dauer kann die Schaltrate der Gradienten reduziert werden.

Generell sollte der Einsatz einer parallelen Methode immer dann in Betracht gezogen werden, wenn eines der vorgenannten Motive vorliegt. Eine weitere Bedingung ist allerdings, dass die geplante Sequenz eine gewisse SNR-Reserve aufweist. Diese ist notwendig, weil die Reduktion der Akquisitionsdauer mit Ausnahme weniger spezieller Situationen einen SNR-Verlust mit sich bringt.

Kardiovaskuläre Bildgebung

Daniel Nanz

D. Weishaupt, V. D. Köchli, B. Marincek, *Wie funktioniert MRI?*,
DOI 10.1007/978-3-642-41616-3_11, © Springer-Verlag Berlin Heidelberg 2014

Das Blutkreislauf-System kann mittels Magnetresonanztomographie auf unterschiedlichen Ebenen untersucht werden. *Gefäße* lassen sich direkt abbilden (MR-Angiographie, MRA) und im Hinblick auf anatomische Besonderheiten, Verengungen, Ausweitungen oder Dissektionen untersuchen. Dieses Gebiet ist durch die Einführung von Kontrastmitteln stark beeinflusst worden, welche auch zeitaufgelöste Techniken einfacher gemacht haben. Die Magnetresonanz kann nicht nur das Blut in den Gefäßen abbilden, sondern auch Gefäßwände und ihre pathologischen Veränderungen darstellen.

Blutgefäße und Kapillaren mit Durchmessern deutlich <1 mm können normalerweise nicht direkt abgebildet werden. Es ist jedoch möglich, das Signal eines Gewebes vom Grad seiner Durchblutung abhängig zu machen und so relative regionale Unterschiede der *Organperfusion* direkt sichtbar zu machen.

Im Hirn lässt sich eine durch „Hirnaktivität" verursachte Veränderung der *Sauerstoffsättigung* des Kapillarblutes mit der funktionellen MR-Tomographie (fMRI) indirekt beobachten.

Die MR-Bildgebung am Herzen zeichnet sich durch einige Besonderheiten aus. Mit einer Kombination mehrerer MR-Aufnahmen des *Herzmuskels* können breitgefächerte klinische Fragestellungen beantwortet werden.

11.1 Angiographie

Mit einer MR-Angiographie (MRA) versucht man, Gefäße direkt abzubilden und im Hinblick auf anatomische Besonderheiten, Verengungen, Ausweitungen oder Dissektionen zu untersuchen. Die Magnetresonanz kann das Blut in Arterien, Venen und Herzkammern, aber auch Gefäßwände und ihre pathologischen Veränderungen abbilden. Häufig ist der arterielle Gefäßbaum von Interesse und man versucht, ihn selektiv, unter Unterdrückung von Signal aus Venen und Geweben, darzustellen (Arteriographie). Die MR-Angiographie ist durch die Einführung von Kontrastmitteln stark beeinflusst worden, welche auch zeitaufgelöste Untersuchungen vereinfacht haben.

Angiographische Techniken sind dafür optimiert, das Blut und seine Umgebung mit möglichst unterschiedlichen Signalstärken abzubilden. Fünf der vorgestellten Techniken (Time-of-Flight-, Phasenkontrast-, Volumeneinstrom- und Herzphasen-Differenz-MRA, sowie Black-Blood-MRA) gelingt das, wenn sich das Blut schneller als dessen Umgebung bewegt. Die kontrastmittelunterstützte MRA bildet dagegen Körperregionen hell ab, in denen ein Kontrastmittel die Relaxationszeit der Wasser-Längsmagnetisierung auf Werte <100 ms verkürzt. Kurz nach einer direkten Injektion in das venöse Gefäßsystem ist dies nur in den Blutgefäßen der Fall.

11.1.1 Blutdarstellung mit positivem Kontrast

In der klinischen Routine werden MRA-Techniken, die das Blut hell abbilden, am häufigsten eingesetzt (Bright-Blood-Techniken). Beispiele werden in den nachfolgenden Kapiteln (▶ Abschn. 11.1.2 bis ▶ 11.1.7) kurz vorgestellt. Positiv kontrastierte Gefäße sind einfacher zu erkennen. Bei der elektronischen Nachverarbeitung können sie zudem mit weniger Aufwand auf Projektionen durch den Datensatz gut sichtbar gemacht werden. Es ist jedoch ein gemeinsamer Nachteil dieser Methoden, dass turbulent fließendes Blut meist kein Signal liefert und deshalb vom Hintergrund nicht kontrastiert dargestellt wird. Davon sind häufig auch wichtige

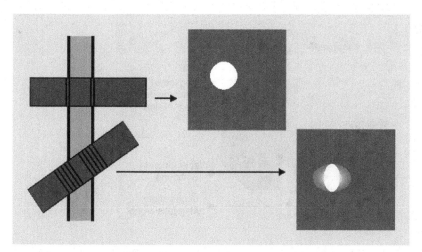

◘ Abb. 11.1 Partialvolumeneffekte beim Kippen der Abbildungsschicht aus der senkrecht auf der Gefäßlängsachse stehenden Ebene. Der Gefäßdurchmesser scheint in der Abbildung der gekippten Ebene verkleinert

Gefäßabschnitte betroffen, wie z. B. Verzweigungen oder Ausflussbereiche von Verengungen. Das Problem kann im Allgemeinen nur dadurch gemildert werden, dass die Echozeit so kurz wie möglich gehalten wird.

Die angiographischen Verfahren können zwei(2D)- wie auch dreidimensionale (3D-) Datensätze liefern, wobei auch 2D-Bilder in der Nachverarbeitung zu 3D-Volumina kombiniert werden können. 3D-Aufnahmen haben im Allgemeinen den Vorteil, dass dünnere Schichten ohne Schichtabstand abgebildet werden können. Sie können auch in der Nachverarbeitung mit guter Auflösung aus allen Richtungen betrachtet und neu formatiert werden. Bei 2D-Aufnahmen werden die Schichten vorzugsweise senkrecht zur Flussrichtung der interessierenden Gefäße gelegt und der Reihe nach entgegen der Flussrichtung gemessen. So können unerwünschte Sättigungs- und Partialvolumeneffekte minimiert werden (◘ Abb. 11.1).

11.1.2 Time-of-Flight-Angiographie

Die TOF-MR-Angiographie stellt Blut hell dar, das schnell durch die Abbildungsebene hindurch fließt. Schwerpunktmäßig wird sie heute mit axialer Schichtführung für die Darstellung der Gefäßsysteme in Hals und Kopf eingesetzt (z. B. für die Karotiden und den Circulus arteriosus Willisii). Sie bleibt aber für Gefäße in allen Körperregionen eine Option.

Der Ausdruck „time of flight" ist wahrscheinlich von einer Massenspektroskopietechnik übernommen worden, bei der Molekülfragmente mit unterschiedlichen Massen, aufgrund unterschiedlich langer Flugzeiten durch eine Vakuumröhre, voneinander getrennt werden. In der TOF-MRA sind es die Spins der Wassermoleküle, die sich im Blut durch die Gefäße bewegen. Ein Gefäß wird dann hell abgebildet, wenn kontinuierlich Spins in der Abbildungsebene durch neu hereinfließende „frische" Spins ersetzt werden (In-Flow- oder Einstromeffekt; ◘ Abb. 11.2).

TOF-MRA-Sequenzen sind Gradientenechosequenzen mit kurzen Repetitions- (etwa <50 ms) und möglichst kurzen Echozeiten. Die Pulswinkel variieren von etwa 20–40° in 3D-Aufnahmen bis zu 90° in 2D-Aufnahmen. Die Magnetisierung von Spins, die unbewegt im abgebildeten Volumen ruhen, wird durch die in rascher Folge eingestrahlten Anregungspulse

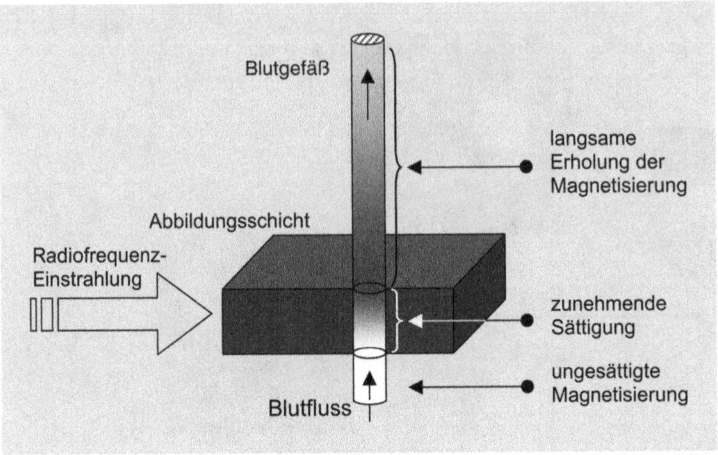

Abb. 11.2 Prinzip der TOF-MR-Angiographie: Die Graustufen reflektieren die Intensität der Längsmagnetisierung

stark gesättigt (◘ Abb. 3.3 und ◘ 3.4). Sie erzeugt nur ein sehr kleines Signal und stationäres Gewebe erscheint im MR-Bild dunkel. Die Magnetisierung von Spins, die mit dem Blut in die Abbildungsebene hineinfließen, ist dagegen noch nicht durch die Anregungspulse beeinträchtigt worden. Sie ist maximal groß und entspricht der Gleichgewichtsmagnetisierung. Nach der Auslenkung durch einen Puls im Abbildungsvolumen erzeugt sie ein entsprechend großes Signal.

Wenn die frisch zugeströmten Spins das Abbildungsvolumen nicht innerhalb einer TR-Periode wieder verlassen, wird ihre Magnetisierung durch nachfolgende Pulse ebenfalls weiter abgesättigt. Ihr MR-Signal wird immer kleiner und das Gefäß kontrastiert sich immer schlechter, je weiter sich beide vom Eintrittsort in die Abbildungsschicht entfernen. Das wird zum Problem, wenn sich das Blut lange im Abbildungsvolumen aufhält bei

— langsamem Fluss (Aneurysmen, falsche Lumen, Gefäßwandnähe, Gefäßmalformationen etc.),
— kurvigem Gefäßverlauf,
— der Messung von dicken Schichten (vor allem 3D-Aufnahmen).

Bis zu einem gewissen Grad kann der zunehmende Signalverlust durch eine allmähliche Vergrößerung des Pulswinkels kompensiert werden, den die Spins auf ihrem Weg durch das Abbildungsvolumen erfahren („tilted optimized non-saturating excitation", TONE). Die Aufnahme eines dickeren 3D-Volumens kann auch in die Aufnahme mehrerer dünnerer Subvolumina aufgeteilt werden („multiple overlapping thin slab acquisitions", MOTSA).

Ein maximaler In-Flow-Effekt wird bei der Aufnahme dünner 2D-Schichten senkrecht zur Flussrichtung eines Gefäßes erzielt. 2D-Aufnahmen können deshalb bei der Untersuchung von Gefäßen mit langsamem Fluss, z. B. im portalvenösen System, vorteilhaft sein.

Probleme mit der Sättigung der Magnetisierung können auch dann entstehen, wenn ein Gefäß nicht geradlinig verläuft, sondern aus der Abbildungsebene heraus- und danach wieder in sie hineinführt. Die Signalintensität in distalen Abschnitten kann dann stark reduziert sein.

Die Signalvergrößerung durch das einfließende Blut hängt nicht davon ab, von welcher Seite her der Einstrom in die Abbildungsschicht erfolgt. Deshalb können Venen in der TOF-MRA nicht ohne weiteres von Arterien unterschieden werden. Hier hilft eine regionale Vorsättigung, bei der die Magnetisierung in einer Schicht distal (Arteriographie) oder proximal (Phlebographie) zur

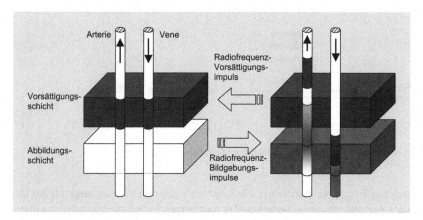

Abb. 11.3 Unterscheidung von Arterien und Venen in der TOF-MR-Angiographie. Nach dem Vorsättigen der Magnetisierung in einer der Abbildungsschicht benachbarten Region hängt die Signalintensität in einem Gefäß stärker von der Blutflussrichtung ab

Abbildungsschicht vor Beginn der Datenaufnahme vollständig abgesättigt wird. Blut, das aus der Vorsättigungsschicht in das Abbildungsvolumen einströmt, wird dunkel abgebildet (**Abb. 11.3**).

Die Unterdrückung des Signals von ruhendem Gewebe (z. B. weißer Hirnsubstanz) kann durch die Sättigung der Magnetisierung von mit Makromolekülen in Wechselwirkung tretenden, „gebundenen" Protonen (▶ Abschn. 3.6) verstärkt werden, was in den meisten Fällen die Kontrastierung der Gefäße verbessert. Auch eine Unterdrückung des Fettsignals kann nützlich sein.

In der Anwesenheit von moderaten Konzentrationen eines MRA-Kontrastmittels ist die Signalintensität der Gefäße höher, die Unterscheidung von Venen und Arterien wird jedoch erschwert.

Bei der Befundung von TOF-MRA-Daten gilt es zu bedenken, dass im Allgemeinen Gefäßdurchmesser unterschätzt und Stenosen tendenziell überschätzt werden, sowie, dass Gefäße mit langsamem Fluss oder kurvigem Verlauf schlecht kontrastiert sein können. Es kann umgekehrt aber auch Gewebe mit außergewöhnlich kurzen Relaxationszeiten, z. B. durch Methämoglobin in subakuten Hämatomen oder Thromben verursacht, unerwartet hell abgebildet werden. Zu den Pluspunkten der TOF-MR-Angiographie zählen deren Robustheit in der Routine und die effiziente Akquisitionszeit.

11.1.3 **Phasenkontrastangiographie**

Die Phasenkontrastangiographie („phase-contrast angiography", PCA) stellt Blut hell dar, das in die Richtung eines vom MR-Tomographen erzeugten Gradientenfeldes fließt. Sowohl die Richtung als auch die Stärke des Feldes können bei der Datenaufnahme variiert werden. Damit können die Flussrichtung und auch der Bereich der Flussgeschwindigkeiten definiert werden, für welche die Sequenz empfindlich ist. Für alle abgebildeten Voxel können gemittelte Flussgeschwindigkeiten quantitativ gemessen werden.

2D-Aufnahmen vor und hinter einer Stenose, z. B. durch eine Nierenarterie, senkrecht zur Gefäßlängsachse, erlauben eine Schätzung des Druckabfalls über die Verengung. Mit einer Messung durch die Stenose können zudem die maximale Strömungsgeschwindigkeit und die prozentuale Lumenverengung verifiziert werden.

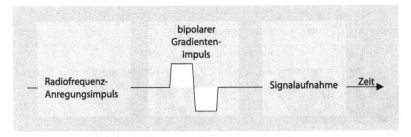

◻ Abb. 11.4 Schematische Darstellung einer Phasenkontrast-MRA-Sequenz

In einem anderen Beispiel kann mit einer 2D-Schichtführung durch die aufsteigende Aorta, nahe oberhalb der Aortenklappe, eine Verteilung der Ausflussgeschwindigkeiten des Blutes über den Aortenquerschnitt für „alle" (z. B. 20) Phasen des Herzschlags ermittelt werden. Dazu werden mehrere 2D-Phasenkontrastangiogramme in Synchronisation mit dem Herzrhythmus und in unterschiedlichen Herzphasen aufgenommen („CINE phase contrast imaging"). Solche Daten erlauben eine Schätzung des Herzschlagvolumens und des Herzminutenvolumens. Zudem könnte das Vorliegen einer Aortenklappeninsuffizienz diagnostiziert und das entsprechende Rückfluss- im Verhältnis zum Ausstoßvolumen quantifiziert werden. Aus dem Geschwindigkeitsprofil sind auch Informationen über die an den Gefäßwänden wirkenden Scherkräfte ableitbar.

3D-Phasenkontrastaufnahmen kommen hauptsächlich bei der Abbildung der Gefäße im Kopf zum Einsatz, wobei auch mit einer sagittalen Schichtführung sehr gute Resultate erhalten werden können.

Phasenkontrast-MRA-Sequenzen sind Gradientenechosequenzen mit Repetitionszeiten im Bereich von 10–20 ms und möglichst kurzen Echozeiten (etwa 5–10 ms). Die Sequenzen werden durch ein „bipolares Gradientenimpulspaar", das zeitlich zwischen der Hochfrequenzanregung und der Signalaufnahme angelegt wird, auf Flusseffekte empfindlich gemacht (◻ Abb. 11.4). Es bewirkt eine Veränderung der Signalphase von sich bewegenden Spins, während das Signal von stationären Spins unverändert ist (◻ Abb. 11.5).

Für Spins, die beide Hälften des Impulspaares am selben Ort erfahren, haben sie nur vernachlässigbare Auswirkungen. Durch den ersten Impuls wird zwar die Feldstärke, die sie erfahren, verändert. Ihre Larmorfrequenz ändert sich proportional und sie drehen sich unterschiedlich weit um das äußere Magnetfeld, je nachdem wo sie sich im Gradientenfeld befinden. Da die Spins während der zweiten Impulshälfte immer noch am selben Ort sind, erfahren sie eine Feldveränderung, deren Betrag genau gleich groß ist wie in der ersten Hälfte, deren Vorzeichen jedoch umgekehrt ist. Spins, die zuvor eine Feldverstärkung erfahren haben und in der Drehung um das Feld vorausgeeilt sind, erfahren jetzt eine gleich starke Feldabschwächung und verlieren ihren Vorsprung in der Drehbewegung wieder. Somit hat die Magnetisierung stationärer Spins nach dem Gradientenimpulspaar dieselbe Phasenlage, so als wären die Gradienten nicht angelegt worden.

Die Situation ist anders, wenn sich Spins verschieben. Wegen des Ortswechsels kann die Feldänderung, die sie während der zweiten Impulspaarhälfte erfahren, keine vollständige Kompensation der Phasenänderung aus der ersten Hälfte mehr bewirken. Die Phase der Magnetisierung bleibt um einen Betrag verändert, der von der Geschwindigkeit abhängt, mit der die Spins entlang der Gradientenrichtung vorankommen. Die Geschwindigkeit lässt sich bei Kenntnis des angelegten Gradientenimpulspaares aus der Phasenänderung berechnen.

Das Vorzeichen der Phasenänderung ist durch die Flussrichtung im Verhältnis zur Gradientenrichtung definiert. Wenn es für Arterien positiv ist (Phasenänderung von 0 bis +180°)

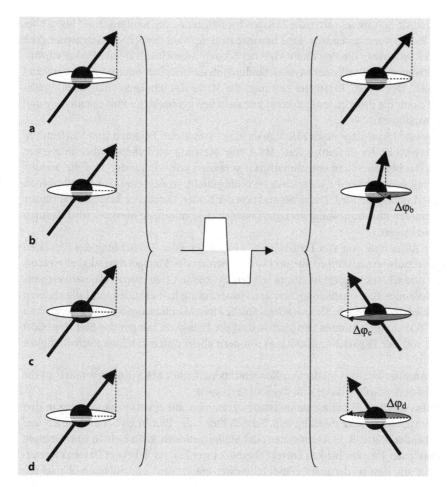

◻ Abb. 11.5a–d Durch ein bipolares Gradientenimpulspaar verursachte Phasenänderung von ruhenden Spins (**a**, $\Delta\varphi_a$=0), langsam entlang des Gradientenfeldes fließenden Spins (**b**, $\Delta\varphi_b$>0), schneller fließenden Spins (**c**, $\Delta\varphi_c$>$\Delta\varphi_b$), und schnell in die Gegenrichtung fließenden Spins (**d**, $\Delta\varphi_d$=−$\Delta\varphi_c$). In einem Phasenkontrast-Bild kodiert der Graustufenwert eines Pixels den gemittelten Differenzwinkel, $\Delta\varphi$, der im entsprechenden Voxel gemessen wird

und Arterien im MR-Bild hell dargestellt werden, ist es in Venen typischerweise negativ (0 bis −180°) und Venen werden dunkel abgebildet. Oder gerade umgekehrt.

Phasenwinkel zwischen −180° und +180° können ohne weitere Vorkehrungen korrekt den entsprechenden Flussgeschwindigkeiten zugeordnet werden. Wenn sich aber Spins so schnell bewegen, dass sie eine Phasenänderung größer als +180° (z. B. +200°) erfahren, dann wird diese vom Rechner als negative Phasenänderung von −160° interpretiert. Im Bild zeigt sich dies etwa daran, dass ein am Rand hell dargestelltes Gefäß im schnell fließenden Zentrum plötzlich ganz dunkel ist, oder umgekehrt. Dieses Phänomen wird in der Literatur als „phase wrap" oder „phase aliasing" bezeichnet. Es kann durch eine geeignete Wahl des VENC-Parameters („velocity encoding") bei der Messung vermieden werden.

Die VENC-Geschwindigkeit sollte auf einen Wert gesetzt werden, der etwas größer ist als die schnellste erwartete Flussgeschwindigkeit im Abbildungsvolumen. Dafür sind einige Vorkenntnisse erforderlich. So variieren arterielle Flussgeschwindigkeiten von wenigen cm•s^{-1} bis zu über 200 cm•s^{-1} in der Aorta ascendens. Eine bewusst zu tiefe Wahl der VENC-Geschwindigkeit kann sinnvoll sein, wenn die Empfindlichkeit der Sequenz hinsichtlich kleiner Flussgeschwindigkeiten erhöht werden soll, oder wenn Gefäßdurchmesser möglichst nur wenig unterschätzt werden sollen. Der VENC-Parameter bestimmt die Stärke des bipolaren Gradientenimpulspaares und damit die Proportionalitätskonstante zwischen beobachteter Phasenänderung und Flussgeschwindigkeit.

Die absolute Phasenlage eines MR-Signals hängt von vielen Faktoren und Störfaktoren ab. Deshalb wird in der Phasenkontrast-MRA eine Messung wiederholt, wobei im zweiten Durchgang das bipolare Gradientenimpulspaar verändert wird: Entweder wird die Impulsstärke auf null gesetzt oder ihr Vorzeichen wird umgedreht, so dass ein (+/−)-Impulspaar zu einem (−/+)-Impulspaar wird. Durch Subtraktion der beiden Datensätze kann ein konstanter Fehlbetrag in der Phasenmessung korrigiert werden. Die minimale Messzeit wird dadurch allerdings verlängert.

Mit der Aufnahme von vier Datensätzen, mit variierender Ausrichtung des bipolaren Gradientenimpulspaares, können die drei Komponenten des Flussgeschwindigkeitsvektors quantitativ und fehlerkorrigiert bestimmt werden. So können Datensätze rekonstruiert werden, die fließendes Blut unabhängig von der Flussrichtung hell abbilden, und die anderen Angiographiedatensätzen sehr ähnlich sehen. Solche Phasenkontrastangiogramme haben etwa gegenüber TOF-Angiogrammen den Vorteil, dass die Helligkeit, mit der das Blut abgebildet wird, nicht von der Flussrichtung abhängt, sondern allein durch die Flussgeschwindigkeit bestimmt ist.

In der Anwesenheit von moderaten Konzentrationen eines MRA-Kontrastmittels ist die Signalintensität der Gefäße höher und das SNR verbessert.

Die Aufnahme von 3D-Phasenkontrastangiogrammen mit einer Flusskodierung in drei Raumrichtungen kann zeitaufwändig sein. Schnell fließendes Blut in größeren Arterien und beinahe ruhendes Blut, z. B. in Aneurysmen oder Malformationen, kann nicht in einer einzigen Messung mit guter Empfindlichkeit korrekt abgebildet werden. Auch bei der Phasenkontrastangiographie gilt, dass tendenziell Gefäßdurchmesser unterschätzt und Stenosen überschätzt werden.

> ❯ **Zu den Pluspunkten der Phasenkontrastangiographie zählen die quantitative und örtlich aufgelöste Messung von Flussgeschwindigkeiten und Flussrichtungen, sowie die gute Unterdrückung des Signals stationärer Strukturen.**

Phasenkontrast-MRA-Messungen können besser als andere MRA-Techniken für kleine Flussgeschwindigkeiten oder Fluss innerhalb der Abbildungsschicht optimiert werden. Die quantitativen Daten, die die CINE-Phasenkontrastangiographie, mit zeitaufgelösten Geschwindigkeits- und Flussprofilen für verschiedene Phasen des Herzrhythmus liefert, können nicht mit anderen MR-Methoden gewonnen werden.

11.1.4 Volumeneinstromangiographie

Diese Technik sorgt mit geeigneten Sättigungsvorpulsen dafür, dass die Längsmagnetisierung in einem größeren dreidimensionalen Volumen zum Zeitpunkt der anschließenden Signalaufnahme möglichst klein ist. Das Volumen wird dann dunkel abgebildet mit Ausnahme von nicht vorgesättigtem Blut, das erst zwischen Vorsättigung und Signalaufnahme in das Abbildungsvolumen hineingeflossen ist. Mit einer zusätzlichen distalen Vorsättigung von venösem Blut lassen sich Angiographien aufnehmen, in denen sich Arterien auch ohne Bildsubtraktion mit gutem Kontrast hell abbilden.

Als Bildgebungssequenz (nach der Vorsättigung) kommt im Normalfall eine voll ausbalancierte 3D-SSFP-Gradientenechosequenz, seltener eine schnelle 3D-Spinechosequenz zum Einsatz.

Ein gutes Anwendungsbeispiel ist die Darstellung von Nierenarterien, bei Patienten und Patientinnen mit eingeschränkter Nierenfunktion, die möglichst nicht mit Kontrastmittel belastet werden sollten. Bei der graphischen Planung der Aufnahmen mit axialer Schichtführung muss darauf geachtet werden, dass die Oberkante des vorgesättigten Volumens nur knapp oberhalb des Nierenarterienabgangs aus der Aorta platziert wird. Wird das Volumen zu weit nach oben verschoben, muss nicht gesättigtes Blut bis zur Nierenarterie einen weiteren Weg zurücklegen, und wird deshalb schlechter kontrastiert.

Mit dieser Technik kann nur ein deutlich kleinerer Abschnitt des arteriellen Gefäßbaums abgebildet werden als mit einer entsprechenden Kontrastmittelaufnahme. Ein weiterer Nachteil ist die längere Messzeit, die unter anderem aus der Atemsynchronisation der Datenaufnahme resultiert. Die Bildqualität kann in Fällen mit unregelmäßiger Atmung stark kompromittiert sein. Es können aber gelegentlich sogar Verzweigungen einer Nierenarterie oder Oberpolarterien beobachtet werden, die in der kontrastmittelverstärkten Aufnahme nicht deutlich abgebildet sind.

11.1.5 Herzphasendifferenz-Angiographie

Diese Herzphasendifferenztechnik nutzt Unterschiede der Signalintensität von arteriellem Blut in systolischen und diastolischen Phasen des Herzzyklus' aus. Die Unterschiede werden vor allem in schnellen 3D-Spinechosequenzen deutlich, deren in der Flussrichtung des Blutes angelegte Gradienten verstärkt sind. Sie verursachen einen deutlichen Signalverlust von schnell fließenden Spins aufgrund von entsprechenden Phasenänderungen (▶ Abschn. 11.1.3; „flow spoiling"). In Phasen des Herzzyklus mit hoher Flussgeschwindigkeit, ist der Signalabfall von arteriellem Blut besonders groß. In Herzphasen, in denen sich das arterielle Blut nur langsam oder gar nicht bewegt ist der Signalverlust dagegen deutlich kleiner.

Werden in systolischen Phasen aufgenommene Bilder (schnell fließendes, dunkles arterielles Blut) von in diastolischen Phasen aufgenommenen Bildern (langsam fließendes, helles arterielles Blut) abgezogen, ergibt die Differenz der Signale von allen Geweben und Venen im Idealfall null, während das Signal in den hellen Arterien praktisch nicht reduziert wird. So kann wiederum der arterielle Gefäßbaum hell vor dunklem Hintergrund kontrastiert dargestellt werden.

Ein Nachteil der Technik besteht darin, dass in einer vorab angefertigten Aufnahme die jeweiligen Herzphasen mit maximalem und minimalem Signal in den Arterien von Interesse ermittelt werden müssen.

Als Anwendungsbeispiel erlaubt diese Technik die kontrastmittelfreie Abbildung des arteriellen Gefäßbaums vom Becken bis zu den Fußgelenken in koronarer Schichtführung mit Messzeiten, die für den diagnostischen Betrieb im Rahmen liegen. Die Herzphasendifferenz-Angiographie ist weniger stark von Signalausfällen durch turbulenten Fluss betroffen als andere Techniken, die Blut positiv kontrastieren.

11.1.6 **Kontrastmittelunterstützte MR-Angiographie**

Die kontrastmittelunterstützte MRA stellt Blut hell dar, sofern die Relaxationszeit seiner Längsmagnetisierung durch die Anwesenheit eines Kontrastmittels genügend stark verkürzt ist (◘ Abb. 11.6). Sie ermöglicht sekundenschnelle dreidimensionale Abbildungen großer Abschnitte des Gefäßsystems in allen Körperregionen mit einem guten SNR und einer räumlichen Auflösung im Millimeterbereich. Die kontrastmittelunterstützte MRA der größeren Gefäße im Torso wie auch in der Peripherie ist gut etabliert. Sie wird aber auch häufig in Kombination mit anderen Techniken zur Beurteilung der Gefäße in Hals und Kopf eingesetzt.

Das Kontrastmittel wird meist über einen Zugang in der Armbeuge intravenös injiziert. Es werden gut verträgliche, aufgrund ihres Gadoliniumgehalts paramagnetische MR-Kontrastmittel (▶ Kap. 14) in Dosen von 0,05–0,1 mmol Gadolinium/kg KG verwendet. Für eine Arteriographie, bei der ein möglichst intensives arterielles Signal und ein möglichst geringes venöses Signal angestrebt werden, muss die Messung während des ersten Kontrastmitteldurchgangs durch die Arterien angefertigt werden. Die Kontrastierung der Arterien verschlechtert sich danach mit dem Signalanstieg im venösen Blut und in den durchbluteten Geweben. Die meisten Kontrastmittel diffundieren rasch durch die Kapillarwände in den extravaskulären, extrazellulären Raum der Organe. Eine Ausnahme besteht im Hirn, wo die Kontrastmittel eine intakte Blut-Hirnschranke nicht überwinden. Das Zeitfenster des arteriellen KM-Einstroms und des Ansteigens seiner venösen Konzentration beträgt nur einige Sekunden. Geschwindigkeit als auch Zeitpunkt der Datenaufnahme sind deshalb sehr wichtig. Die Messzeiten liegen normalerweise nicht >20 s. Die Abbildungsqualität von thorakalen und abdominalen Gefäßen kann so durch das Anhalten des Atems verbessert werden.

Wenn die Messzeit so weit wie möglich verkürzt ist und die Abbildung der gleichen Körperregion mehrfach wiederholt wird, kann die Dynamik der Kontrastmittelverteilung in drei Dimensionen zeitaufgelöst verfolgt werden.

Es besteht aber auch die Möglichkeit, die abgebildete Körperregion mit dem Vorankommen des Kontrastmittelbolus zu verschieben und so ein großes Gebiet mit mehreren Aufnahmen abzubilden („multi-station bolus chase"). Der Patiententisch wird dabei automatisch verschoben. Die Datensätze können in der elektronischen Nachbearbeitung zu einem Gesamtbild zusammengesetzt werden. Im Idealfall kann das arterielle System vom Kopf bis zu den Sprunggelenken mit einer einzigen optimierten Kontrastmittelinjektion abgebildet werden. Dank der guten Verträglichkeit der Kontrastmittel können aber auch mehrere Kontrastmittelinjektionen in einer Untersuchung kombiniert werden.

Kontrastmittelunterstützte MRA-Sequenzen sind „gespoilte" Gradientenechosequenzen mit sehr kurzen Repetitionszeiten (etwa 1,7–6 ms) und sehr kurzen Echozeiten (<2 ms), d. h. hoher T1-Gewichtung. Die Pulswinkel variieren von etwa 15–50°. Die Sequenzen sind eng verwandt mit den TOF-MRA-Sequenzen, nur sind hier die Repetitions- und Echozeiten noch einmal stark verkürzt. Die Magnetisierung von stationären Spins im Abbildungsvolumen wird dadurch noch stärker abgesättigt und ergibt ein kleines Hintergrundsignal. Die Magnetisierung des Blutes erholt sich dagegen in Anwesenheit eines Kontrastmittels in genügend hoher Konzentration (in der Größenordnung von etwa 5 mmol•l^{-1}, abhängig vom Kontrastmittel) so schnell, dass sie trotz der rasch eingestrahlten Anregungspulse ein starkes Signal erzeugt und die entsprechenden Gefäße leuchtend hell abgebildet werden. Einige Sequenzen unterdrücken zusätzlich das Fettsignal durch selektive Pulse, die nur die Fettmagnetisierung beeinflussen.

Die *Messzeit* ist entscheidend. Es werden deshalb alle Tricks angewendet, mit denen sie verkürzt werden kann. Zu diesen Methoden, die fast immer das SNR vermindern, gehören:

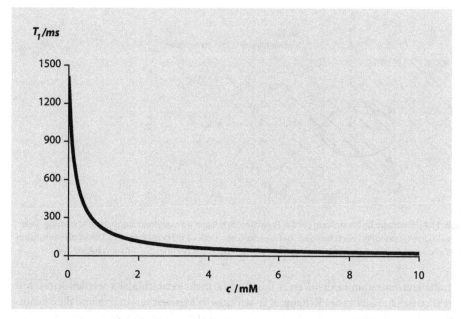

Abb. 11.6 Verkürzung der Wasser-T1-Zeit im Blut mit wachsender Kontrastmittelkonzentration. Genähert für eine native T1-Zeit von 1,4 s und eine molare Relaxivität des Kontrastmittels von 4 l/(mmol · s)

- Verkürzung der Echo- und Repetitionszeiten durch das unvollständige Auslesen der Daten in Frequenzrichtung (Fractional-Echo-, Fractional-NEX-, Partial-Echo-, oder Asymmetric-Echo-Technik; ▶ Abschn. 5.3).
- Verringerung der Anzahl Phasenkodier- und/oder Schichtkodierschritte durch das unvollständige Auslesen der Daten in Phasenkodier- und Schichtselektionsrichtung (Partial-Fourier-, Half-Fourier-, oder Half-Scan-Technik, ▶ Abschn. 5.3). Die fehlenden Daten werden jeweils entweder aus den gemessenen Daten aufgrund von Symmetriebeziehungen geschätzt oder intelligent interpoliert.
- Verkürzung der minimalen Echo- und Repetitionszeiten durch eine Erhöhung der Empfängerbandbreite („receive bandwidth"); entspricht der Verkleinerung der Wasser-Fettverschiebung („water-fat shift").
- Parallele Bildgebung (▶ Kap. 10) ermöglicht bei der Verwendung von geeigneten Empfangsspulen-Arrays eine weitere Reduktion der Phasenkodier- und/oder Schichtkodierschritte, oder eine Verbesserung der Auflösung bei identischer Messzeit.

Das Zeitfenster, in dem eine Veränderung der Kontrastmittelkonzentration das Signal im MR-Bild empfindlich beeinflusst, kann zudem weiter verkürzt werden. Dabei wird ausgenutzt, dass die Signalstärke und der Kontrast eines Bildes wesentlich durch die Daten im Zentrum des K-Raums (▶ Abschn. 4.3) bestimmt sind (☐ Abb. 11.7). Die entsprechenden Daten können gebündelt direkt zum Beginn der Messung aufgenommen werden, indem zuerst nur schwache Gradienten in die Phasen- und Schichtkodierrichtungen angelegt werden. Wenn sich in dieser anfänglichen Messperiode das Kontrastmittel noch ausschließlich im arteriellen System befindet, ist das venöse Signal im Angiogramm gut unterdrückt. Das gilt auch dann, wenn die Messung von Datenpunkten im peripheren K-Raum zu einer Zeit erfolgt, zu der die Kon-

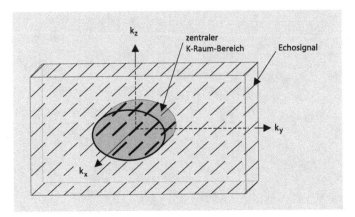

◘ Abb. 11.7 Schematische Darstellung der MR-Rohdaten im K-Raum für eine dreidimensionale Abbildung. Jede diagonale Linie repräsentiert ein Echosignal, das innerhalb von 1 oder 2 ms gemessen wird. Die Signalintensitäten im Bild und somit der Kontrast werden vorwiegend von den Daten im Zentrum des K-Raums beeinflusst

trastmittelkonzentration in den Venen schon nicht mehr vernachlässigt werden kann. Mit dieser zentrischen Füllung des K-Raumes lassen sich die Messzeit verlängern und die Bildauflösung verbessern, ohne dass die Arterienkontrastierung sich verschlechtert. Kommerzielle Umsetzungen der Technik sind als CENTRA- oder Elliptical-centric-Phasenkodiermethoden bekannt.

Es ist wichtig, dass die Aufnahme der zentralen Bereiche des K-Raums zeitlich mit dem Erreichen der höchsten Kontrastmittelkonzentration in den Zielgefäßen zusammenfällt. Der *Zeitpunkt der Datenaufnahme* kann mit verschiedenen Techniken optimiert werden:

- Beim Testbolusverfahren wird die Kreislaufzeit des Kontrastmittels von der Injektionsstelle bis zum interessierenden Gefäß direkt gemessen. Dabei wird ein kleines Kontrastmittelvolumen (1–2 ml, gefolgt von physiologischer Kochsalzlösung) injiziert und der zu untersuchende Gefäßabschnitt mit einer schnellen Sequenz wiederholt abgebildet. Das kann z. B. eine „gespoilte" T1-gewichtete 2D-Gradientenechosequenz sein, die 1 Bild/s erneuert. Die Ankunft des Kontrastmittels führt zu einer Signalverstärkung. Der Testbolus ist aber klein genug, dass das Hintergrundsignal im anschließend aufgenommenen 3D-Angiogramm nicht störend groß wird. Mit der Kenntnis der Kreislaufzeit und der Methode der K-Raum-Füllung in der 3D-Angiographiesequenz kann die 3D-Datenaufnahme zeitlich optimal mit der Injektion des Kontrastmittels abgestimmt werden.
- Die Aufnahme eines 3D-Angiogramms kann auch automatisch vom Tomographen ausgelöst werden. Dazu wird das Signal in einem proximalen Testvolumen innerhalb eines Gefäßes vom Zeitpunkt der Injektion des angiographischen Kontrastmittelbolus ab kontinuierlich gemessen. Sobald es einen vorgegebenen Schwellenwert überschreitet, löst der Tomograph die 3D-Aufnahme mit einer wählbaren Verzögerung aus. Für eine Darstellung der Nierenarterien könnte das Testvolumen zum Beispiel in der abdominellen Aorta platziert werden.
- Auf ähnliche Weise kann die Aufnahme des 3D-Angiogramms auch von Hand gestartet werden, sobald die Ankunft des Kontrastmittels im Zielvolumen auf schnell erneuerten 2D-Bildern beobachtet wird. Diese Methode wird mitunter als „fluoroscopic triggering", CARE(„combined applications to reduce exposure")-Bolus, oder Bolus-Trak bezeichnet.

Die Bestimmung des Aufnahmezeitpunkts mit einer der beiden letztgenannten Methoden bedingt im Allgemeinen die Aufnahme des K-Raum-Zentrums zu Beginn der Messung. Das garantiert im Idealfall ein optimales Signal in den Arterien, macht aber die Sequenzen anfälliger für leicht verfrühte oder verspätete Datenaufnahmen. Falls Atemruhe nötig ist, muss zudem die Patienteninstruktion rasch erfolgen. Das Testbolusverfahren ist dagegen mit allen Methoden der K-Raum-Füllung vereinbar.

Das Hintergrundsignal kann häufig noch besser unterdrückt werden, wenn die MRA-Sequenz zweimal gefahren wird, wobei ein erster Datensatz mit identischen Messparametern vor der Kontrastmittelinjektion aufgenommen wird. Diese sogenannte „Maske", kann dann vom eigentlichen angiographischen Datensatz rechnerisch abgezogen werden. Signalveränderungen, die durch das Kontrastmittel verursacht sind, sind in den Differenzbildern noch prominenter hervorgehoben.

> **Die kontrastmittelunterstützte MRA ist die MR-Methode der Wahl für die Darstellung großer Gefäßbaumabschnitte in kurzer Zeit und mit guter Kontrastierung, insbesondere in Torso und Extremitäten.**

Der kontrastmittelunterstützten MRA ist in zahlreichen Studien eine hohe diagnostische Treffsicherheit im Vergleich zu durchleuchtenden oder anderen Referenzmethoden zugeschrieben worden. Die meisten Probleme in der klinischen Routine betreffen die zeitliche Koordination von Datenakquisition und Kontrastmittelinjektion. Während dies rein technische Gründe haben kann, spielt jedoch auch die Dynamik der Kontrastmittelverteilung eine Rolle. Aneurysmen, falsche Lumen oder arteriovenöse Malformationen sind unter Umständen zum Zeitpunkt der Datenakquisition noch nicht vollständig mit Kontrastmittel gefüllt, auch wenn der Rest des arteriellen Systems gut kontrastiert ist. In den Unterschenkelbildern von Mehrstationenaufnahmen können störend helle, in den Projektionen die Arterien überlappende Venen eine Beurteilung des arteriellen Gefäßbaums erschweren. Dies kommt insbesondere bei Patienten mit Diabetes mellitus vor. Die Diagnose von Gefäßverschlüssen kann durch eine retrograde Zufuhr des Kontrastmittels erschwert sein. Tendenziell werden aber auch in der kontrastmittelverstärkten MRA Stenosen eher über- als unterschätzt. Mit zeitaufgelösten Aufnahmen (► Abschn. 11.1.7) können viele Probleme mit der zeitlichen Abstimmung der Messung auf den Durchgang des Kontrastmittels gelöst werden. Ein jeweils sehr geringes Risiko besteht durch die minimalinvasive Kontrastmittelinjektion und seltene allergische Reaktionen (► Kap. 14).

Je nach Alternativmethode zählen die folgenden Punkte zu den Vorteilen der kontrastmittelunterstützten MR-Angiographie:
- schnelle Messzeiten,
- dreidimensionale Abbildung großer, beliebig orientierter Volumina,
- hohes SNR und gute Gefäßkontrastierung,
- Vermeidung ionisierender Strahlung,
- gute KM-Verträglichkeit,
- minimalinvasiver Charakter der KM-Applikation,
- vernünftige Robustheit in der klinischen Routine.

11.1.7 Zeitaufgelöste MR-Angiographie

Unter zeitaufgelöster MR-Angiographie versteht man heute meist die dynamische Darstellung der Kontrastmittelverteilung im Gefäßsystem. Dabei wird nach einer einzelnen Kontrastmittelinjektion eine Gefäßregion schnell und wiederholt mit Techniken der kontrastmittelunterstützten MR-Angiographie abgebildet. Jedes der so aufgenommenen Angiogramme zeichnet dabei eine Phase der fortschreitenden Kontrastmittelverteilung nach.

Die zeitaufgelöste MR-Angiographie bildet im Idealfall frühe Phasen des Kontrastmitteleinstroms mit einer rein arteriellen Verteilung des Kontrastmittels ab, gefolgt von „venösen Phasen", in denen sich das Kontrastmittel sowohl in arteriellen als auch venösen Gefäßabschnitten befindet. Es kann auch eine Abbildung der Organdurchblutung in die Messung integriert werden, wie das etwa am Beispiel der Nieren gezeigt worden ist.

Die zeitaufgelöste MRA kann bei genügend schneller Bilderneuerungsrate die Unterscheidung von Venen und Arterien fast unabhängig von der Wahl eines optimalen Aufnahmezeitpunkts erleichtern. Sie kann bei der Identifikation des falschen Lumens im Falle einer Dissektion helfen oder die Detektion von retrograd gefüllten Gefäßabschnitten vereinfachen. Weiter kann das versorgende wie auch das abführende Gefäßsystem von arteriovenösen Malformationen oder Tumoren im Detail identifiziert und studiert werden.

Die Anforderungen an die Messzeit sind bei der zeitaufgelösten MRA im Vergleich zur kontrastmittelunterstützten MRA noch einmal gesteigert. Eine möglichst kurze Messzeit hat hohe Priorität, geht aber im Allgemeinen auf Kosten der räumlichen Auflösung. Es kommen Methoden der Messzeitverkürzung zum Einsatz, die spezifisch für eine dynamische Bildgebung sind. Insbesondere werden Datensätze rekonstruiert, für die die Peripherie des K-Raums noch gar nicht wieder neu vermessen worden ist („time-resolved imaging of contrast kinetics", TRICKS; „keyhole imaging", TWIST („time-resolved angiography with stochastic trajectories). Dazu werden periphere K-Raum-Daten aus einer früheren (oder späteren) Periode mit kontinuierlich neu aufgefrischten Daten im K-Raum-Zentrum zu neuen, vollständigen Datensätzen kombiniert. Die zentralen K-Raum-Daten liefern dabei die Informationen über die letzte Veränderung der Signalintensitäten. Der dreidimensionale K-Raum kann so in mehrere Bereiche unterteilt werden, deren Daten unterschiedlich schnell erneuert werden. Die Auffrischung erfolgt umso häufiger, je zentraler ein Bereich im K-Raum liegt. Durch die Kombination solcher Techniken mit bereits dargestellten Methoden der Messzeitverkürzung, können Messzeiten für 3D-Datensätze bis in den Bereich 1–6 s gedrückt werden, in Abhängigkeit von der Größe des abzubildenden Volumens und der erforderlichen räumlichen Auflösung.

Wenn es noch schneller gehen soll, kann auf die Phasenkodierung in der Schichtrichtung verzichtet werden. Man erhält dann zweidimensionale Abbildungen, die Projektionen der Signalintensität durch das Abbildungsvolumen entsprechen, in enger Analogie zu Durchleuchtungstechniken. Damit können die Bilder unter Umständen mehrmals pro Sekunde mit guter räumlicher Auflösung aufgefrischt werden.

11.1.8 Blutdarstellung mit negativem Kontrast

Die Black-Blood-MR-Angiographie stellt Raumbezirke dunkel dar, in denen Blut während der Datenaufnahme durch Blut ersetzt wird, das von außen in die Abbildungsebene einströmt und das – anders als in der TOF-MRA – kein Signal erzeugt.

Mit Black-Blood-MRA-Sequenzen können Gefäßwände oder der Herzmuskel gut untersucht werden. Es kann folgenden Fragestellungen nachgegangen werden:

- Wanddicke,
- Vorliegen entzündlicher Wandveränderungen,
- Abmessungen und stoffliche Zusammensetzung von Gefäßwandthromben.

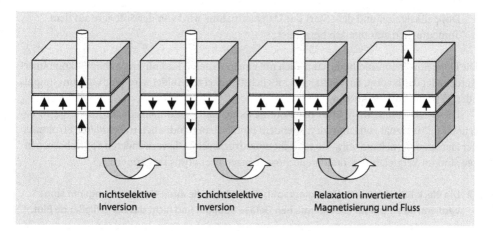

☐ Abb. 11.8 Schematische Darstellung der Doppelinversion in der Black-Blood-MRA. Die schwarzen Pfeile repräsentieren die Längsmagnetisierung in den entsprechenden Voxeln

Bislang sind vorwiegend große Gefäße, wie die thorakale und abdominale Aorta und auch die Herzkammern, oder leicht zugängliche Gefäße, wie die Karotiden, untersucht worden. Es gibt aber auch schöne Beispiele von Black-Blood-Darstellungen der Herzkranzgefäße.

Die unterschiedlichen Auswirkungen von frisch in die Abbildungsebene einströmendem Blut in der TOF- und der Black-Blood-MRA erklären sich vor allem daraus, dass die TOF-MRA auf Gradientenechosequenzen und die Black-Blood-MRA auf Spinechosequenzen basiert. Blut, dessen Magnetisierung zwar vom 90°-Anregungspuls einer SE-Sequenz ausgelenkt wird, das aber bei der Einstrahlung des 180°-Refokussierungspulses die Abbildungsebene schon verlassen hat, erzeugt kein Signal (► Abschn. 7.2). Die beiden Pulse sind zeitlich durch die halbe Echozeit voneinander separiert. Ebenfalls kein Signal erzeugt Blut, das sich bei der Einstrahlung des 90°-Anregungspulses noch nicht in der Abbildungsebene befindet, das aber zwischen der Anregung und der Signalaufnahme in das Abbildungsvolumen hinein fließt.

Im Allgemeinen ist somit das Signal von Blut, das schnell durch eine (dünne) 2D-Aufnahmeschicht hindurchfließt in spinechobasierten Sequenzen kein Signal. Fließt es dagegen langsam innerhalb der abgebildeten Schicht, kann es, insbesondere in Aufnahmen mit starker T2-Gewichtung des Kontrasts, auch sehr hell abgebildet sein.

Die Unterdrückung des Blutsignals kann durch eine Doppelinversion von Längsmagnetisierung einige hundert Millisekunden vor der Datenaufnahme noch verbessert werden („double inversion recovery"; ☐ Abb. 11.8). Dabei wird durch einen nicht-selektiven 180°-Puls, gefolgt von einem schichtselektiven 180°-Puls, gezielt nur die Magnetisierung außerhalb der Abbildungsebene in die negative Z-Achse gedreht. Sie relaxiert und geht durch den Nullpunkt, bevor sie wieder entlang der positiven Z-Richtung wächst.

Für eine Verbesserung der Blutsignalunterdrückung im MR-Bild müssen drei Bedingungen erfüllt sein:

— Das Blut muss sich zur Zeit der Doppelinversion außerhalb der Abbildungsebene befinden, so dass seine Magnetisierung invertiert wird.
— Es muss in der Zeit zwischen der Doppelinversion und der Signalaufnahme in die Abbildungsebene hineinfließen.
— Die Bildgebungssequenz muss das Zentrum des K-Raums dann mit Daten füllen, wenn die relaxierende Blutmagnetisierung durch den Nullpunkt geht. Die Zeit zwischen der

Doppelinversion und dem Start der Datenaufnahme wird von der Software auf dem Tomographen automatisch berechnet.

Die Doppelinversionsmethode kann auch mit einem weiteren Radiofrequenzimpuls kombiniert werden, der dafür sorgt, dass Fettsignal möglichst dunkel abgebildet wird (Fettsättigungsimpuls oder STIR-Technik; ▶ Abschn. 7.5).

Die Black-Blood-MRA ist in der Routine aktuell auf zweidimensionale Abbildungen beschränkt. Das Signal von langsam fließendem Blut, z. B. in wandnahen trabekulären Strukturen der Herzkammern, kann teilweise schlecht unterdrückt sein. Die verwendeten Spinechosequenzen sind im Vergleich zu Gradientenechosequenzen eher etwas langsamer.

> ❯ Die Black-Blood-MRA ist die angiographische Technik, die ihren Namen im engeren Sinn verdient, da sie primär die eigentlichen Gefäße abbildet und nicht das darin fließende Blut.

Die diagnostische Treffsicherheit der Black-Blood-MRA wird nicht durch turbulenten Fluss beeinträchtigt. Sie ist auch weniger anfällig auf falsch-negative Resultate bei der Fragestellung nach arteriosklerotischen Veränderungen, die im Anfangsstadium ohne signifikante Verkleinerung des Gefäßinnendurchmessers verlaufen.

11.2   Perfusionsbildgebung

Eine MR-Perfusionsmessung („perfusion-weighted imaging", PWI) bildet ein Gewebe mit einer Signalstärke ab, die von seiner Durchblutung auf mikroskopisch kleiner Ebene abhängt. Sie liefert direkte Information über die Versorgung eines Gewebes, unabhängig vom Versorgungsweg, etwa durch Haupt- oder Kollateralgefäße. Eine direkte Abbildung von Blutgefäßen und Kapillaren mit Durchmessern deutlich <1 mm ist dagegen normalerweise nicht möglich.

Die meisten Perfusionsmessungen werden im Hirn, im Myokard, in der Lunge und in den Nieren gemacht. Der Grad der Durchblutung wird daran gemessen, wie stark die Signalveränderung ist, die durch das Einströmen eines Markers in das untersuchte Gewebe verursacht wird.

Als Marker können einerseits die gleichen gadoliniumhaltigen Kontrastmittel wie in der kontrastmittelverstärkten MRA verwendet werden. Sie verändern das Gewebesignal bei ihrem Anfluten in das Zielorgan so stark, dass regionale Durchblutungsunterschiede direkt auf den Aufnahmen beobachtet werden können (Kontrastmittelerstdurchgangs- oder First-Pass-Methode).

Andererseits, kann eine veränderte Längsmagnetisierung des versorgenden Bluts als körpereigener Marker verwendet werden. Dazu wird sie in einem zuführenden Gefäß entweder gesättigt oder invertiert („arterial spin labeling", ASL). Wenn das Blut im Zielorgan ankommt, bevor seine Magnetisierung wieder vollständig relaxiert ist, bewirkt es eine Signalabschwächung im Zielgewebe. Die Signalabschwächung liegt im Prozentbereich und ist normalerweise zu klein für deren direkte Beobachtung. Es werden deshalb Datensätze ausgewertet, die durch die Subtraktion von Bildern mit und ohne Vorsättigung des zuführenden Blutes erhalten wurden.

Die Passage eines paramagnetischen Kontrastmittels durch ein Gewebe bewirkt eine vorübergehende Verkürzung seiner Relaxationszeiten. In T1-gewichteten Bildern wird dadurch ein Signalanstieg, in *T2-* oder *T2*-gewichteten* Bildern ein Signalabfall verursacht. Beide Effekte können ausgenutzt werden.

Auf Kontrastmitteln beruhende Perfusionsmessungen von Organen im Torso (Herz, Lungen, Nieren, oder Prostata) nutzen zurzeit häufiger den Signalanstieg in T1-gewichteten Gradientenechosequenzen. Bei Messungen am Herzmuskel muss die Sequenz mit dem Herzschlag synchronisiert sein und für alle 2D-Schichten mindestens ein Bild jeden zweiten Herzschlag, in der konstant gleichen Phase des Herzschlags, liefern. Lungen- Nieren- und Prostataperfusionsmessungen werden öfter mit T1-gewichtenden 3D-Gradientenechosequenzen gemacht. Alternativ zur Beobachtung des Kontrastmitteleinstroms in das interessierende Gewebe kann auch die Geschwindigkeit seines Auswaschens erfasst werden. Solche Messungen dauern jedoch tendenziell länger.

Bei der kontrastmittelunterstützten Messung der Hirnperfusion kommen häufiger T2*-gewichtende, 2D- oder 3D-Echoplanarsequenzen zum Einsatz, die die Kontrastmittelpassage durch eine vorübergehende Signalverringerung anzeigen („dynamic susceptibility contrast-enhanced MR imaging"). Sie erlauben die Abbildung eines Großteils des Hirns mit Bilderneuerungszeiten im Sekundenbereich.

Idealerweise würde für jedes Voxel im untersuchten Organ die absolute Blutzufuhr pro Zeiteinheit (ml•s⁻¹) und Gewebegewicht (g) angegeben. Damit könnte sichergestellt werden, dass nicht nur räumlich beschränkte minderdurchblutete Regionen im Vergleich zu ihrer besser perfundierten Umgebung identifiziert, sondern auch eine generelle Organminderdurchblutung zuverlässig diagnostiziert werden könnte. Die absolute Quantifizierung der Resultate ist aber für Messungen mit beiden Markertypen nicht unproblematisch, obwohl in zahlreichen Arbeiten absolut quantitative Resultate kommuniziert werden. Bei beiden Techniken müssen dazu viel Faktoren berücksichtig werden. In beiden Bereichen werden dazu immer noch neue Ansätze publiziert.

Als Alternative zum quantitativen Blutfluss werden auch Parameter angegeben, die die Signalveränderung beschreibend charakterisieren. Von mehreren Parametern ist gezeigt worden, dass sie einigermaßen konsistent mit Durchblutungswerten aus unabhängigen Messungen korrelieren. Dazu gehören bei den dynamischen kontrastmittelunterstützten Messungen z. B. die Zeit bis zum Erreichen der maximalen Signalveränderung, gemessen ab der ersten beobachteten Veränderung („time to peak"), die Geschwindigkeit der relativen Signalveränderung pro Zeiteinheit (Steigung) oder die mittlere Verweilzeit („mean transit time") des Kontrastmittels im Gewebe. Obwohl solche Parameter eine numerische und weitgehend beobachterunabhängige Datenauswertung erlauben, haben sie den Nachteil, dass sie mehr oder weniger stark von der verwendeten Pulssequenz und anderen Parametern der Messung abhängen. Sie müssen deshalb nach einer Änderung in der Versuchsdurchführung neu normiert werden und sind nicht ganz einfach zwischen verschiedenen Untersuchungszentren zu vergleichen.

> **MR-Perfusionsmessungen haben in Abhängigkeit von der betrachteten Alternativmethode den Vorteil, dass die Gewebeversorgung nicht- oder minimalinvasiv mit guter Auflösung, ohne Strahlenbelastung und vergleichsweise schnell beurteilt werden kann.**

Perfusionsmessungen sind auch wiederholt etwa zur Therapie- oder Operationskontrolle durchführbar. Außerdem können die Perfusionsmessungen in derselben Untersuchung mit anderen MR-Messungen kombiniert werden, die etwa detaillierte anatomische Informationen liefern oder auch minderdurchblutete vitale Regionen von Narbengewebe oder akuten Infarktregionen unterscheiden helfen.

11.3   BOLD-Effekt in der funktionellen Hirnbildgebung

Die funktionelle MR-Bildgebung (fMRI) am Hirn, versucht Hirnregionen zu identifizieren, die auf eine möglichst genau definierte äußere Anregung mit einer Veränderung des Signals reagieren („brain mapping"). Signalveränderungen werden meistens auf *T2*-gewichteten* Bildern beobachtet. Klassische Anregungen sind zum Beispiel visueller (etwa das Betrachten von sich verändernden Mustern) oder sensomotorischer (beispielsweise das Bewegen der Finger entlang eines vorgegebenen Musters) Natur. Es gibt eine große Vielfalt verschiedener Protokolle der Hirnaktivierung und deren Abgleichung mit der Datenakquisition (Paradigmen).

Es wird davon ausgegangen, dass die Stimuli den Sauerstoffbedarf spezifischer, „aktivierter" Hirnregionen erhöhen, worauf das Hirn mit einer lokalen Gefäßerweiterung reagiere. Dies erhöhe sowohl den kapillaren Blutfluss als auch das Blutvolumen in den aktivierten Regionen. Die gesteigerte Sauerstoffzufuhr übertreffe ab einer physiologisch bedingten Reaktionszeit den Bedarf, so dass der Sauerstoffgehalt im Blut des lokalen Kapillarbetts vorübergehend ansteige. Der erhöhte Anteil an sauerstofftragenden Hämgruppen im Hämoglobin verursache eine verlängerte T2*-Zeit des umgebenden Wassers, was den beobachteten Signalanstieg in T2*-gewichteten Bildern bedinge. BOLD steht für „blood oxygen level dependent".

Das zweifach positiv geladene Eisenion einer Hämgruppe ohne koordiniertes Sauerstoffmolekül ist aufgrund ungepaarter Elektronen in seiner Elektronenhülle paramagnetisch. Es verursacht eine Verkürzung des T2*-Werts im umgebenden Wasser. Im Gegensatz dazu sind die Elektronen einer sauerstofftragenden Hämgruppe alle gepaart und die Gruppe ist diamagnetisch. Sie hat keinen nennenswerten Einfluss auf die Relaxationszeiten des umgebenden Wassers. Eine Erhöhung der Sauerstoffsättigung des Hämoglobins sollte deshalb den T2*-Wert des Wassers im Blut verlängern.

Neben dem Sauerstoffgehalt des Bluts und dem BOLD-Kontrast kann mit anderen Techniken auch die erhöhte Perfusion oder das erhöhte Blutvolumen für einen Nachweis erhöhter Hirnaktivität ausgenutzt werden.

Für den Nachweis des BOLD-Effekts werden meist stark T2*-gewichtete Gradientenechoplanarsequenzen (▶ Abschn. 8.5) eingesetzt, mit denen das ganze Hirn in wenigen Sekunden abgebildet werden kann. Da die Signalveränderungen relativ klein sind, werden üblicherweise alle Schichten wiederholt aufgenommen. Die Messung wird kontinuierlich weitergeführt, während zwischen Perioden der Hirnaktivierung und Ruheperioden abgewechselt wird (Block-Design-Paradigmen; ◘ Abb. 11.9). Für jedes Voxel wird daraufhin eine Wahrscheinlichkeit dafür ermittelt, inwiefern die lokalen Signalveränderungen während der Datenakquisition durch das parallele Ein- und Ausschalten der äußeren Anregung verursacht wurden. Voxel, für die diese Wahrscheinlichkeit einen definierten Schwellenwert überschreitet, werden auf einer Aktivierungskarte („activation map") eingefärbt. Für die visuelle Beurteilung und die Lokalisierung der aktivierten Stellen im Hirn werden solche Karten auf traditionelle MR-Bilder überlagert, die die Anatomie mit höherer Auflösung und besserem Signal abbilden.

Der BOLD-Kontrast wächst mit der Magnetfeldstärke des MR-Tomographen. Aufgrund des Lärms bei der Datenakquisition sind Reaktionen der Hirntätigkeit auf auditorische Reize etwas schwierig zu messen. Die zeitliche Auflösung für die Erfassung von physiologischen Veränderungen ist zudem bei den Standardverfahren limitiert. Ein Trend geht deshalb hin zu ereignisbezogenen („event related") Paradigmen, in denen die Perioden der Aktivierung meistens kurz gehalten werden und die Auswertung nicht auf der Annahme einer periodischer Wiederholung der Aktivierungsmuster beruht. Die Region mit erhöhter Sauerstoffsättigung des Bluts ist unter Umständen deutlich größer, als die ursprünglich aktivierte Region, was die

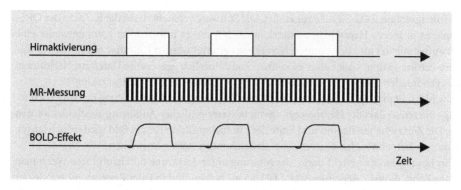

◘ Abb. 11.9 Schematische Darstellung einer Block-Design-Untersuchung in der funktionellen Hirnbildgebung

erreichbare Auflösung limitiert. Weiter hängen T2*-Werte kritisch von vielen anatomischen und physiologischen Gegebenheiten auf mikroskopischer Ebene ab, die schwierig zu isolieren sind. Das Ausmaß der Signalveränderung kann deshalb nur schwer mit konkreten physiologischen Parametern, z. B. der Sauerstoffsättigung, in eine quantitative Beziehung gebracht werden.

Ein Teilgebiet der fMRI analysiert Signalfluktuationen im Hirn, die ohne spezielle externe Anregung beobachtet werden („resting state") und versucht insbesondere koordiniert funktionierende Hirnbereiche (Netzwerke) zu identifizieren.

Im Vergleich zu den Forschungsaktivitäten ist die Bedeutung der funktionellen MR-Tomographie in der klinischen Routine an den meisten radiologischen Zentren relativ klein. Sie wird etwa bei der Planung von Interventionen eingesetzt. Trotz ihrer Limitationen erlaubt die funktionelle BOLD-Kontrastbildgebung einen vollständig nichtinvasiven und strahlenbelastungsfreien Nachweis von subtilen Veränderungen der Hirntätigkeit mit einer räumlichen Auflösung im Bereich von ≤1–2 mm und einer zeitlichen Auflösung bis in den Bereich von 100 ms.

11.4 Bildgebung am Herzen

Die rasche Bewegung des Herzmuskels erzeugt bei langen Messzeiten Verwischungen und andere Artefakte entlang der Phasenkodierrichtung von MR-Bildern.

Die Messzeit einer Einzelschicht kann heute so weit verkürzt werden, dass die Herzbewegung mit wiederholten Aufnahmen in „Beinaheechtzeit" beobachtet werden kann, ohne dass Herz- oder Atembewegung gröbere Artefakte verursachen. Für weitgehend artefaktfreie Bilder sollte dafür die Messzeit etwa <50 ms für systolische, respektive <200 ms für diastolische Herzphasen bleiben. Die Echtzeitbildgebung wird bislang vor allem dafür eingesetzt, das Herz und seine Kurz- und Langachsenschnitte zu Beginn einer Untersuchung schnell zu lokalisieren.

⊙ Falls die räumliche oder zeitliche Auflösung von „Echtzeitaufnahmen" verbessert werden soll, muss die Aufnahme eines Einzelbilds auf mehrere Herzschläge verteilt (segmentiert) werden.

Das ist möglich, weil die Herzbewegung im Normalfall periodisch ist und sich der Herzmuskel in der gleichen Phase unterschiedlicher Zyklen jeweils am selben Ort befindet. Um sicherzustellen, dass alle Daten für ein Bild in der gleichen Herzphase aufgenommen werden, müssen segmentierte Messungen mit dem Herzschlagrhythmus abgeglichen werden. Dazu werden dem Tomographen EKG-Signale zugeführt. Die Software versucht darin die R-Zacke des QRS-Komplexes in jedem Herzschlag zu detektieren. Mit dieser Information kann entweder eine Datenaufnahme in einer bestimmten Herzphase gestartet werden („cardiac triggering", „prospective cardiac gating") oder aber es können kontinuierlich gemessene Daten im Nachhinein den zugehörenden Herzphasen zugeordnet werden („retrospective cardiac gating").

Die Messzeit pro Herzschlag wird durch eine Verteilung der Bildaufnahme in mehrere Herzschläge kürzer, so dass die Herzbewegung mit besserer zeitlicher Auflösung abgebildet werden kann. Die Zeit zwischen Beginn und Ende der Datenakquisition für ein Bild wird jedoch länger, so dass sich atemabhängige anatomische Abweichungen stärker auswirken.

Ein Lösungsansatz besteht darin, die Messung unter Atemruhe durchzuführen. Wenn man z. B. annimmt, dass die Repetitionszeit (TR) 3,5 ms beträgt und in jeder Repetitionsperiode nur die Daten eines Phasenkodierschritts gemessen werden, können in 50 ms 14 Phasenkodierschritte aufgenommen werden. Wenn 224 Bildpunkte in der Phasenrichtung eines Bildes aufgelöst werden sollen, muss die Aufnahme auf 224:14=16 Herzschläge verteilt werden. Eine Atemruhe über 16 Herzschläge kann aber für Patienten mit Herzproblemen bereits kritisch lang sein.

Da die Atembewegung ebenfalls periodisch ist, kann die Datenaufnahme nicht nur auf verschiedene Herzschläge, sondern auch auf unterschiedliche Atemzüge verteilt werden. Dazu wird zusätzlich der Atemrhythmus beobachtet: Mit einer kurzen eindimensionalen Messung wird abwechselnd mit der Bilddatenaufnahme immer wieder die Grenze zwischen Zwerchfell und Lunge in der Körperlängsrichtung lokalisiert. Mit dieser Information können die Bilddaten prospektiv oder retrospektiv mit Atemzyklusphasen verknüpft werden (Navigatortechnik). Mit der Navigatortechnik ist die Messzeit nicht auf die Dauer der Atemruhe beschränkt, sondern die Messungen können bei normaler Atmung durchgeführt werden. Die Datenaufnahme ist jedoch weniger effizient, was zu langen Messzeiten führen kann. Außerdem funktionieren Navigatortechniken tendenziell besser bei gesunden Probanden, mit vergleichsweise regelmäßigen Herz- und Atemrhythmen.

In Kombination mit den Gating-Techniken erlauben die schon besprochenen Techniken der kardiovaskulären Bildgebung eine Darstellung der Anatomie aller Herzkammern und der zu-und abführenden Gefäß – in drei Dimensionen, ohne Strahlenbelastung und mit durchweg hoher Empfindlichkeit. Dies ermöglicht wiederholbare Untersuchungen bei folgenden Fragestellungen:
- angeborene Fehlbildungen,
- verschiedene Formen der Kardiomyopathie,
- Klappenfehler, Erkrankungen des Perikards,
- Zustand von Bypassgefäßen oder Transplantatherzen.

Für eine Abbildung der Herzkranzgefäße gibt es eine große Vielfalt von Pulssequenzen und Sequenzmodifikationen, die alle ihre Vor- und Nachteile haben. Die Stärken der MR-Bildgebung bei Fragestellungen im Zusammenhang mit der koronaren Herzkrankheit liegen zurzeit vor allem in einem strahlungsfrei wiederholbaren Erfassen von Morphologie, Funktion und Perfusion sowie in der Lokalisierung und genauen Abgrenzung von Infarktregionen. Im Folgenden wird auf einige spezifische Anwendungen näher eingegangen.

11.4.1 Steady-State-Free-Precession-Sequenzen

Die Gewinnung von Steady-State-Free-Precession(SSFP)-Bildern ist in den letzten Jahren zu einem festen Bestandteil der Herz-MRI-Protokolle geworden. Im Vergleich zu anderen Gradientenechosequenzen liefert die SSFP-Sequenz (▶ Abschn. 7.7) mit kürzeren TR-Zeiten (etwa 2–5 ms) ein größeres Blutsignal. Die Sequenz erlaubt deshalb eine schnelle Abbildung des Bluts in den Herzkammern mit einer guten Kontrastierung zum Herzmuskel. Der Kontrast bleibt auch dann erhalten, wenn der Blutfluss durch die Abbildungsebene klein ist, und das Blutsignal nicht durch In-Flow-Effekte verstärkt wird. Das kann insbesondere für Bilder, die die Längsachse der linken Herzkammer abbilden, ein wichtiger Vorteil sein.

Meist wird die Sequenz im CINE-Modus gefahren, in dem jede Schicht in mehreren Phasen des Herzzyklus abgebildet wird. Im Beispiel mit Messzeitsegmenten von 50 ms könnte die Bewegung des Herzmuskels nach einer Aufnahme bei einem Puls von 70 Schlägen pro min auf 17 Abbildungen unterschiedlicher Phasen verfolgt werden. Nach der Aufnahme mehrerer Schichten, in separaten Atemruheperioden, kann die Bewegung des gesamten Herzens beurteilt und quantifiziert werden. Dabei kann auch die Herzspitze auf Langachsenschnitten mit guter Qualität abgebildet werden.

Solche Datensätze erlauben eine Bestimmung von „globalen" morphologischen und funktionellen Parametern, wie z. B. der Myokardmasse, der Auswurffraktion beider Ventrikel, oder des Schlagvolumens. Die Daten können ohne geometrische Annahmen direkt gemessen werden und mit guter Genauigkeit auch von anderen messenden und/oder auswertenden Untersuchenden reproduziert werden.

Neben den globalen Parametern können auch regionale funktionelle Parameter, wie z. B. die lokale Wandbewegung und -verdickung des linksventrikulären Myokards von Diastole zu Systole, vermessen werden. Für Myokardregionen, die unter medikamentös induziertem Stress (Dobutamin) hypokinetisch sind, sich in Ruhe aber normal bewegen, können mit guter diagnostischer Treffsicherheit Durchblutungsprobleme diagnostiziert werden.

Das in SSFP-Bildern beobachtete Signal von Myokard wie auch von Blut ist in Anwesenheit eines MRA-Kontrastmittels in moderaten Konzentrationen erhöht. Um den Kontrast zwischen hellem Blut im Ventrikel und dunklem Myokard zu optimieren, wird in Aufnahmen nach Kontrastmittelgabe der Pulswinkel der SSFP-Sequenz üblicherweise erhöht, z. B. von 45 auf 60°.

Die SSFP-Sequenz reagiert empfindlich auf Unterschiede im statischen Magnetfeld, insbesondere im Zusammenhang mit Flusseffekten, sowie auf eine falsch eingestellte Radioimpulsfrequenz. Die Probleme sind aber technisch so weit gelöst, dass die Sequenz mit sehr guter Zuverlässigkeit in der Routine eingesetzt werden kann.

11.4.2 Myokardperfusionsbildgebung

Die Durchblutung des Myokards wird im MRI meistens über Signalverstärkungen auf T1-gewichteten Bildern untersucht, die während des ersten Durchgangs eines paramagnetischen Kontrastmittels durch das Muskelgewebe aufgenommen. Die Bilder werden idealerweise in jedem Herzschlag neu gemessen. Das Kontrastmittel wird intravenös appliziert, meistens in niedrigeren Dosen, als sie in der Angiographie verwendet werden. Lokal begrenzte ischämische Myokardregionen können direkt beobachtet werden. Sie zeichnen sich durch ein verspätetes Anfluten des Kontrastmittels und/oder eine niedrigere maximale Signalintensität während des Kontrastmitteldurchgangs aus. Die Unterschiede zu benachbartem, normal versorgtem Myokard sind insbesondere in Filmsequenzen der schnell nacheinander abgespielten Bilder gut zu erkennen. Es lassen sich so auch Durchblutungsprobleme gut nachweisen, die auf innere Schichten des Herzmuskels beschränkt sind, was mit den meisten konkurrierenden Methoden nicht gleich gut möglich ist.

Die Untersuchungen werden unter pharmakologisch induzierter Belastung (Adenosin, Dipyridamol) und in Atemruhe durchgeführt. Die eigentliche Messung dauert <1 min. Zur Differenzierung der minderdurchbluteten Regionen in vitale ("viable") und infarzierte Bereiche, werden die Stressmessungen mit einer Perfusionsmessung in Ruhe oder aber mit einer Late-Enhancement-Messung (▶ Abschn. 11.4.3) kombiniert.

Am häufigsten werden schnelle Gradientenecho- oder Multishot-Echoplanarsequenzen eingesetzt, denen ein "Präparations"-Radiofrequenzimpuls mit einem Pulswinkel von 90° vorgeschaltet ist ("saturation recovery"). In Abhängigkeit von den Parametern und tomographen-spezifischen Tricks können momentan bis zu etwa vier Schichten pro Herzschlag oder acht Schichten jeden zweiten Herzschlag abgebildet werden.

Für eine quantitative Auswertung muss der Zeitverlauf der Kontrastmittelkonzentration im Herzmuskel in Relation zum Zeitverlauf der Kontrastmittelkonzentration im versorgenden arteriellen Blut gesetzt werden. Da dieser nicht für jedes Voxel direkt gemessen werden kann, wird er mit dem des Bluts in der linken Herzkammer angenähert. Zu den Problemen, die sich dabei ergeben, und für die unterschiedlichste Lösungsansätze existieren, gehören die folgenden:

- unterschiedliche Signalverstärkung in Myokard und Blut,
- schlecht abschätzbarer Einfluss des Wasseraustausches durch Zell- und Kapillarwände,
- Unkenntnis der Durchlässigkeit der Kapillarmembran für das Kontrastmittel,
- Signalunterschiede aufgrund unterschiedlicher Empfindlichkeit der signalempfangenden Spule,
- nicht quantifizierbare Signalverstärkungen durch atembedingte Verschiebungen der Anatomie durch die Abbildungsebene.

Ungeachtet dieser Probleme berichtet die Literatur von weitgehend beobachterunabhängigen, numerischen Auswertungen mit hoher diagnostischer Treffsicherheit verglichen mit verschiedenen Referenzmethoden.

11.4.3 Späte Signalverstärkung

Die späte Signalverstärkung ("late enhancement") kontrastiert Myokardareale hell, in denen die Kontrastmittelkonzentration etwa 10–20 min nach der intravenösen Gabe einer mindestens angiographischen Kontrastmitteldosis höher ist als im umgebenden, gesunden Myokard. Damit kann sowohl akut infarziertes Gewebe, wie auch Narbengewebe von älteren Infarkten mit hoher Auflösung gut abgegrenzt werden ("bright is dead"). Es wird davon ausgegangen, dass die Kontrastmittelkonzentration aufgrund eines größeren Anteils des extravaskulären, extrazellulären Volumens und/oder einer langsameren Auswaschung erhöht ist. Die bisherigen Validierungsstudien deuten darauf hin, dass die Infarktgröße aus den Bildern relativ genau abgeleitet werden kann, wobei aber von kleineren Veränderungen, insbesondere in der Anfangsphase nach einem Infarkt, berichtet wurde.

Eine späte Signalverstärkung wird nicht nur bei myokardialen Infarkten beobachtet. Auch von anderen Erkrankungen betroffene Myokardregionen, z. B. bei Infekten, können ähnliche Signalverstärkungen zeigen. Während Infarktregionen normalerweise auf subendokardiale Regionen beschränkt sind, oder aber in schwereren Fällen transmurale Ausdehnung erreichen, können hier die Bereiche später Signalverstärkung auch auf die Wandmitte beschränkt sein.

Es sind andererseits auch Fälle von besonders schlecht durchbluteten Arealen dokumentiert worden, in die das Kontrastmittel bis zur Datenakquisition nicht einströmen kann, und die sich deshalb trotz fehlender Vitalität nicht positiv kontrastieren. Das gilt insbesondere für Bilder, die in den ersten Minuten nach der Kontrastmittelapplikation aufgenommen werden. Davon kann etwa das Zentrum von ausgedehnten Infarkten betroffen sein, das sich dann auf den Bildern dunkel von einer hell kontrastierten Infarktperipherie abhebt. Berichte zu solchen Fällen findet man in der Literatur z. B. unter dem Begriff „microvascular obstruction". Es gibt gute Hinweise darauf, dass ein über mehrere Tage unveränderter Befund einer mikrovaskulären Blutflussblockade mit besonders schlechten Prognosen assoziiert ist.

Late-Enhancement-Bilder werden mit gradientenechobasierten Inversion-Recovery-Sequenzen aufgenommen. Die Erholungszeit zwischen dem vorgeschalteten Radiofrequenz-Inversionspuls und der Datenaufnahme (TI, „time of inversion") wird so eingestellt, dass die Magnetisierung des gesunden Myokards zum Zeitpunkt der Aufnahme des K-Raum-Zentrums durch Null durchgeht, so dass vitale Myokardbereiche dunkel abgebildet werden. Unter Umständen muss die TI-Zeit der sich verändernden Kontrastmittelkonzentration angepasst werden, wenn die Datenaufnahme mehrere Minuten dauert. Es gibt sowohl 2D- wie auch 3D-Versionen der Pulssequenzen.

Während die Unterscheidung von infarziertem und gesundem Gewebe traditionell gut gelingt, kann der Kontrast zwischen subendokardialen Infarkten und dem Blut in der linken Herzkammer zum Teil ungenügend sein und Zusatzsequenzen, etwa mit verändertem TI, nötig machen. Aktuell werden die Aufnahmetechniken noch stetig verbessert, etwa im Hinblick auf verbesserten Kontrast („phase sensitive inversion recovery", fettsignalunterdrückende Aufnahmen), kürzere Messzeiten pro Bild oder verbessertes SNR.

Der Late-Enhancement-Bildgebung wird verschiedentlich als Methode der Wahl für den Nachweis, die Lokalisierung und die Vermessung von Myokardinfarkten und ihre Abgrenzung von vitalem Myokard angesehen.

11.4.4 Nachweis pathologisch hoher Eisenkonzentrationen im Herzmuskel

Pathologisch hohe Eisenkonzentrationen im Myokard können mit genau definierten Aufnahme- und Auswerteprotokollen anhand von $T2^*$-Verkürzungen mit der Magnetresonanztomographie einigermaßen verlässlich nachgewiesen werden. Dazu wird ein Kurzachsenschnitt durch einen zentralen Bereich des linken Ventrikels mehrmals mit einer Gradientenechosequenz und unterschiedlichen Echozeiten abgebildet. Aus dem mit wachsender Echozeit beobachteten Signalabfall kann die $T2^*$-Relaxationskonstante in einer beispielsweise im Septum platzierten „region of interest" (ROI) ermittelt werden. In vorläufigen Studien, insbesondere an Thalassämie-Patienten, ist gezeigt worden, dass erst unterhalb eines Schwellenwerts eine weitere $T2^*$-Verkürzung mit einer Verschlechterung der Herzfunktion einhergeht. Der Schwellenwert lag bei deutlich tieferen Zeiten als der Mittelwert von gesunden Probanden. Eine Evaluation der $T2^*$-Relaxationszeiten könnte demnach eine Entscheidungsgrundlage dafür bieten, bei welchen Patienten eine intensive und aufwändige Behandlung mit eisenbindenden Chelatliganden angezeigt ist, um eine Beeinträchtigung der Herzfunktion, mit entsprechend schlechten Prognosen, zu verhindern.

Diffusionsbildgebung

Daniel Nanz

D. Weishaupt, V. D. Köchli, B. Marincek, *Wie funktioniert MRI?*,
DOI 10.1007/978-3-642-41616-3_12, © Springer-Verlag Berlin Heidelberg 2014

In diffusionsgewichteten Bildern hängt die Signalstärke einer Körperflüssigkeit oder eines Gewebes von der mittleren Distanz ab, über die Wassermoleküle pro Zeiteinheit aufgrund der Wasserselbstdiffusion verschoben werden („diffusion-weighted imaging", DWI).

Die Verschiebung der Moleküle führt zu einem Signalverlust, der umso größer ist, je schneller sich die Wassermoleküle in der Richtung eines vom MR-Tomographen angelegten Gradientenfelds bewegen. Die Diffusionsrichtung und der Grad der Diffusionsgewichtung des Bildkontrasts kann durch die Wahl der Richtung und der Stärke des Gradientenfelds festgelegt werden.

Das Ausmaß der Verschiebung der Wassermoleküle wird quantitativ mit der Diffusionskonstanten erfasst („apparent diffusion coefficient", ADC), welche umso größer ist, je weiter sich Moleküle im statistischen Mittel verschieben. Sie ist im Allgemeinen richtungsabhängig. Der beobachtete Wert hängt also davon ab, in welche Richtung das Gradientenfeld angelegt wird.

> ❯ **In Gewebestrukturen, die sich in einem stark diffusionsgewichteten Bild heller von ihrer Umgebung abgrenzen, ist die Wasserdiffusion verlangsamt.**

Ursache könnte ein vergrößerter Wasseranteil innerhalb von Zellen sein, im Vergleich zum Wasseranteil im dazwischenliegenden extrazellulären Raum. Ein heller Herd im stark diffusionsgewichteten Bild kann somit ein Hinweis auf eine Zellschwellung (z. B. nach einem Apoplex) oder auf eine aktive und dichte Neubildung von Zellen (z. B. in einer Metastase) sein. Im Gegensatz hierzu kann erwartet werden, dass sich nekrotisches Gewebe, mit einem vergrößerten Anteil des extrazellulären Raums, im stark diffusionsgewichteten Bild dunkler von gesundem Gewebe abgrenzt.

Mit diffusionsgewichteter Bildgebung lassen sich Auswirkungen eines ischämischen Hirnschlags schon in den ersten Stunden nach dem ersten Auftreten von Symptomen beurteilen – bevor traditionelle, z. B. T2-gewichtete, MR-Bilder signifikante Veränderungen zeigen. In der akuten Phase ist der diffusionsbedingte Signalverlust in den betroffenen Arealen verringert und sie kontrastieren sich in stark diffusionsgewichteten Bildern hell gegenüber vergleichbaren nicht betroffenen Arealen. Im Verlauf von einigen Tagen schwächt sich die positive Kontrastierung ab und kippt in eine negative Kontrastierung, die auf eine vergrößerte Beweglichkeit der Wassermoleküle hindeutet.

Die diffusionsgewichtete Bildgebung ist ein Gebiet intensiver Forschung. Sie liefert Informationen, die mit anderen Methoden nicht oder nur sehr beschränkt gewonnen werden können.

12.1   **Wasserselbstdiffusion**

In Wasser bewegen sich die Wassermoleküle aufgrund der Brown-Molekularbewegung durcheinander. Ein einzelnes Molekül kann sich dabei mit der Zeit vom Startort fortbewegen oder auch nur am selben Ort hin und her gestoßen werden. Für die Diffusionsbildgebung ist wichtig, welche Strecke die Moleküle im statistischen Mittel absolvieren.

In reinem Wasser, ohne Barrieren wie Zellwände, verschieben sie sich im statistischen Mittel relativ weit und in alle Richtungen gleich weit. Stellt man die mittlere Verschiebungsdistanz pro Zeiteinheit für verschiedene Richtungen graphisch dar, ergibt sich eine Kugel (◻ Abb. 12.1a). Man spricht von einer isotropen Diffusion. Diese Situation wird in Körperflüssigkeiten mit frei beweglichen Wassermolekülen angetroffen, etwa im Liquor der Hirnventrikel, in der Gallenblase oder in niederviskösen Zysten. Hier ist die Diffusionskonstante vergleichsweise hoch

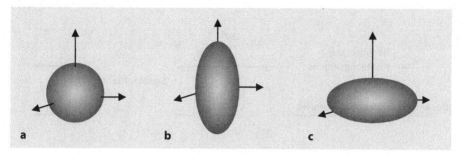

⬛ Abb. 12.1a–c Diffusionstensor-Ellipsoide für isotrope (a), röhrenförmige (b) und geschichtete (c) Umgebungen

(im Bereich von $3{,}0 \cdot 10^{-9}\,\mathrm{m^2 \cdot s^{-1}}$) und in alle Richtungen gleich. Der relative Signalverlust in diffusionsgewichteten Bildern ist somit ebenfalls groß.

Befinden sich die Wassermoleküle dagegen in einer mikroskopisch kleinen röhrenförmigen Struktur, durch deren Wände sie nur langsam diffundieren, kommen sie im statistischen Mittel entlang der Längsachse der Röhre weiter voran als in alle Richtungen quer dazu. Stellt man die mittlere Verschiebungsdistanz pro Zeiteinheit für verschiedene Verschiebungsrichtungen graphisch dar, ergibt sich keine Kugel, sondern ein längliches („prolate") Ellipsoid (⬛ Abb. 12.1b), mit der längsten Achse entlang der Röhrenlängsachse. Man spricht von einer anisotropen oder richtungsabhängigen Diffusion.

Ein Beispiel einer solchen Umgebung ist ein Axon einer gesunden Nervenzelle, das von einer Myelinhülle umgeben ist. Aufgrund des großen Lipidanteils können Wassermoleküle die Myelinhülle nur schwer durchqueren und diffundieren schneller entlang der Längsachse des Axons.

Neben röhrenförmigen Anordnungen, in denen Wassermoleküle in eine Richtung weiter vorankommen als in allen Richtungen senkrecht dazu, sind auch plattenförmig strukturierte Umgebungen denkbar, in denen Wassermoleküle in einer Lücke zwischen zwei Platten in alle Richtungen schneller vorankommen als in der Richtung senkrecht zu den Plattenebenen. In diesen Fällen ist das Diffusionsellipsoid abgeplattet („oblate"; ⬛ Abb. 12.1c).

Das Vorankommen von anisotrop diffundierenden Wassermolekülen wird von Strukturen begrenzt, die viel kleiner sind als die Auflösung eines MR-Bilds. Richtungsabhängige Unterschiede sind deshalb nur dann beobachtbar, wenn in den entsprechenden Voxeln die meisten Fasern parallel ausgerichtet sind und sich die Effekte aufsummieren.

12.2 Diffusionsmessung

Eine Pulssequenz, die Bilder mit diffusionsgewichtetem Bildkontrast erzeugt, verkleinert die Quermagnetisierung, und damit das Signal, von sich verschiebenden, diffundierenden Wassermolekülen.

Meistens handelt es sich dabei um eine Echoplanarsequenz. Zwischen dem Anregungspuls und der Signalaufnahme wird ein Gradientenimpulspaar geschaltet, welches die Signalabschwächung bewirkt (⬛ Abb. 12.2). Anders als in der Phasenkontrastangiographie haben hier beide Hälften des Impulspaares dasselbe Vorzeichen. Dank eines 180°-Radiofrequenz-Inversionsimpulses, der zwischen den beiden Gradientenimpulshälften eingestrahlt wird, ist der Effekt jedoch sehr ähnlich: Signalphasen von Spins, die sich während des Impulspaares entlang des Gradientenfelds verschieben, werden durch das Impulspaar verändert und zwar umso stärker,

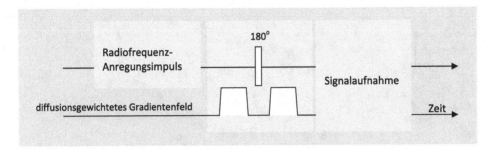

◼ Abb. 12.2 Schematische Darstellung eines Gradientenimpulspaares, das einen 180°-Radiofrequenzimpuls flankiert und eine MR-Aufnahmesequenz für Diffusionseffekte empfindlich macht

je weiter sich die Moleküle entlang der Gradientenimpulsrichtung verschoben haben. Da sich fast alle Spins unterschiedlich weit verschieben, zeigen ihre Quermagnetisierungen nach dem Impulspaar in unterschiedliche Richtungen und summieren sich zu einer Quermagnetisierung, die umso kleiner ist, je weiter die Spins sich im Mittel verschoben haben.

Es resultiert ein kleineres Signal, dessen Abschwächung („attenuation") von der Stärke und Dauer der Gradientenimpulse, sowie der mittleren Verschiebungsdistanz der Wassermoleküle entlang der Gradientenfeldrichtung abhängt.

Eine hellere Signalstärke in einem stark diffusionsgewichteten Bild zeigt somit eine verlangsamte Wasserselbstdiffusion entlang der gewählten Gradientenrichtung an. Das muss aber noch kein Hinweis auf eine pathologische Veränderung sein: Läuft z. B. in einem abgebildeten Voxel in der weißen Hirnsubstanz ein Großteil der Fasern quer zur Gradientenrichtung, diffundieren die Wassermoleküle entlang der Gradienten weniger weit und das Voxel wird mit größerer Signalstärke, also heller, abgebildet als zeigte ein Großteil der Fasern in die Gradientenrichtung. Dies trifft auch dann zu, wenn das Gewebe absolut gesund ist.

Um falsch-positive Beurteilungen zu vermeiden, wird die Signalstärke in mindestens drei diffusionsgewichteten Aufnahmen gemittelt, die mit senkrecht aufeinander ausgerichteten Gradientenimpulspaaren gemessen werden. Der gemittelte Wert ist ein zuverlässigerer Indikator für pathologische Veränderungen der Diffusion in anisotrop strukturierten Umgebungen. Solch gemittelte diffusionsgewichtete Bilder werden oft einfach als Diffusionsbilder oder als „isotrope Diffusionsbilder" bezeichnet.

Eine weitere Komplikation bei der Beurteilung von Diffusionsbildern ist der T2-Effekt („T2-shine-through"): Das Gradientenimpulspaar, das eine Messung für Diffusionsprozesse sensibilisiert, bewirkt lediglich eine Signalabschwächung im Vergleich zur Messung ohne die Zusatzgradienten. Gewebe und Flüssigkeiten mit schneller Diffusion und großem Signalabfall im Diffusionsbild, z. B. Liquor, Gallenblase oder niederviskose Zysten, haben oft auch lange T2-Zeiten. Das heißt, dass sie sich im T2-gewichteten Vergleichsbild sehr hell darstellen und auch in einem leicht bis moderat diffusionsgewichteten Bild ungeachtet großen Signalverlusts immer noch hell kontrastiert sein können. Bei der Auswertung sollte solchen Regionen keine verminderte Diffusion zugeschrieben werden. Erst bei sehr starker Diffusionsgewichtung sind die beobachteten Signalintensitäten dominant durch die Diffusion bestimmt.

Die Stärke der Diffusionsgewichtung des Bildkontrasts wird mit dem „b-Faktor" gemessen. Er bestimmt den Signalverlust, der mit einer Pulssequenz für eine gegebene Diffusionskonstante zu erwarten ist. Je größer der b-Faktor, desto stärker ist die Signalabschwächung durch Diffusion. Der b-Faktor wächst mit Stärke und Dauer des Gradientenimpulspaares. Er wird üblicherweise in Einheiten von Sekunden pro Quadratmillimetern ($s \cdot mm^{-2}$) angegeben.

Wenn eine Messung mit unterschiedlichen b-Faktoren wiederholt wird, kann die Diffusionskonstante quantitativ bestimmt werden. Es wird beispielsweise eine Signalstärke der weißen Hirnsubstanz mit einem b-Faktor = 0 (keine Diffusionsgewichtung des Bildkontrasts) und eine mit einem b-Faktor von 1000 s•mm^{-2} (starke Diffusionsgewichtung) gemessen, wobei die Gradientenrichtung und alle anderen Parameter unverändert gleich gehalten werden. Aus dem Verhältnis der Signalstärken kann dann der ADC entlang dieser Richtung quantitativ berechnet werden.

Bilder, deren Graustufenwerte einen ADC in den abgebildeten Voxeln repräsentieren (meistens über drei Richtungen gemittelt), werden als „ADC-Karten" („ADC map") bezeichnet. Ein Gewebeabschnitt, der sich auf einem stark diffusionsgewichteten Bild von gesundem Gewebe kontrastiert und sich heller darstellt (reduzierte Beweglichkeit der Wassermoleküle), zeichnet sich auf der entsprechenden ADC-Karte dunkel ab (verringerte mittlere Diffusionskonstante). Da der ADC ein quantitatives Maß für den diffusionsbedingten Signalverlust darstellt, ist in den entsprechenden Bildern das Problem des T2-Effekts eliminiert: Auch Flüssigkeiten mit langem T2 erscheinen in der ADC-Karte so hell wie angesichts ihres Diffusionsverhaltens und ihres Signalverlusts erwartet, und nicht fälschlicherweise dunkel.

Die Auswertung einer über drei Richtungen gemittelten ADC-Karte vermeidet somit sowohl falsch-positive Beurteilungen von anisotropen Geweben als auch das Problem der T2-Abhängigkeit von Diffusionsbildern. Aufgrund der Kontrastumkehr ist aber ein Vergleich mit den Diffusionsbildern nicht immer ganz einfach. Viele Läsionen, z. B. ischämische Hirnareale Stunden nach einem Infarkt, werden in der ADC-Karte dunkler als ihre Umgebung abgebildet und sind deshalb weniger gut sichtbar als wenn sie sich hell kontrastierten.

Als alternative Darstellung bieten sich „eADC-Karten" an, die ebenfalls das Problem der T2-Abhängigkeit eliminieren, jedoch einen ähnlichen Kontrast wie Diffusionsbilder aufweisen: Geweberegionen sind umso heller abgebildet je langsamer die Wassermoleküle diffundieren. Auch hier werden im Normalfall Daten von drei Aufnahmen mit orthogonalen Richtungen der Gradientenimpulspaare gemittelt. Das „e" in eADC steht für exponentiell.

Die Aufnahme diffusionsgewichteter Bilder wird durch Bewegung aller Art gestört. Dazu gehören sowohl ein Drehen oder Zittern des Kopfes oder durch Atembewegung verursachte Abweichungen bei Messungen im Torso. Insbesondere sind Signalunterschiede zwischen Bildern, von denen mindestens eines mit kleinem b-Faktor aufgenommen worden ist, auch stark abhängig von weiteren Bewegungen von Wassermolekülen, z. B., aufgrund der Gewebedurchblutung im fein strukturierten Kapillarbett, die nicht mit der Diffusion zusammenhängen.

12.3 Diffusionstensor-Bildgebung

Die Veränderung der Signalstärke bei Veränderung der Gradientenrichtung kann bei der Interpretation von DWI-Bildern von anisotrop strukturierten Geweben wie erwähnt zu falschen Interpretationen führen. Sie bietet aber auch die Möglichkeit, mehr über die Geometrie der Strukturen herauszufinden, die die freie Diffusion behindern.

Wird die Richtung des Gradientenimpulspaars systematisch variiert, beobachtet man den größten Signalabfall, wenn die Gradientenrichtung mit der Längsrichtung von röhrenförmigen Strukturen zusammenfällt. Der Signalabfall ist am geringsten, wenn die Gradienten in eine der zur Längsachse senkrecht angeordneten Richtungen zeigen. Durch einen Vergleich der beobachteten Diffusionskonstanten entlang der drei senkrecht aufeinander stehenden Hauptachsen kann ein quantitatives Maß für die „Gerichtetheit" oder Anisotropie der Diffusion abgeleitet werden.

Der üblichste Parameter hierfür ist die „fraktionelle Anisotropie", („fractional anisotropy", FA). FA-Werte können zwischen 0 und 1 variieren. Ein FA-Wert = 1 deutet auf streng gerichtete Diffusion entlang nur einer Richtung hin – mit lediglich vernachlässigbarer Diffusion senkrecht zu dieser Richtung. Diese Situation würde für Wasser in engen, undurchlässigen, parallelen Röhren erwartet. Ein FA-Wert = 0 deutet dagegen auf eine isotrope Diffusion hin. Die Wassermoleküle diffundieren in alle Richtungen gleich weit pro Zeiteinheit. Diese Situation würde z. B. für „freies" Wasser erwartet. Oder für Wassermoleküle in kugelförmigen mikroskopischen Strukturen.

Ein Voxel in der weißen Hirnsubstanz, das von ausschließlich parallel laufenden Nervenfasern mit intakter Myelinhülle durchquert wird, zeigt einen vergleichsweise hohen FA-Wert („starke Anisotropie"). Pathologische Veränderungen der Myelinhülle können dazu führen, dass diese von Wassermolekülen einfacher durchdrungen werden kann. Es würde dann ein verringerter FA-Wert erwartet, der ein quantitatives Maß für die Degeneration der Myelinhülle liefern könnte.

Bei solchen Interpretationen gilt es allerdings zu bedenken, dass ein FA-Wert = 0 auch dann beobachtet würde, wenn in einem Voxel viele Fasern mit allen möglichen Orientierungen quer durcheinander liefen und es – über das ganze Voxel gemittelt – keine Vorzugsrichtung der Diffusion gäbe, auch dann, wenn die Myelinhülle der Fasern noch vollständig intakt wäre. Zudem hängt der beobachtete FA-Wert auch von der Faserdichte im Voxel oder dem durchschnittlichen axonalen Durchmesser ab.

Mathematisch wird die Richtungsabhängigkeit der Diffusion mit einem Tensor beschrieben, der üblicherweise als Matrix dargestellt wird. Wird die Diffusionskonstante in mehrere Richtungen quantitativ bestimmt spricht man deshalb von der Diffusionstensor-Bildgebung („diffusion-tensor imaging", DTI).

Für eine quantitative Messung von FA-Werten sollte die Diffusionskonstante in mindestens sechs ausgewählte Richtungen gemessen werden. Sie kann aber auch für weitere Richtungen ermittelt werden. Das erlaubt eine zunehmend genauere Nachzeichnung einer gemittelten Geometrie von den die Diffusion einschränkenden Strukturen innerhalb eines Voxels.

Ein Anwendungsgebiet der Diffusionstensor-Bildgebung ist die so genannte Traktographie („fiber tracking") in der weißen Hirnsubstanz. Sie versucht, aus der relativen Orientierung und Größe von Diffusionsellipsoiden (◗ Abb. 12.1) in benachbarten Voxeln den räumlichen Verlauf von Nervenfaserbündeln über längere Distanzen zu rekonstruieren.

Bildgebung jenseits von Morphologie und Struktur

Dominik Weishaupt und Daniel Nanz

D. Weishaupt, V. D. Köchli, B. Marincek, *Wie funktioniert MRI?*,
DOI 10.1007/978-3-642-41616-3_13, © Springer-Verlag Berlin Heidelberg 2014

Seit der Einführung von MRI in die klinische Medizin steht die Darstellung von Morphologie und Struktur der Gewebestrukturen im Vordergrund. In den letzten Jahren richtet sich das Interesse vermehrt auch auf die Analyse von Funktionen und die Verknüpfung von Form und Struktur. Unter dem Begriff *funktionelle MRI* (fMRI) werden heute eine ganze Reihe von Techniken zusammengefasst, welche nichtinvasiv Gewebeaktivitäten durch Darstellung von Stoffwechselvorgängen oder durch die Abbildung von Durchblutungsverhältnissen erfassen. Historisch gesehen wurden funktionelle MRI-Techniken zuerst in der Neuroradiologie eingesetzt. In der Neuroradiologie versteht man unter dem Begriff funktionelle MRI-Techniken, solche, die eine kortikale Reaktion auf externe Reize mit einer hohen räumlichen und zeitlichen Auflösung nichtinvasiv messen können. Im Vordergrund der fMRI-Techniken in der Neuroradiologie stehen drei messbare relevante Kontrastmechanismen:

- Blutvolumenänderung,
- Blutflussänderung,
- BOLD("blood oxygenation level dependent")-Kontrast.

In einer erweiterten Begriffsdefinition können jedoch unter dem Begriff funktionelle MRI alle Anwendungen oder Techniken zusammengefasst werden, welche sich nicht nur auf die Darstellung von Form und Struktur beschränken, sondern Informationen über die Zusammensetzung von Geweben ermöglichen, Stoffwechselvorgänge darstellen oder vaskuläre Verhältnisse parametrisieren. Diese erweiterte Definition der funktionellen MR-Bildgebung schließt somit auch Techniken wie Spektroskopie, "chemical shift imaging" (CSI), Diffusionsbildgebung sowie die MR-Bildgebung mit gewebespezifischen Kontrastmitteln ein.

> **Funktionelles MRI wird unterschieden von dynamischen respektive kinematischen MRI-Techniken.**

Von den funktionellen MR-Techniken abzugrenzen sind kinematisches und dynamisches MRI. *Kinematisches MRI* umschreibt die Bildgebung im muskuloskelettalen Apparat (vorwiegend Gelenke und Wirbelsäule), in denen eine anatomische Struktur, nicht nur in Ruhe, sondern auch in funktionellen Positionen untersucht wird. Als Beispiel sei die kinematische MR-Bildgebung der Lendenwirbelsäule genannt, bei welcher die Bildgebung nicht nur in liegender, sondern auch in sitzender oder stehender Position mit zusätzlichen Aufnahmen in Flexion, Extension oder Rotation durchgeführt wird. Der physiologische Hintergrund für eine solche Bildgebung ist die Überlegung, dass gewisse Befunde positionsabhängig sind und deshalb in der Standarduntersuchungsposition unerkannt bleiben können. Weitere Beispiele für kinematische MR-Untersuchungen ist die kinematische Untersuchung des femoropatellaren Gelenks, die kinematische MR-Untersuchung der Halswirbelsäule in Rotation und die kinematische Untersuchung des Kiefergelenks mit offenem und geschlossenem Mund.

Neben dem muskuloskelettalen System findet MRI in anderen Körperpositionen als der Ruheposition auch Anwendungen in anderen anatomischen Regionen. In der dynamischen MRI-Darstellung des Beckenbodens (auch MR-Defäkographie genannt) wird dieser in Ruhe, mit Beckenbodenpresse, Kneifen des Beckenbodens und während dem Defäkationsvorgang untersucht. Damit können wichtige Pathologien dargestellt werden, welche in der Ruheposition nicht erkennbar sind. Grundlagen für die kinematische und dynamische MRI sind schnelle MR-Sequenzen, welche über eine gute zeitliche und räumliche Auflösung verfügen. Geeignete Sequenzen sind SSFSE (Single-Shot-Fast-Spinechosequenz), SSFP (Steady-State-Free-Precession-Sequenz) oder multiphasische Gradientenechosequenzen. Für gewisse Untersuchungen sind auch Lagerungs- oder Positionierungshilfen nötig. Je nach Anwendung sind kinematische MR Untersuchungen nur in MR-Geräten mit spezieller Magnetarchitektur (offene und halboffene MR-Systeme) möglich.

Innerhalb dieses Buches wurden bereits verschiedene Techniken der funktionellen Bildgebung vorgestellt: Bildgebung der chemischen Verschiebung (▶ Abschn. 9.2), Perfusionsbildgebung (▶ Abschn. 11.2) und BOLD-Effekt (▶ Abschn. 11.3) sowie Diffusionsbildgebung (▶ Kap. 12). Die Bildgebung mit gewebespezifischen Kontrastmitteln wird im nächsten Kapitel erörtert (▶ Kap. 14).

■ **In-vivo-Spektroskopie**

Die Magnetresonanzspektroskopie liefert nichtinvasiv Informationen über die chemische Zusammensetzung und somit über den Metabolismus, gemittelt über Gewebebereiche, die etwa $\geq 1\ cm^3$ groß sind. So kann in Meningiomen, Glioblastomen, fortgeschrittenen Astrozytomen, oder Tumormetastasen im Kopf ein reduzierter Gehalt an N-Azetylaspartat (NAA) nachgewiesen werden, welches vor allem in funktionierenden Nervenzellen vorkommt („neuronaler Marker").

Diagnostische MR-Geräte empfangen nicht nur Signale von Wasser- und Fettmolekülen, sondern von allen kleinen wasserstofftragenden Molekülen in Lösung. Die Konzentration der Metaboliten ist im Vergleich zur Wasserkonzentration jedoch so klein, dass ihre Signale in der Bildgebung vernachlässigt werden können. Auch in Spektren können Metabolitensignale erst bei fast vollständiger Unterdrückung des Wassersignals erfolgreich analysiert werden.

Die Frequenzen der Metabolitensignale hängen von den Positionen der Wasserstoffatome innerhalb eines Moleküls ab. Sie werden in „parts per million" (ppm) gemessen, damit nicht für jede Feldstärke ein anderer Wert tabelliert werden muss. Die Frequenzdifferenz zwischen dem Wasser- (~4,7 ppm) und dem NAA-Signal (2,0 ppm) in einem Magnetfeld von 1,5 T kann wie folgt berechnet werden:

$$(2,0\text{–}4,7\ \text{ppm}) \bullet 42,58\ \text{MHz/T} \bullet 1,5\ \text{T} = -172\ \text{Hz}$$

Die Frequenz des NAA-Signals ist also auf dem 1,5-T-Tomographen etwa um 172 Hz tiefer als die des Wassersignals. Die 42,58 MHz/T entsprechen dem magnetogyrischen Verhältnis des Wasserstoffkerns (▶ Kap. 1).

Normalerweise wird der Frequenzbereich zwischen den Fettsignalen (~≥0,9 ppm) und dem unterdrückten Wassersignal (~≤4,3 ppm) untersucht. Die hier beobachteten Signalgruppen werden, in Abhängigkeit vom untersuchten Gewebe, Fett-, Laktat-, NAA-, Glutamin-/Glutamat-, Zitrat-, (Phospho)Kreatin-, Cholin-, oder Myosinositolmolekülen oder Substanzfamilien zugeordnet. Unter gewissen Auflagen ist die integrierte Signalstärke direkt proportional zur Konzentration eines Metaboliten im Gewebe. Die Signalintensitäten erlauben deshalb Rückschlüsse auf den Stoffwechsel in den untersuchten Bereichen, z. B. die Unterscheidung einer gutartigen von einer bösartigen Läsion.

Welche Signale in der Auswertung besonders berücksichtigt werden müssen, hängt stark von der Fragestellung und der untersuchten Anatomie ab. Während beispielsweise eine Erhöhung des Verhältnisses Cholinsignal zu NAA-Signal ein Indiz für eine bösartige Veränderung in Hirntumoren sein kann, gilt dasselbe für das Verhältnis von (Cholinsignal + Kreatinsignal) zu Zitratsignal im Fall von Prostatatumoren.

Mit Single-Voxel-Techniken werden nur Signale aus einem vorab definierten kleinen Volumen, z. B. innerhalb eines Tumors, empfangen. Es muss dann weder eine Frequenz- noch eine

Phasenkodierung vorgenommen werden, sodass die Aufnahmezeit für klinische Untersuchungen kurz gehalten werden kann. Mittels Multi-Voxel- oder CSI-Techniken werden Signale aus größeren Bereichen detektiert, so dass ihr Entstehungsort für diagnostische Aussagen präziser lokalisiert werden muss. Die Aufnahmezeit ist hier im Allgemeinen länger. Es können aber so Spektren von kleineren Volumina erhalten und die großräumigere Verteilung von Metaboliten, z. B. innerhalb eines axialen Hirnschnitts, beurteilt werden.

Die Intensität verschiedener Metabolitensignale in Wasserstoffspektren hängt stark von der Echozeit ab. Metabolitensignale, die das Spektrum bei kurzen Echozeiten (z. B. 35 ms) dominieren, können bei langen Echozeiten (z. B. 144 oder 288 ms) aufgrund kurzer T2-Zeiten bereits zu klein sein, um noch ausgewertet zu werden. Die Signale von koppelnden Wasserstoffkernen, beispielsweise im Laktat, verändern sich mit wachsender Echozeit auch qualitativ: Bei einer Echozeit von 144 ms zeigen die Laktatsignale genau in die andere Richtung („negative" Signale) als etwa das Wassersignal („positive" Signale).

Neben Wasserstoffspektren werden auf Forschungsgeräten auch Spektren von anderen als Wasserstoffatomkernen, etwa von Phosphor- oder Natriumkernen, aufgenommen. Das Verhältnis von freiem Phosphat zu Phosphokreatin, wie es aus einem Phosphorspektrum erhalten wird, erlaubt Rückschlüsse auf den Energiehaushalt eines Muskelgewebes.

Eine absolute Quantifizierung der Metabolitenkonzentrationen in Mikromol pro Liter (μmol • l^{-1}) wäre wünschenswert. Sie ist aber schwierig zu bewerkstelligen. Ein relativer Vergleich von Metabolitensignalen ist einfacher reproduzierbar. Als Referenzsignal kann ein anderes Signal als das interessierende im selben Spektrum dienen. Alternativ, etwa bei der Single-Voxel-Spektroskopie im Hirn, kann ein zweites Spektrum als Referenz verwendet werden. Das zweite Voxel wird dafür an derselben Stelle wie das erste für die Untersuchung der Läsion platziert, aber in der anderen, hoffentlich gesunden, Hirnhälfte.

Wegen der kleinen Metabolitenkonzentrationen ist das Signal-zu-Rausch-Verhältnis (SNR) fast immer kritisch. Es wächst mit der Feldstärke; klinische Anwendungen im Kopf sind ab einer Feldstärke von etwa 1,5 T möglich, ein 3,0-T-MR-Gerät bietet Vorteile. Eine erfolgreiche Unterdrückung des Wassersignals ist äußerst wichtig für eine Beurteilung, vor allem wenn Metabolitenkonzentrationen quantifiziert werden sollen. Auch kleine Variationen der Wasserunterdrückung können das Aussehen eines Spektrums stärker verändern als unterschiedliche Pathologien. Bei der Befundung sollte auf die Echozeit (TE) geachtet werden und relative Vergleiche sollten auf mit identischem TE aufgenommene Spektren beschränkt bleiben. Institutionen, die die Spektroskopie erfolgreich anwenden, sammeln üblicherweise eine große Datenbank von exakt identisch aufgenommenen Spektren, um eine Diagnose auf dieser Basis abzustützen.

MR-Kontrastmittel

Johannes M. Fröhlich

D. Weishaupt, V. D. Köchli, B. Marincek, *Wie funktioniert MRI?*,
DOI 10.1007/978-3-642-41616-3_14, © Springer-Verlag Berlin Heidelberg 2014

14.1 Wirkungsweise

Die Signalintensitätsdifferenz (SI-Differenz) zweier Gewebe bestimmt im MR den Bildkontrast. Er ist sowohl von intrinsischen (körpereigenen Gewebeeigenschaften) als auch von extrinsischen (gerätespezifischen) Faktoren, insbesondere der verwendeten Pulssequenz, abhängig.

MR-Kontrastmittel sind Pharmazeutika, welche dank Kontrastanhebung und ihrer dynamischen Information (Pharmakokinetik) zur Verbesserung der diagnostischen Aussage (höhere Sensitivität, Spezifität, funktionelle Aussage) in der Kernspintomographie eingesetzt werden. Neben den spezifischen physikochemischen Anforderungen, die sich aus ihrem Einsatz in der MR-Bildgebung ergeben, muss selbstverständlich auch ihr pharmakologisches Profil berücksichtigt werden. Nach ihrem Einsatz sollten MR-Kontrastmittel den Körper rasch wieder verlassen und selbstverständlich möglichst inert (ohne eigene Wirkung) sein.

Bei der Wirkungsweise der MR-Kontrastmittel sind im Prinzip alle bereits besprochenen physikalischen Grundlagen der Kernspintomographie, wie Kernspinresonanz, Spin-Spin-Wechselwirkung, gepulste Anregung mit Relaxation oder auch die magnetischen Eigenschaften einer Substanz, in Betracht zu ziehen. MR-Kontrastmittel verändern die auch sonst spontan ablaufenden Resonanzvorgänge. Dank Signalveränderungen heben sie gewisse Strukturen oder Pathologien hervor. Erklären lässt sich diese differenzierte Darstellung mit unterschiedlichen MR-Eigenschaften der durchfluteten Gewebe:

- Verkürzung der T1-, T2- oder auch T2*-Relaxationszeit,
- Veränderung/Störung der lokalen Magnetfeldhomogenität (Suszeptibilitätseffekte),
- Veränderung der Protonendichte (Anzahl Protonen pro Voxel) eines Gewebes,
- Verschiebung der Resonanz- oder Larmorfrequenz.

Welcher Einflussfaktor das Bild dominiert, hängt von der Wahl des eingesetzten Kontrastmittels, der Sequenzgewichtung oder auch physiologischen Parametern ab. Gut veranschaulichen dies die am häufigsten klinisch eingesetzten Gadoliniumkomplexe, die prinzipiell alle drei Relaxationszeiten (T1, T2 und T2*) verkürzen. In der klinischen Praxis wird vor allem die T1-Verkürzung mit entsprechendem Signalanstieg bei der kontrastmittelgestützten MR-Bildgebung ausgenützt. Dies führt bei entsprechender Sequenzwahl mit T1-Gewichtung (kurze Repetitionszeit, kurze Echozeit, angepasste Pulswinkel) zum Signalanstieg im „kontrastierten" Gewebe (◘ Abb. 14.1).

Zum besseren Verständnis der Wirkungsweise von MR-Kontrastmitteln soll auf die einzelnen physikalischen Vorgänge näher eingegangen werden.

14.1.1 Verkürzung der T1- und T2-Relaxationszeiten

Das Kontrastmittel mit seinem permanenten magnetischen Dipolmoment (ungepaarte Elektronenspins = hohe Ladung bezogen auf eine niedrige Masse) beschleunigt (katalysiert, stimuliert) sowohl die T1- (longitudinale Komponente; Spin-Gitter-Relaxation) als auch die T2-Relaxation (transversale Relaxation, skalare, Spin-Spin-, Dipol-Dipol-Wechselwirkung) der sie umgebenden Protonen.

Bei der T1-Relaxation wird die longitudinale Relaxationskomponente, d. h. die bei der Larmoranregung aufgenommene Energie, durch das Kontrastmittel rascher vom Protonenspin auf seine Umgebung transferiert (Energietransfer). Die Energieabgabe führt zu einer rascheren Relaxation der benachbarten Protonen. Gefördert wird dieser Effekt durch fluktuierende Mag-

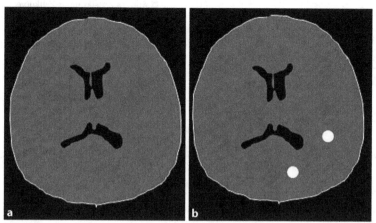

Abb. 14.1a,b Schematische Darstellung eines T1-gewichteten Nativ-MRT-Bilds (**a**) sowie eines nach i.v.-Verabreichung von 0,1 mmol Gd/kg KG erzielten Kontrastbilds (ebenfalls T1-gewichtet; **b**): Zwei Läsionen sind im ZNS nach Kontrastmittelgabe sichtbar geworden. Im Unterschied zum Röntgenkontrastbild (Absorptionsbild) sieht man nicht etwa das Kontrastmittel (also beispielsweise Gd) selbst, sondern dessen Einfluss auf die Relaxationseigenschaften der sie umgebenden Protonen. Der Signalanstieg der Protonen in beiden Läsionen beruht auf der lokalen T1-Verkürzung (Katalyse des Relaxationsenergietransfers) bei extravaskulärer Verteilung des Kontrastmittels innerhalb der Pathologie. Das Kontrastmittel hat die sonst hermetisch dicht verschlossene Blut-Hirn-Schranke passiert. Damit werden alle interstitiellen Bereiche der Läsion, in die das Kontrastmittel sich verteilen kann, sichtbar gemacht

netfelder, welche lokal durch die Elektronenspins des Kontrastmittels entstehen. Weil die Protonenspins sich schneller „*erholen*", nimmt das Signal bei einer T1-Gewichtung (d. h. bewusste Akquisition der longitudinalen Relaxationskomponente) im MR-Bild zu (Abb. 14.2). Somit werden diese Kontrastmittel als *positive Kontrastmittel* bezeichnet. Parallel hierzu nimmt auch die Magnetisierung in Z-Richtung wieder zu, da die Protonen vom „*antiparallelen*" Energiestatus zunehmend in den „*parallelen*" zurückklappen (T1-Kurve; exponentiell). Die spontane, d. h. ohne Kontrastmittel erfolgende Energieabgabe der stimulierten Protonen vollzieht sich im relativ niedrigen RF-Bereich des MR ziemlich langsam (mehrere Sekunden). Nach MR-Kontrastmittelgabe „*stimuliert*" sozusagen die Wechselwirkung zwischen angeregten Protonen und lokalen elektromagnetischen Feldern die Energieabgabe mit verkürzten T1-Relaxationszeiten. Dahinter verbirgt sich die Interaktion ungepaarter Elektronenspins des Kontrastmittels mit den umliegenden Wasserstoffkernen (in erster Linie Wasser, dann aber auch Fett- oder Eiweißmoleküle des Gewebes). Somit haben wir es bei MR-Kontrastmitteleffekten streng genommen mit Phänomenen zwischen Elektronenhülle und Atomkernen zu tun. Beispielsweise treten beim Gadolinium mit seinen sieben einzelnen Elektronenspins (Abb. 14.3) Wechselwirkungen mit ihnen nahe kommenden Protonenspins auf. Hierbei werden „innersphärische" (Wechselwirkung mit fest ans Gadolinium gebundenem Wasser) und „außersphärische" Phänomene (Wechselwirkung mit ungebundenem, in der Nähe diffundierendem Wasser) unterschieden. Beide Phänomene tragen entscheidend zur Relaxation bei und können u. a. chemisch mit der Komplexstruktur und dem Chelator beeinflusst werden.

Zeitlich gesehen dominant sind bei der Relaxation gelöster und damit frei beweglicher Protonen die Dipol-Dipol-Wechselwirkungen, die sich auf die transversale Relaxation auswirken (T2<T1). Der Abbau dieser zum Feld senkrechten Polarisation geht schneller vonstatten, da kein Energieaustausch nötig ist. MR-Kontrastmittel verstärken die bei T2-Gewichtung erkenn-

T1-Effekt: erhöht SI

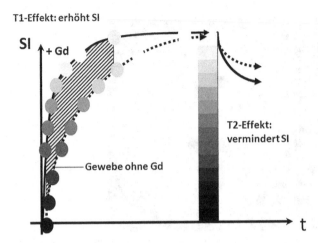

Abb. 14.2 Relaxations-Zeitkurve eines Gewebes mit respektive ohne Gadolinium. Die T1-Verkürzung mit höherem Signal ist nur über einen bestimmten Zeitraum zu erkennen (*schraffierter Bereich*). Dies entspricht der T1-Gewichtung mit kurzem TR. Bei längeren TR ergibt sich kein Signalintensitätsunterschied (außer bei hohen Konzentrationen aufgrund des zunehmenden T2-Effekts). *Gd* Gadolnium; *SI* Signalintensität

Gadolinium
[Xe] 4f^7 5d^1 6s^2

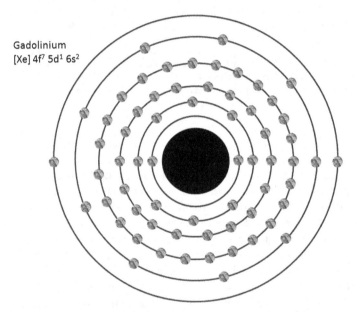

Abb. 14.3 Dank sieben ungepaarten Elektronen in der f-Schale ist Gadolinium stark paramagnetisch

baren Spin-Spin-Effekte, die zu einer rascheren Dephasierung und somit Beschleunigung der Phaseninkohärenz (Verkürzung der T2-Relaxation) führen. Dies führt zu einer Signalabnahme besonders auf T2-gewichteten Pulssequenzen. Voraussetzung sind ein hohes magnetisches Moment, welches bei ungepaarten Elektronen etwa 657-mal stärker als bei den Protonen ist. Zudem muss bei der Larmorfrequenz, die allerdings von der Feldstärke abhängt, eine Spin-Transition oder Anregung der Elektronen möglich sein. Eine langsame Spin-Relaxationszeit der Kontrastmittelelektronen begünstigt ebenfalls die Dipol-Dipol-Wechselwirkungen. Schließlich ist auch eine gewisse räumliche Nähe entscheidend, die wiederum strukturabhängig ist (▶ Abschn. 14.3). Gadolinium mit seinen sieben ungepaarten Elektronen, 7/2-Spins und einer relativ langen Elektronen-Spin-Relaxationszeit weist auch bezüglich der T2-Relaxation optimale Voraussetzungen auf.

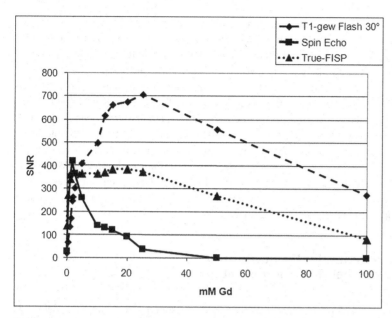

◘ Abb. 14.4 Bei 1,5 T gemessene Dosis-Wirkungs-Kurve der Signalstärke von extrazelluärem Kontrastmittel (Gd-DOTA) bei drei unterschiedlichen Pulssequenzen: Spinechosequenz, Flash = Gradientenechosequenz, True-Fisp = Steady-State-Free-Precession-Sequenz. Man achte auf die je nach Pulssequenz sich deutlich unterscheidenden Gd-Konzentrationen (X-Achse) mit maximalem SNR

Bei hohen Kontrastmittelkonzentrationen, z. B. in den ableitenden Harnwegen oder Fehlverdünnungen in der MR-Arthrographie, kommt es zunehmend zu einer Dominanz des rascheren T2-Effekts, weshalb das Signal abnimmt, besonders auf T2-gewichteten Bildern, aber auch auf T1- gewichteten Pulssequenzen (◘ Abb. 14.2). Dies kann bei Perfusionsuntersuchungen klinisch genutzt werden, denn dank ausgeprägtem und dosisabhängigen T2/T2*-Signalabfall beim „first pass" (erster arterieller KM-Durchgang) durch die Gefäße und das gut vaskularisierte Gewebe kann die Perfusion oder Durchblutung eines Zielgewebes genauer gemessen werden.

⊗ MR-Kontrastmittel weisen bei niedrigen Konzentrationen eine Dominanz des T1-Effektes mit Signalanstieg auf. Ab einer Schwellendosis kommt es auf Grund zunehmender T2-Effekte zu einem dosisabhängigen Signalabfall (◘ Abb. 14.4).

Aus mechanistischer Sicht sollten die T1- (longitudinal, Spin-Gitter-Energieabsorption) aber auch die T2-Relaxation (transversal, Dipol-Dipol-Wechselwirkung) von der ebenfalls zum Signalabfall führenden T2*-Relaxation (= Suszeptibilitätseffekt), die praktisch überlagert durch paramagnetische, superparamagnetische oder ferromagnetische MR-Kontrastmittel provoziert wird, differenziert werden (s. u.). Der T2*-Effekt lässt sich durch lokale Feldinhomogenität aufgrund von Suszeptibilität erklären (► beschleunigte Dephasierung aufgrund von Suszeptibilitätseffekten).

Die Bedeutung des Umgebungseinflusses erkennt man gut an der unterschiedlichen Relaxationsdauer:

- im Vakuum spontane Relaxation in 10^{16} Jahren,
- in einer wässrigen Lösung in ~1 s,
- in einer wässrigen Kontrastmittellösung in wenigen ms.

Das unterschiedliche Signal im kontrastmitteldurchfluteten Gewebe (im Allgemeinen in der T1-Wichtung ein deutlich höheres Signal, in der T2-Wichtung bei höheren Konzentrationen ein niedrigeres Signal) beruht also auf unterschiedlichen Relaxationszeiten gegenüber Gewebe ohne Kontrastmittelaufnahme (◘ Abb. 14.2). Auf den Bildern erkennbar wird dies allerdings erst unter der Voraussetzung, dass die richtige Pulssequenz oder Bildgewichtung (z. B. bei Gd vorwiegend eine T1-Gewichtung mit kurzen TR) sowie eine entsprechende Kontrastmittelverteilung vorliegen. Praktisch gesehen wählt man durch die Einstellung der Sequenzparameter einen bestimmten Abszissen-Kurvenschnittpunkt auf der Relaxations-Zeitkurve (◘ Abb. 14.2) mit entsprechendem Kontrast. Lange Repetitionszeiten erhöhen zwar das Signal, verringern aber zunehmend den Kontrast; längere Echozeiten hingegen führen zu erhöhter T2-Wichtung und entsprechendem Signalabfall. Auch hier ist bei sehr langen Echozeiten mit einem Kontrastverlust zu rechnen. Praktische Beispiele für Relaxationsbeschleuniger sind die klinisch eingesetzten Gadolinium- oder Eisenverbindungen.

14.1.2 Beschleunigung der Dephasierung durch lokale Feldinhomogenitäten

Aufgrund des hohen B_0-Magnetfelds werden paramagnetische, superparamagnetische oder auch ferromagnetische Kontrastmittel im MR-Gerät positiv magnetisiert. Diese induzierten positiven Magnetfelder führen dort, wo sich das Kontrastmittel ansammelt, zu einer Störung des sonst homogenen Feldes, was die T2-Dephasierung der Protonen über die normale FID-Relaxation hinaus beschleunigt. Die zusätzliche Verkürzung der T2-Zeit wird deshalb auch als T2*-Zeit oder Suszeptibilitätseffekt bezeichnet. Auf T2-gewichteten Sequenzen führt das Kontrastmittel zu sogenannten T2*-Effekten, die das Signal weiter reduzieren. Man bezeichnet sie deshalb als *negative Kontrastmittel*. Praktische Beispiele sind die superparamagnetischen Eisenoxidnanopartikel („superparamagnetic iron oxide", SPIO, als orale MR- oder früher als leber- oder auch retikuloendothelialspezifische Leberkontrastmittel), die das Signal deutlich reduzieren. Ähnliche Phänomene können auch zu Artefakten führen (▶ Metallartefakte). T2*-Effekte werden bei hohen Feldstärken, wechselnden Gradientenfeldern, langen Echozeiten und an Grenzflächen begünstigt.

14.1.3 Beeinflussung der Spin- oder Protonendichte

Die Anzahl Protonen pro Voxel (Protonendichte) hat einen direkten Einfluss auf das Signal. Je mehr Protonen angeregt werden können, desto höher fällt das Signal aus. Kontrastmittel können die Protonenzahl durch eine Verdrängung oder Verschiebung des vorhandenen Wassers verändern. Praktisch gesehen erfolgt am häufigsten eine Reduktion der Protonenzahl z. B. mittels freonartiger Verbindungen wie Perfluorooctylbromid (PFOB), Bariumsulfat oder auch Fettemulsionen etc. Daraus ergibt sich aufgrund der niedrigeren lokalen Protonendichte ein Signalverlust z. B. nach oraler Gabe von Bariumsulfat-Suspensionen.

14.1.4 Verschieben der Resonanzfrequenz

Ähnlich wie bei der chemischen Verschiebung (Fett – Wasser) verursachen gewisse Kontrastmittel eine Verschiebung der Resonanzfrequenz (Dysprosium) der sie umgebenden Protonen um mehrere hundert ppm. Hierdurch kommt es zu einer Abnahme des messbaren Protonensignals. Dies ist von Dysprosiumverbindungen her bekannt, wird aber aktuell in der klinischen Praxis nicht eingesetzt.

14.2 Chemische Struktur/Komplexchemie

14.2.1 Pharmakokinetik

Substanzen mit hoher Anzahl singulärer Spins und entsprechender Magnetfeldinduktion [Radikale; (super)paramagnetische Metalle] eignen sich als MR Kontrastmittel. Aus chemischer Sicht handelt es sich bei den klinisch eingesetzten MR-Kontrastmitteln um Gadoliniumlösungen respektive Eisenoxidnanopartikel. Früher wurden auch Manganlösungen klinisch verwendet. Das zu den seltenen Erden (Lanthanoide) gehörende Gadolinium weist in gelöster Form (Gd^{3+}) sieben singuläre Elektronenspins auf (◘ Abb. 14.3). Dies erklärt die hohen Dipol-Dipol- und Dipol-Gitter-Wechselwirkungen neben seinen paramagnetischen Eigenschaften.

Die relativ ausgeprägte Giftigkeit des Gadoliniums (z. B. als Gadoliniumchlorid) beruht auf einem praktisch identischen Ionendurchmesser (1,08 Å) verglichen mit Kalzium (1,14 Å). Damit blockiert gelöstes oder freies Gadolinium zahlreiche im Körper vom Kalzium abhängige Prozesse (Zellatmung, Muskelaktivität, Blutgerinnung, Transmission von Nervenimpulsen, Enzymfunktionen, zytokingesteuerte Transkription). Gd^{3+} ist einer der wirksamsten Kalziumantagonisten. Bei pH-Werten >6,4 fällt Gadolinium zudem als unlösliches Gadoliniumhydroxid oder -phosphat aus. Die entstehenden Partikel werden von Makrophagen (u. a. Kupffersternzelle, Histiozyten) endozytiert, was zu einer erhöhten Aufnahme durch das unspezifische Immunsystem führt. Damit verteilt sich frei werdendes Gadolinium (Gd^{3+}) bevorzugt in makrophagenartigen Zellen und typischen Speicherorganen wie Leber, Milz oder auch Knochenmark.

Damit Gadolinium nicht in freier Form in den Körper gelangt, d. h. zur Reduktion seiner Toxizität sowie zur Optimierung seiner Kinetik, wird es an Chelatliganden gebunden. Der entstehende Gadoliniumkomplex (rechte Seite der Reaktionsgleichung) steht im Gleichgewicht mit den beiden freien Komponenten (linke Seite), wobei das Gleichgewicht in der Regel deutlich nach rechts verschoben ist:

$$Gd + Chelatligand \rightleftarrows Gadoliniumkomplex$$

❯❯ **Freies Gadolinium in gelöster Form weist dank seiner Ähnlichkeit mit Kalziumionen eine hohe Toxizität auf, während komplex gebundenes Gadolinium als gut verträglich, nierengängig und rasch eliminierbar kennzeichnet ist.**

Klinisch eingesetzt werden Gadoliniumkomplexe, die aus Chelatliganden (mehrzähnige Liganden: -DTPA, -DOTA, -DTPA-BMA, -HP-DO3A, -BT-DO3A, -BOPTA. DTPA-BMEA, -EOB-DTPA), die sich möglichst fest und spezifisch an das Zentralatom, hier also an Gadolinium binden (◘ Abb. 14.5), bestehen. Die Gadoliniumkomplexe weisen eine hohe Wasserlöslichkeit und damit eine vaskulär-interstitielle Verteilung bei vorwiegend renaler Elimination auf. Die Chelatliganden steuern die Pharmakokinetik. Unterschieden werden ringförmige Liganden (wie -DOTA, -BT-DO3A, -HP-DO3A), die auch als Makrozyklen bezeichnet werden sowie lineare – lang gestreckte (wie -DTPA, -DTPA-BMA, -BOPTA, -DTPA-BMEA, -EOB-DTPA), die sich dank ihren zahlreichen Koordinationsstellen Schritt für Schritt um das Zentralatom legen.

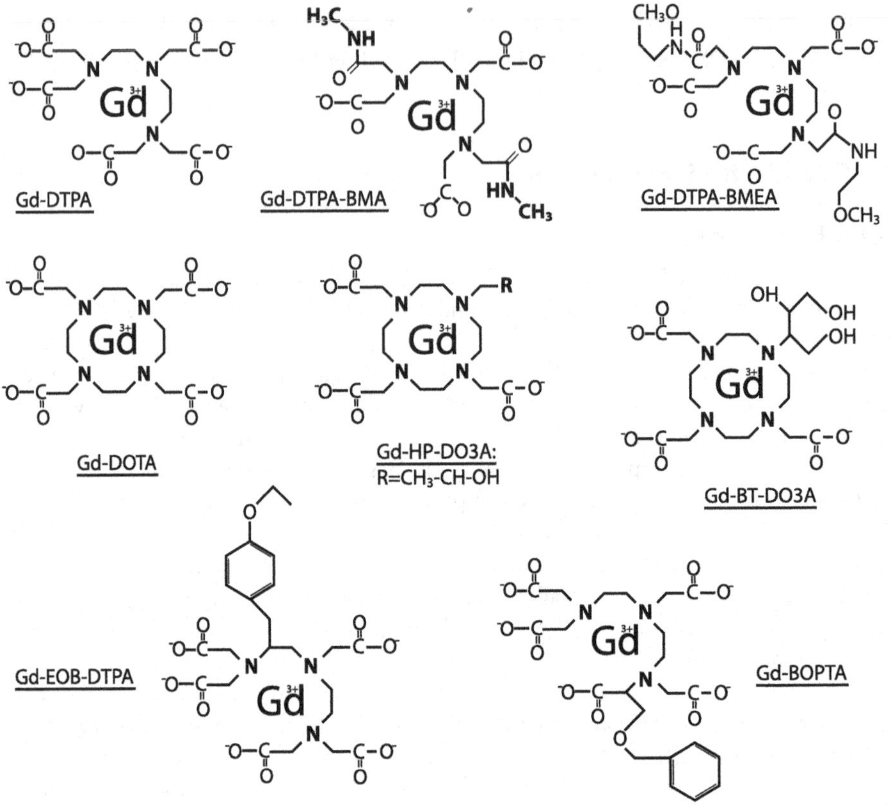

◘ **Abb. 14.5** Strukturformel der Gadoliniumkomplexe (lineare Strukturen: Gd-DTPA, Gd-DTPA-BMA, Gd-DTPA-BMEA, Gd-BOPTA, Gd-EOB-DTPA; makrozyklische Struktur: Gd-DOTA, Gd-HP-DO3A, Gd-BT-DO3A). Die beiden reversibel proteinbindenden Gd-BOPTA und Gd-EOB-DTPA weisen eine hydrophobe Seitenkette mit Benzylring auf. Diese Seitenkette führt zudem zur Aufnahme durch die Hepatozyten und partiellen hepatobiliären Elimination (▶ Abschn. 14.5.1). Bei den übrigen handelt es sich um unspezifische Gadoliniumkomplexe mit renaler Elimination

Die Bindung des Zentralions erfolgt sowohl durch *ionische Bindungen* zwischen den negativ geladenen Säuregruppen und Gadolinium als auch durch *Van-der-Waals-Kräfte* zwischen den Stickstoffelektronenpaaren und Gadolinium. Die Anzahl solcher Bindungen oder Koordinationsstellen wird auch als *Zähnigkeit* bezeichnet. Da ionische Bindungen thermodynamisch gesehen stärker sind, hängt die Komplexstabilität (▶ Abschn. 14.2.2) u. a. von der Anzahl ionischer Bindungen und Ionizität des Komplexes als Ganzes ab.

In den meisten der kommerziell erhältlichen Kontrastmittellösungen wird durch die Überschussgabe freier Chelatliganden (meist als Ca/Na-Komplex) eine zusätzliche Absicherung hinsichtlich Gadoliniumfreisetzung erreicht. Die Liganden fangen eventuell freiwerdendes Gadolinium frühzeitig ab. Außerdem verschieben sie das Gleichgewicht nach rechts in Richtung Gadoliniumkomplex anstelle der Dissoziation (▶ Reaktionsgleichung; Rechtsverschiebung).

Gadolinium als Zentralatom weist drei positive Ladungen auf, während der Chelatligand drei bis fünf negative Ladungen aufweist. Je nach Chelatligand muss die Gesamtladung mit Hilfe eines positiv geladenen Zuckermonomerzusatzes (Meglumin$^+$, Methylglukamin$^+$) oder Natrium$^+$ in der Lösung ausgeglichen werden. Entsprechend werden ionische, geladene (z. B. Gd-DOTA$^-$, Gd-DTPA^{2-}, Gd-BOPTA^{2-}, alle mit Megluminzusatz) und nichtionische, neutrale

Komplexe (z. B. Gd-DTPA-BMA, Gd-HP-DO3A, Gd-BT-DO3A, Gd-DTPA-BMEA) unterschieden. Der Begriff „nichtionisch", welcher sich hier auf die Gesamtladung des Gadoliniumkomplexes bezieht, kann nicht mit den Eigenschaften von Röntgenkontrastmitteln wie eine geringere Neurotoxizität oder bessere Verträglichkeit assoziiert werden.

14.2.2 Thermodynamische Stabilität

Die oben gezeigte Komplexbindung stellt einen reversiblen Vorgang dar, d. h. es findet laufend ein Gleichgewicht zwischen freier (linke Seite = Dissoziation) und gebundener Form (rechte Seite = Komplexbindung, Assoziation) statt. Das Gleichgewicht ist üblicherweise aufgrund der günstigeren Bindungseigenschaften und Energie deutlich nach rechts verschoben. Das Maß für dieses Gleichgewicht wird als „thermodynamische Stabilität" (logK) bezeichnet. Man spricht auch von der Komplexbildungskonstante (entsprechend dem Massenwirkungsgesetz):

$$K = \frac{\left[Gd - Komplex\right]}{\left[Gd\right] \times \left[Chelat - Ligand\right]} = \frac{\left[Gd - DTPA\right]}{\left[Gd\right] \times \left[DTPA\right]} = 10^{22,1}$$

Je höher der Wert für K, desto stabiler ist der Komplex; umgekehrt bei niedrigem K-Wert kommt es rascher zur Dissoziation, d. h. Freisetzung der einzelnen Komponenten (Linksverschiebung in der oberen Reaktionsgleichung). Praktisch gesehen bedeutet der K-Wert, dass man pro $10^{22,1}$-Komplexe ein freies Gadoliniumion respektive $DTPA^{2-}$ nachweisen kann (In-vitro-Simulation). Dies hängt u. a. auch vom pH der Lösung ab. Bei einem pH = 7,4 fällt logK von Gd-DTPA auf 17,7 zurück; das Gleichgewicht verschiebt sich in Richtung Dissoziation mit höherem freien Anteil an Gadolinium und DTPA. Die thermodynamische Stabilität bei pH 7,4 wird als „konditionelle Stabilität" bezeichnet. Schließlich vergleicht man noch die „kinetische Stabilität" bei einem sauren pH von 1,0 (in 0,1 N Salzsäure HCl), wobei es um die Zeitdauer geht, bis die Hälfte aller Komplexe dissoziiert oder freigesetzt wird (Dissoziations-Halbwertszeit). Die einzelnen Gadoliniumkomplexe unterscheiden sich deutlich hinsichtlich ihrer Komplexstabilität (◘ Tab. 14.1).

Neben der pH-Abhängigkeit der Komplexstabilität (die erhöhte Anzahl Protonen schwächt die von den Säuregruppen im Chelatligand ausgehenden ionischen Bindungen), können auch körpereigene Elektrolyte oder Metallionen (z. B. Cu^{2+}, Ca^{2+}, Zn^{2+}, $Fe^{2/3+}$, aber auch Ga^{3+}) um die Komplexbindungsstelle mit Gadolinium konkurrieren. Dieser Austauschvorgang wird als *Transmetallation* bezeichnet. Auch hier besteht ein Gleichgewicht, welches von zahlreichen Faktoren wie pH, weiteren Reaktionspartnern sowie thermodynamischen Grundbedingungen abhängt.

$$Me^{3+} + Gadoliniumkomplex \rightleftarrows Me\text{-}Komplex + Gd^{3+} \quad (Me^{3+} = Metallion)$$

Damit hängt die Stabilität eines Gadoliniumkomplexes und umgekehrt die Wahrscheinlichkeit einer Gadoliniumdissoziation von zahlreichen Faktoren ab:
- Struktureigenschaften des Gadoliniumkomplexes
    - makrozyklisch,
    - Anzahl ionischer Bindungen,
    - Ladung des Komplexes,

14

◻ **Tab. 14.1** Übersicht der in der klinischen Routine eingeführten MR-Kontrastmittel inkl. ihrer Eigenschaften

Marke	DCI	Komplex Konzentration	Element	Indikation	Relaxivität (1,5 T in Wasser)	Osmolalität (37 °C, Osm/ kg H$_2$O)	Stabilität	Zusatz in Formel	Bemerkung
Ablavar (früher: Vasovist)	Gadofosveset-trinatrium	MS-325 0,25 mol/l	Gd^{3+}	Angiographie	r1=5,2; 19 (Blutplasma) r2=5,1; 34 (Blutplasma)	825	Log K$_{therm}$=18,9 Log K$_{cond}$=22,1	Fosveset Ligand 0,325 mmol/l	Blood Pool Agent 80–87 % reversible Proteinbindung Dosis: 0,03 mmol/kg KG Lange Eliminations-HWZ: 16,3±2,6 h
Artirem	Wie Dotarem	Gd-DOTA 0,0025 mol/l	Gd^{3+}	Arthrographie	s. u.	250–320			Identischer Wirkstoff wie Dotarem, intraartikuläre Anwendung
Dotarem	Gadotersäure, Meglumin	Gd-DOTA 0,5 mol/l	Gd^{3+}	ZNS, Ganzkörper, Angiographie	r1=2,9 r2=3,2	1350	Log K$_{therm}$=19,3 Log K$_{cond}$=25,6		Unspezifisches wasserlösliches KM
Gadovist	Gadobutrol	Gd-BT-DO3A 1,0 mol/l	Gd^{3+}	Perfusion, ZNS, Angiographie	r1=3,3 r2=3,9	1603	Log K$_{therm}$=14,7 Log K$_{cond}$=21,8	Na-Ca-Butrol	Unspezifisches wasserlösliches KM Doppelte Konzentration durch Halbierung von Volumen oder Injektionsrate
Lumirem (Gastromark)	Ferumoxsilum	FeO 0,175 mg Fe/ml	FeO	Gastrointestinaltrakt (oral, rektal)		250		E110, E216, E218, Monoammonii glyzyrrhizinas, Sorbitol, Saccharin Na, Carboxymethylzellulose	Negatives orales MR-KM oral oder rektal 300–900 ml

◻ Tab. 14.1 *(Fortsetzung)* Übersicht der in der klinischen Routine eingeführten MR-Kontrastmittel inkl. ihrer Eigenschaften

Marke	DCI	Komplex Konzentration	Element	Indikation	Relaxivität (1,5 T in Wasser)	Osmolalität (37°C, Osm/kg H_2O)	Stabilität	Zusatz in Formel	Bemerkung
Magnevist	Gadopentetat, Dimeglumin	Gd-DTPA 0,5 mol/l	Gd^{3+}	ZNS, Ganzkörper, Angiographie	r1=3,3 r2=3,9	1940	Log K_{therm}=17,7 Log K_{cond}=22,1	0,2% Dimgl.-DTPA	*Unspezifisches* wasserlösliches KM
Magnevist 2	Wie Magnevist	Gd-DTPA 0,002 mol/l	Gd^{3+}	Arthrographie		290			Intraartikuläre Anwendung
Multihance	Gadobenat, Dimeglumin	Gd-BOPTA 0,5 mol/l	Gd^{3+}	Leber, ZNS, Angiographie	r1=4,0; r1=6,3 (Blutplasma) r2=4,3; r2=8,7 (Blutplasma)	1970	Log K_{therm}=18,4 Log K_{cond}=22,6		*Leber*: hepatozytenspezifisch Niedrige *Albuminbindung* Freisetzung von Benzylalkohol
Omniscan	Gadodiamid	Gd-DTPA-BMA 0,5 mol/l	Gd^{3+}	ZNS, Ganzkörper, Angiographie	r1=3,3 r2=3,6	790	Log K_{therm}=14,9 Log K_{cond}=16,9	5% CaNa-DTPA-BMA	*Unspezifisches* wasserlösliches
Optimark	Gadoversetamid-bisamid	Gd-DTPA-BMEA 0,5 mol/l	Gd^{3+}	ZNS, Leber	r1=3,8 r2=4,2	1110	Log K_{therm}=15,0 Log K_{cond}=16,6	0,05 mol/l CaNa-versetamid, $CaCl_2$	*Unspezifisches* wasserlösliches Nur als Einzeldosis zugelassen
Primovist	Gadoxetsäure, Dinatrium	Gd-EOB-DTPA 0,25 mol/l	Gd^{3+}	Leber	r1=4,7; r1=6,9 (Blutplasma) r2=5,1; r2=8,7 (Blutplasma)	690	Log K_{therm}=18,7 Log K_{cond}=23,46	Caloxetsäure Trinatrium, Trometamol	*Leber*: hepatozytenspezifisch 11% Proteinbindung Dosis: 0,1 ml/kg KG 10–120 min Vorsicht bei Leberinsuffizienz

■ Tab. 14.1 (*Fortsetzung*) Übersicht der in der klinischen Routine eingeführten MR-Kontrastmittel inkl. ihrer Eigenschaften

Marke	DCI	Komplex Konzentration	Element	Indikation	Relaxivität (1,5 T in Wasser)	Osmolalität (37 °C, Osm/kg H_2O)	Stabilität	Zusatz in Formel	Bemerkung
Prohance	Gadoteridol	Gd-HP-DO3A 0,5 mol/l	Gd^{3+}	ZNS, Ganzkörper, Angiographie	r1=2,9 r2=3,2	630	Log K_{therm}=17,1 Log K_{cond}=23,8	0,1 % Ca-HP-DO3A	*Unspezifisches wasserlösliches*
Resovist (Japan)	Ferucarbotran	28 mg Fe/ml	FeO	Fokale Leberläsionen	r1=8,7 r2=61	333		Milchsäure, Mannitol, NaOH	*Leber:* RES-spezifisch Dosis: <60 kg KG: 0,9 ml; >60 kg KG: 1,4 ml als Bolus Teilchendurchmesser 60 nm

- Zähnigkeit,
- Energiebilanz bei der Komplexbildung
- seiner Umgebung
  - pH,
  - Überschuss in der Formulierung,
  - Fremdelektrolyte,
  - Temperatur,
  - Löslichkeit der Einzelkomponenten
  - Zirkulationsdauer und Kompartimentverteilung.

In-vitro-Hochrechnungen können nur begrenzt auf In-vivo-Verhältnisse übertragen werden, da sich dort meist mehrere Einflussfaktoren aufsummieren und überlagern.

Neben der starken Reduktion der Gadoliniumtoxizität steuern die Liganden auch deren Verteilung, so dass wir unspezifische nierengängige, leberspezifische oder vaskuläre Gadoliniumkomplexe kennen. Die Liganden beeinflussen zudem die Zugänglichkeit des Zentralatoms für Wasser, was sich auf die Relaxivität r1/r2 der einzelnen Gadoliniumkomplexe auswirkt.

14.3 Relaxivität und Dosis-Wirkungs-Beziehung

Die Wirkungsstärke eines MR-Kontrastmittels und damit seine Signalwirkung werden durch die Relaxivität bestimmt. Damit stellt die Relaxivität ein Maß für die Relaxationszeitverkürzung dar. Die Relaxivität widerspiegelt das Ausmaß an „stimulierter" Spin-Gitter- und Spin-Spin-Wechselwirkung. Sie ist von der Larmorfrequenz, der Temperatur aber auch der Konzentration der paramagnetischen Substanz abhängig. Zudem gibt es molekülabhängige Einflussfaktoren (Zugänglichkeit für Wasser, Bewegung der Seitenketten, magnetische Induktion etc.). Schließlich treten auch noch Unterschiede in Abhängigkeit vom Lösungsmittel (Wasser, albuminhaltiges Blutplasma) auf. Zur Bestimmung der sogenannten molaren Relaxivität wird ein Mol der Substanz in einem Liter Wasser gelöst und die T1- oder T2-Zeit dieser einmolaren Lösung bei einer definierten Larmorfrequenz/Feldstärke bestimmt:

> Relaxivität R1=1/T1 oder R2=1/T2 (Konzentration: 1 mol · l^{-1}, Temperatur bei 20 °C, bei einer bestimmten Larmorfrequenz/Feldstärke)

Je höher der R-Wert, desto besser tritt das Kontrastmittel mit den umliegenden Protonen in Wechselwirkung, was bedeutet, dass die Wasserzugänglichkeit erhöht ist. Die verbesserte Annäherung wiederum führt zu einer rascheren Relaxation der umliegenden Protonen, wodurch das Kontrastmittel zu einem höheren Signal (auf T1-gewichteten Sequenzen) führt. Bei einem höheren R-Wert könnte man, theoretisch zumindest, auch geringere Dosen einsetzen. Das heißt, die Dosis ist von der Relaxivität des Kontrastmittels abhängig. Die Relaxationszeitverkürzung und damit der Signaleffekt eines MR-Kontrastmittels hängen sowohl von der Relaxivität als auch der Konzentration des jeweiligen Kontrastmittels im Voxel ab:

Signaleffekt ~ Gadoliniumkonzentration • Relaxivität

Die Gadoliniumkonzentration wird von der vorgelegten Konzentration im Kontrastmittelfläschchen (mol/l; deklariert auf der Packung), von der Injektionsweise (Bolus, langsame Infusion) und

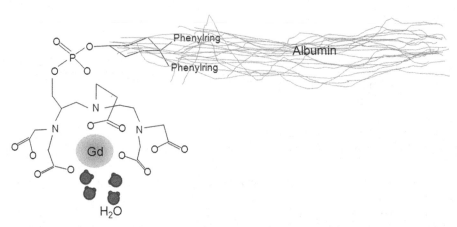

◘ Abb. 14.6 Albuminwechselwirkung: Relaxivitätszunahme der Gadoliniumkomplexe hier am Beispiel von Gadovosfeset (Ablavar) infolge der Albuminwechselwirkung. Dank reversibler Bindung des Albumins an die beiden Phenylreste wird die Seitenkette stabilisiert. Damit kann mehr Wasser mit Gadolinium interagieren. Gleichzeitig bewirkt die Bindung eine veränderte Pharmakokinetik mit verringerter Extravasation sowie langsamerer renaler Elimination

auch von der Verteilung im Körper (spezifische Aufnahme oder nicht, Pathologie, Zirkulation/ Herzminutenvolumen) beeinflusst. Die Relaxivität ist meist substanzspezifisch und differiert je nach Feldstärke. Zudem hat man festgestellt, dass die Relaxivität der Gadoliniumkomplexe im Blutplasma deutlich höher als in wässrigem Medium ist. Diese Zunahme erklärt sich infolge von reversiblen Bindungen zwischen dem Chelatliganden und dem im Blutplasma gelösten Albumin sowie weiteren Proteinen. Die Zunahme ist bei einzelnen Gadoliniumkomplexen (Gd-BOPTA = Multihance – Dimeglumingadobenat; Gd-EOB-DTPA = Primovist – Dinatriumgadoxetat – im Handel in 0,25 mol/l; oder MS-325 EPIX = Ablavar (früher Vasovist) – Trinatriumgadofosveset) stärker ausgeprägt als bei anderen. Diese werden auch als *Albuminbinder* bezeichnet. Lipophile Benzylringe in den Chelatligandseitenketten fördern die Albumin- oder Proteinbindung. Dank der Bindung kommt es zu einer Stabilisierung der Seitenketten im Gadoliniumkomplex und damit zu einer geringeren Brownschen Molekularbewegung derselben. Dies wiederum erhöht die Zugänglichkeit des Zentralatoms für Wasser (innersphärisches). Dank höherer Proton-Gadolinium-Wechselwirkung nimmt die molare T1-, T2-Relaxivität des MR-Kontrastmittels zu. Gleichzeitig ändert sich aber auch die Pharmakokinetik desselben, denn die Albuminbindung erhöht den vaskulären Anteil des Kontrastmittels auf Kosten des interstitiellen. Eine erhöhte T1-Signalstärke kann sowohl auf eine erhöhte molare Relaxivität als auch auf eine unterschiedliche Verteilung (erhöhter vaskulärer Anteil) zurückgeführt werden (◘ Abb. 14.6).

Die meisten unspezifischen Gadoliniumkomplexe (Gd-DTPA, Gd-DTPA-BMA, Gd-DOTA, Gd-HP-DO3A, Gd-DTPA-BMEA) unterscheiden sich klinisch gesehen nicht hinsichtlich ihrer Kontrasteigenschaft (und damit auch nicht hinsichtlich ihrer Dosierung). Die angebotene Konzentration beträgt 0,5 mol/l (0,5 mmol/ml). Damit sind die Gadoliniummenge sowie Dosierung mit 0,2 ml/kg KG (=0,1 mmol Gd/kg KG) normiert. Die Dosierungsempfehlungen beruhen auf klinischen Studiendaten (▶ Abschn. 14.4.4). Bei Gadobutrol (Gd-BT-DO3A; Gadovist) reichen dank doppelt so hoher Gadolinium-Konzentration das halbe Volumen (=0,1 ml/ kg KG = 0,1 mmol Gd/kg KG).

Besondere Dosierungshinweise gelten in der *direkten MR-Arthrographie*, bei der 100- bis 500-fach verdünnte, isoosmolare Gadoliniumkomplexlösungen (Magnevist 2.0 mit

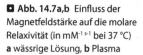

Abb. 14.7a,b Einfluss der Magnetfeldstärke auf die molare Relaxivität (in mM^{-1} s^{-1} bei 37 °C) **a** wässrige Lösung, **b** Plasma

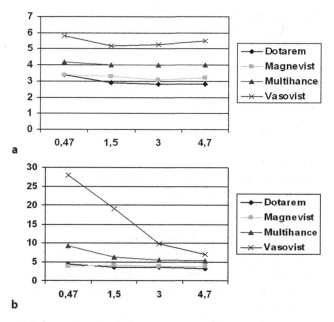

0,002 mmol/ml; Artirem mit 0,0025 mmol/ml) intraartikulär injiziert werden. Bereits diese geringe Konzentration führt zum Signalanstieg der Gelenkflüssigkeit während unverdünnte 0,5-mol/l-Lösungen wegen des starken T2-Effekts zum Signalabfall führen. Auch beim leberspezifischen MR-Kontrastmittel Primovist (Dinatriumgadoxetat mit 0,25 mmol/ml) sind andere Dosierungen (0,1 ml/kg KG = 0,025 mmol/kg = 25 µmol/kg) vorgegeben. Bei Ablavar (Gadofosveset-Trinatrium) reichen dank Albuminbindung, Relaxitätsanstieg und vaskulärer Verteilung 0,12 ml/kg KG entsprechend 0,030 mmol/kg.

Schließlich sollte man je nach Pulssequenz auch die R1/R2-Verhältnisse berücksichtigen, da diese sich gegenseitig beeinflussen.

Die Dosis-Wirkungs-Verläufe der MR-Kontrastmittel sind im Unterschied zu den Röntgenkontrastmitteln keine linearen Kurven, sondern weisen einen Peak mit optimaler Kontrastmittelkonzentration auf (**Abb. 14.4**). Die Kurven und damit auch die Peakmaxima sind sowohl vom MR-Kontrastmittel als auch von der Pulssequenz abhängig. Niedrige Kontrastmittelkonzentrationen können tendenziell eher mit T1-gewichteten Pulssequenzen visualisiert werden, während höhere zunehmend durch T2-Effekte und Signalabfall charakterisiert sind. Praktisch gesehen folgt hieraus, dass nicht unbedingt die höchste Gadoliniumkonzentration oder -menge zum höchsten Signalanstieg respektive besten Kontrast führt. Auch entspricht eine doppelt so hohe Relaxivität nicht unbedingt einer doppelt so hohen Signalstärke!

Signalstärke und Relaxivität differieren schließlich auch je nach Feldstärke. Die molare Relaxivität sinkt bei höheren Feldstärken ab, weshalb das SNR bei 3 T nicht doppelt, sondern eher nur etwa dem 1,4-Fachen desjenigen bei 1,5 T entspricht. Die molare Relaxivität der albuminbindenden MR-Kontrastmittel im Plasma verringert sich sogar überdurchschnittlich bei höheren Feldstärken (**Abb. 14.7**). Da der Kontrast allerdings auch vom umliegenden Gewebe (Fett- oder Muskelanteil) abhängt, kann nicht generell bei höheren Feldstärken niedriger dosiert werden.

14.4   Pharmakologische Eigenschaften extrazellulärer Kontrastmittel

Trotz ihres Schwermetallgehalts haben sich die zugelassenen Gadoliniumpräparate dank ihrer exzellenten Verträglichkeit und hohen Stabilität als eine der risikoärmsten Pharmaka erwiesen. Dank ihrer hoher Sicherheit, raschen Elimination und geringen Allergisierung wurden sie fälschlicherweise als vollkommen inert und risikolos klassifiziert. Insbesondere die Nephrogene Systemische Fibrose (NSF), die bei terminaler Niereninsuffizienz u. a. mit der Gadoliniumgabe assoziiert auftreten kann, unterstreicht die Wichtigkeit des pharmakologischen Verständnisses. Ausführlicher soll dies am Beispiel der intravenös zugelassenen, nierengängigen, unspezifischen Gadoliniumkomplexe (extrazelluläre) diskutiert werden. Weitere Kontrastmittelgruppen folgen in ▶ Abschn. 14.5 (◘ Tab. 14.1).

14.4.1 Übersicht und Indikation

Extrazelluläre Kontrastmittel sind niedermolekulare wasserlösliche Verbindungen, die sich nach ihrer i.v.-Applikation vaskulär und im interstitiellen Raum des Körpers verteilen. Klinisch finden sie Einsatz bei:
- Nachweis gut vaskularisierter Läsionen (Tumoren, Entzündungen),
- Nachweis einer unterbrochenen Kapillarschranke im intraaxialen ZNS-Bereich,
- Perfusionsdarstellung und -quantifizierung,
- kontrastverstärkter Darstellung der Gefäße (MR-Angiographie; „first pass";
  ▶ Abschn. 11.1.1),
- Nachweis einer verzögerten Auswaschkinetik bei Infarkten
- Funktionsdarstellung der Nieren.

Der Kontrasteffekt kann häufig in Kombination mit T1-gewichteten, vorzugsweise fettsupprimierten Sequenzen optimal herausgeholt werden. Ihr Bildeffekt ist mit demjenigen der wasserlöslichen Röntgenkontrastmittel vergleichbar, d. h. frühvaskulärer Effekt mit rascher Diffusion des Kontrastmittels ins Gewebe sowie Konzentrationsausgleich zwischen Gefäß- und interstitiellem Raum.

Die meisten der heute klinisch eingesetzten Kontrastmittel fallen in diese Gruppe der Gadolinium(III)-Komplexe (◘ Abb. 14.3) mit ähnlicher chemischer Zusammensetzung (▶ Abschn. 14.2):
- Gd-DTPA (Gadopentetatsäure, Dimeglumin- = Magnevist/ionischer linearer Komplexligand),
- Gd-DOTA (Gadotersäure, Meglumin- = Dotarem/ionischer makrozyklischer Komplexligand),
- Gd-DTPA-BMA (Gadodiamid = Omniscan/nichtionischer linearer Komplexligand),
- Gd-HP-DO3A (Gadoteridol = ProHance/nichtionischer makrozyklischer Komplexligand),
- Gd-DTPA-BMEA (Gadoversetamid = OptiMARK/nichtionischer linearer Komplexligand),
- Gd-BT-DO3A (Gadobutrol = Gadovist/nichtionischer makrozyklischer Komplexligand),
- Gd-BOPTA (Gadobenatsäure, Dimeglumin = MultiHance/ionischer linearer Komplexligand; wird auch zu den leberspezifischen Kontrastmitteln gezählt).

Die klinisch eingesetzten sterilen, klaren Lösungen weisen je nach Wirkstoff und Konzentration eine unterschiedliche Osmolalität (meist hyperosmolar; ◘ Tab. 14.1) und Viskosität auf. Im Allgemeinen spielen diese beiden physikochemischen Parameter aufgrund der geringeren Dosierungen eine untergeordnete Rolle. Als Ausnahme wäre die akzidentielle Extravasation zu nennen, bei der je nach Osmolalität und Chemotoxizität Entzündungsreaktionen bis zu Nekrosen beschrieben wurden. Die Handelspräparate unterscheiden sich weiter wie bereits oben beschrieben hinsichtlich ihrer Chelatligandenüberschüsse, ihrer Gadoliniumkonzentrationen und der diversen Chelatligand betreffenden Eigenschaften einschließlich der daraus resultierenden Kinetiken.

14.4.2 Pharmakokinetik

Die unspezifischen Gadoliniumkomplexe weisen ein klassisches Zweikompartimentprofil mit extrazellulärer Verteilung und renaler Elimination auf. Nach der intravenösen Injektion kann die vaskuläre Frühphase als „first pass" zur Gefäßdarstellung verwendet werden. Der rasch erfolgende venöse Rückfluss begrenzt die überlagerungsfreie Aufnahmezeit der Arterien. Nach etwa 2,5–5 min (Verteilungs-Halbwertszeit) besteht ein Konzentrationsausgleich zwischen Gefäß- und interstitiellem Raum. Ausgenommen hiervon ist der ZNS-Bereich mit seiner intakten Blut-Hirn-Schranke, in dem sich das Kontrastmittel aufgrund seiner hohen Hydrophilie ausschließlich vaskulär verteilt. Die veränderte Kinetik bei Kontrastmittel aufnehmenden Läsionen stellt ein wichtiges Differenzierungsmerkmal dar. Als praktische Konsequenz der etwa 2,5–5 min dauernden Verteilung sollte man mit Vorteil bei der Suche nach extravaskulären Läsionen entsprechend lange mit der Bildgebung zuwarten. Vorbehalten bleiben Anwendungen, bei denen es um die Darstellung der früharteriellen oder vaskulären Phase einschließlich der Gewebeanflutung geht (dynamische Untersuchungen, Perfusionsdarstellung, Hypophysenadenome, Mammae u. a.).

Als nierengängige Kontrastmittel erfolgt die Ausscheidung in unveränderter Form ohne die Bildung von Metaboliten praktisch vollständig über eine passive glomeruläre Filtration. In den ableitenden Harnwegen können sowohl die T1-Verkürzung als auch die funktionell bedingte Aufkonzentrierung des Harns mit T2-Verkürzung und entsprechender Signalgebung verfolgt werden. Die Plasmaeliminationshalbwertszeit beträgt beim Nierengesunden etwa 90 min. Bei eingeschränkter Nierenfunktion verlängert sie sich entsprechend. Während bei Nierengesunden nach 24 h weit über 90 % der verabreichten Dosis renal eliminiert sind, verzögert sich dieser Vorgang bei eingeschränkter renaler Funktion erwartungsgemäß. Die niedermolekularen Gadoliniumkomplexe sind dialysierbar, benötigen allerdings mindestens drei Dialysesitzungen zur vollständigen Elimination. Sowohl aus Tier- als auch aus Humanversuchen ist bekannt, dass Gadoliniumspuren als Restmengen im Körper selbst nach 7 oder 14 Tagen nachgewiesen werden können. Faktoren wie die Transmetallation oder auch eine geringe Komplexstabilität scheinen dies eher zu begünstigen. Wieweit sich solche Spuren bei Mehrfachanwendung, hohen Dosen respektive bereits bestehender Schwermetallbelastung klinisch toxisch manifestieren werden ist unklar. Entsprechende Diskussionen wurden nach dem Bekanntwerden von NSF in Assoziation mit Gadolinium vermehrt geführt.

Geringe Kontrastmittelmengen passieren die Plazenta und können im fötalen Gewebe sowie Fruchtwasser nachgewiesen werden. Während sehr hohe, wiederholte Dosen in Tierversuchen bei einzelnen Gadoliniumkomplexen teratogen wirkten, konnten keine teratogenen oder mutagenen Effekte nach diversen dokumentierten Expositionen während der Schwangerschaft nachgewiesen werden. Gadolinium sollte deshalb während der Schwangerschaft und insbesondere im ersten Trimenon nur bei vitaler Indikation in Form von den sichereren Makrozyklen verabreicht werden. Die über die Muttermilch ausgeschiedene Fraktion beträgt ≤0,4 %, so dass die European Society of Urogenital Radiology (www.esur.org; Version 8.0) bei stillenden Müttern nicht unbedingt zum Unterbrechen des Stillens rät, vorausgesetzt, es werden stabilere Präparate eingesetzt.

14.4.3 Verträglichkeit und Vorsichtsmaßnahmen

Qualitativ gesehen entspricht das Nebenwirkungsprofil mehrheitlich demjenigen der jodierten Röntgenkontrastmittel mit ähnlichen unerwünschten Arzneimittelwirkungen allerdings ohne Schilddrüsenwechselwirkungen, da keine Jodidbelastung erfolgt. Die Nebenwirkungsrate der Gadoliniumkomplexe ist auch angesichts niedrigerer Substanzmengen (20 ml eines 0,5 mol/l Gadoliniumkomplexes mit einer Dosis von 0,1 mmol Gd/kg KG entsprechen einer Gesamtdosis von 0,01 mol), die gespritzt werden, deutlich geringer als bei den nichtionischen Jodkontrastmitteln (~0,1 mol). Leichte Nebenwirkungen wie Wärmegefühl, Kopfschmerzen, Nausea bis zu Erbrechen oder auch pseudoallergische Haut- und Schleimhautreaktionen treten in etwa 1–2 % aller Fälle auf. In den wenigen kontrollierten klinischen Vergleichsstudien konnte kein Verträglichkeitsunterschied zwischen den einzelnen Gadoliniumpräparaten nachgewiesen werden. Auch die zahlreichen Beobachtungsstudien lassen höchstens eine Interpretation gewisser Tendenzen zu.

Allergoide Reaktionen treten häufiger bei Patienten unter Asthmatherapie, Patienten mit multiplen Allergien oder bei Kontrastmittelunverträglichkeit in der Anamnese auf, weshalb diese Patienten als Risikopatienten klassifiziert werden müssen. Eine antiallergische Prämedikation mit Steroiden oder Antihistaminika wie bei den jodierten Röntgenkontrastmitteln wird aufgrund der niedrigeren Inzidenzraten nicht unbedingt empfohlen. Zudem gilt es zu beachten, dass, wenn auch äußerst selten (~1:50.000–1:100.000), anaphylaktoide Schockreaktionen mit Gadoliniumkomplexen auftreten können. Besonders bei Herz-Kreislauf-instabilen Patienten muss die eingeschränkte Reserve beachtet werden. Auch die eingeschränkter Zugänglichkeit und Überwachung des Patienten im MR muss berücksichtigt werden.

Extravasate können wie oben beschrieben infolge der hohen Osmolalität der Lösungen zu lokalen Schmerzen, Entzündungsreaktionen bis zu Nekrosen führen. Ansonsten sind allerdings sehr wenige Spätreaktionen beschrieben. Während der Verabreichung von gewissen Gadoliniumkomplexen wurden EKG-Veränderungen mit vorübergehender QTc-Verlängerung unklarer klinischer Relevanz beobachtet. Sicherheitshalber wird deshalb bei Patienten mit QT-Syndrom, entsprechender Familienanamnese oder Rhythmusstörungen zur Vorsicht geraten.

Die *Nierenverträglichkeit* der Gadoliniumkomplexe wird kontrovers diskutiert und betrifft einerseits die Frage der Nephrotoxizität und andererseits die Frage der bei eingeschränkter Nierenfunktion erfolgenden Gadoliniumdissoziation (NSF-Risiko). Einzelberichte nephrotoxischer Folgen nach Gadoliniumgabe sind publiziert worden, traten aber überwiegend nur bei überdurchschnittlichen Dosen von 0,2 mmol/kg KG und mehr auf. Bei gleichen Volumina erscheinen die Gadoliniumkomplexe im Vergleich zu den Röntgenkontrastmitteln besser nierenverträglich zu sein. Allerdings gilt dies nicht auf der Ebene der absoluten Substanzmengen (Molaritäten). Wie bei anderen Kontrastmitteln auch gilt es, bei hohen Dosen sowie Risikopatienten (hepatorenales Syndrom, akut sich verschlechternder Nierenfunktion, chronischer Niereninsuffizienz, Pädiatrie) besonders vorsichtig zu sein. Bei deutlich eingeschränkter Nierenfunktion sollten deshalb in der klinischen Routine nur Einzeldosen eingesetzt werden. Kürzlich haben die europäischen Arzneimittelbehörden (Arbitration Prozess der EMA 2010/11) bei dieser Risikogruppe sogar eine wiederholte KM-Gabe auf einen Mindestzeitabstand von 7 Tage festgelegt.

Die deutlich verlangsamte renale Elimination bei Niereninsuffizienz begünstigt die Dissoziation der Gadoliniumkomplexe mit Freisetzung von Gadolinium. Diese erhöhte Gadoliniumbelastung wird unter anderem mit einer NSF-Entstehung in Verbindung gebracht. Zwar sind die unspezifischen Gadoliniumkomplexe bei einer terminalen Niereninsuffizienz dialysierbar, doch einmal freigesetztes Gadolinium wird offensichtlich nur sehr langsam wieder aus dem Organismus entfernt.

Seit 2006 haben diverse Berichte und Studien Gadolinium mit der Entwicklung der sehr seltenen, nur bei terminaler oder deutlich ausgeprägter Niereninsuffizienz auftretenden *nephrogenen systemischen Fibrose* (früher auch nephrogene fibrotisierende Dermopathie) in Verbindung gebracht. Meist manifestiert sich die Fibrose zuerst im subkutanen Hautgewebe der Extremitäten mit Hyperpigmentierung. Die weitere Progression führt zu einer zunehmenden Verhärtung der Haut und Muskeln, zu subkutanen Knoten und Pruritus mit Ödemen, Kontraktionsverlust, Kachexie und zunehmendem Beweglichkeitsverlust. In 5 % der Fälle verläuft die Krankheit fulminant mit systemischer Fibrotisierung von Skelettmuskulatur, Myokard, Lunge, Leber, Niere, Diaphragma oder Ösophagus und kann bis zum Tod führen. Differenzialdiagnostisch werden CD34+-Dendrozyten, CD68+-Monozyten, Muzin und auch Fibrozyten bioptisch nachgewiesen. Sowohl klinische als auch histopathologische Kriterien sind nach dem Girardi-Cowper-Schema entscheidend dafür, dass von einer NSF gesprochen werden kann. NSF trat häufiger in Assoziation mit der Gabe instabiler Gadoliniumkomplexe und nach höheren Gadoliniumdosen (Zwei- und Dreifachdosen, höhere Gesamtdosen) auf. In Gewebeproben von Patienten konnten hohe Gadoliniumablagerungen nachgewiesen werden. In 85 % aller Fälle sind die Patienten dialysepflichtig gewesen. Häufiger trat NSF bei Patienten mit besonderen proinflammatorischen Risiken wie einer größeren Operation, vaskulär-thrombogenen Risiken, nach Interventionen sowie Infekten auf. Andere Risiken wie hohe Erythropoetindosen, hohe Serumeisen-, Serumphosphat- oder Serumkalziumkonzentrationen, Lebertransplantation oder auch die metabolische Azidose werden kontrovers diskutiert.

Auch wenn die Mehrheit der bekannten NSF-Fälle nach der Gabe instabiler Gadoliniumkomplexe wie Gadodiamid (Omniscan), wie Gadoversetamid (Optimark) oder (in allerdings geringer Häufigkeit) nach Gadopentetat (Magnevist) auftraten, fehlt der Kausalbeweis. Grundsätzlich muss bei allen Gadoliniumkomplexen mit einer gewissen Dissoziation und Freisetzung von Gadolinium gerechnet werden. Selbst wenn bei stabileren Komplexen und solchen die hepatobiliär eliminiert werden, mit einer geringeren systemischen Belastung zu rechnen ist, muss in jedem Fall von einem Restrisiko ausgegangen werden. Weitere Humandaten erhofft man sich von anlaufenden Studien zu Restmengen im Knochen bei Patienten, denen Gelenkprothesen eingesetzt und die vorher mit Gadolinium untersucht werden. Ab einer geschätzten glomerulären Filtrationsrate von 60 ml/min/1,73 m^2 Körperoberfläche, bei Lebertransplantierten und Neugeborenen heißt es, vorsichtig zu sein. Patienten mit deutlich eingeschränkter Nierenfunktion (eGFR <30 ml/min/1,73 m^2 Körperoberfläche) dürfen kein Gadodiamid (Omniscan), Gadoversetamid (Optimark) oder Gadopentetat (Magnevist) erhalten (EMA-Richtlinien). Die Dosis muss aufs Minimale, wenn möglich auf die halbe Dosis (0,05 mmol/kg KG) beschränkt werden. Möglichst stabile Gadoliniumkomplexe (Makrozyklen) oder solche mit einer höheren Relaxivität und hepatobiliären Ausscheidung sollten bevorzugt werden. Eine baldige Dialyse gleich nach Applikation ist bei Dialysepflichtigen angezeigt. Falls ein Wechsel an den CT erwogen wird, sollte das Risiko einer kontrastmittelinduzierten Nephropathie („contrast-induced nephropathy", CIN) dem NSF-Risiko gegenüber gestellt werden. Nach dem Urteil namhafter Experten sollte bei entsprechender Indikation lediglich wegen der NSF-Gefahr keinesfalls auf eine kontrastmittelgestützte MR-Untersuchung verzichtet werden.

Ausgehend vom gemessenen Serumkreatinin-Wert kann die Kreatinin-Clearance („estimated glomerular filtration rate", eGFR) gemäß der Cockcroft-Gault-Formel abgeschätzt werden. Dies erlaubt eine bessere Risikoeinschätzung. Als Alternative kann auch die MDRA-Formel verwendet werden (www.nephron.com/preESRDcalc.html).

$$eGFR = \frac{(140 - Alter) \times Körpergewicht\left[\text{kg}\right]}{Serumkreatinin\left[\mu\text{mol}\right]} \times k$$

Umrechnungsfaktor für Serumkreatinin von µmol/l in mg/dl: µmol • $88{,}4^{-1}$ = mg/dl.

14.4.4 Praktischer Einsatz

Die extrazellulären Gadoliniumpräparate können sowohl im Bolus als auch langsam intravenös verabreicht werden. Als gebrauchsfertige Lösungen werden sie meist gefolgt von einem Kochsalzspülbolus i.v. gespritzt. Dank rascher T1-Bildgebung können die Gefäße oder die Perfusion eines Organes signalreich dargestellt werden. Auch die T2/T2*-Perfusion kann gemessen werden. Dank der Möglichkeit, ein Organ wiederholt abzubilden, können unterschiedliche Kontrastmittelphasen so z. B. in der Leber (früh-, spätarteriell, Parenchym-, Auswaschphase) oder Niere (vaskulär, Kortex-Parenchymperfusion, Exkretionsphase) dargestellt werden. Nach 3–5 min post injectionem erfolgt ein Konzentrationsausgleich zwischen Gefäß- und interstitiellem Raum. Bei Staging-Fragen oder der Suche nach Metastasen sollte die Bildakquisition deshalb vorzugsweise erst nach dieser Zeitspanne erfolgen. Spätbilder werden häufig verwendet, um spezifische Auswaschphänomene zu verfolgen (z. B. das „late enhancement" mit verzögerten Auswaschkinetiken beim Myokardinfarkt 10–20 min nach i.v.-Verabreichung).

Die extrazellulären Kontrastmittel werden in einer *Dosis* von 0,05–0,3 mmol/kg KG intravenös (als Bolus oder Tropfinfusion, MR-Angiographie und Dosis-Wirkungsbeziehung; ► Abschn. 14.3) verabreicht. Allerdings wird heute unabhängig von der Nierenfunktion empfohlen, bei den extrazellulären Kontrastmitteln die Dosis von 0,1 mmol/kg KG nur bei klarer Indikationsstellung zu überschreiten. Die Dosierung erfolgt meist mit Fixdosen oder leicht gewichtsangepasst bei der MR-Angiographie und gewichtsbezogen bei den Staging-Indikationen (◘ Tab. 14.2). Da die vorliegenden Lösungen mehrheitlich 0,5 molar sind, entspricht die Normal- oder Einfachdosis 0,2 ml/kg KG. Während bei niedrigeren Feldstärken (<0,5 T) eher höhere Kontrastmitteldosen erwogen werden, diskutiert man niedrigere bei Hochfeldgeräten mit 3 T. Klinische Daten fehlen allerdings mehrheitlich. Bei ausgewählten Fragestellungen kann bis zur Dreifachmenge entsprechend dem dreifachen Volumen dosiert werden. Auch eine Dosishalbierung mit Gadobenat (Multihance), welche aufgrund der höheren Relaxivität im Blutplasma erwogen wird, sollte klinisch noch besser validiert werden. Schließlich kann der Kontrastmitteleffekt mit Hilfe der Magnetisierungstransfertechnik (MTC; ► Abschn. 3.6) ebenfalls erhöht werden.

Zwei Gadoliniumkomplexe, Gadodiamid und auch Gadoversetamid, weisen Wechselwirkungen mit der kolorimetrischen Serumkalziumbestimmung mit OCP („ortho-cresolphtha-

🔲 **Tab. 14.2** Körpergewichtsabhängige Einfachdosierung der unspezifischen Gadoliniumkomplexe

Patienten- gewicht (kg)	Gadolinium- dosis (mmol)	Applizierte Menge (ml) für eine Einfachdosis von Magnevist, Dotarem, Omniscan, Prohance, Optimark, Multihance (Gadolini- umkonzentration = 0,5 mol/l)	Applizierte Menge (ml) für eine Einfachdosis Gadovist (Gadolini- umkonzentration = 1 mol/l)
10	1	2	1
20	2	4	2
30	3	6	3
40	4	8	4
50	5	10	5
60	6	12	6
70	7	14	7
80	8	16	8
90	9	18	9
100	10	20	10

lein complexon") auf. Dies kann zu einer falsch-positiv diagnostizierten Hypokalziämie (etwa 10–20 %) oder auch unerkannten Hyperkalziämie führen. Bei Nierengesunden geht man von einem kritischen Zeitraum von etwa 24 Stunden nach Gadoliniumgabe aus. Da auch fehlerhafte Galliumszintigraphien nach Gd-DTPA-Gabe berichtet wurden, empfiehlt sich auch hier ein 24-stündiger Sicherheitsabstand.

Gadoliniumhaltige Kontrastmittel sind dank ihres Schwermetallgehalts auch röntgendicht. Allerdings beträgt die Röntgenstrahlabsorption (zudem unterschiedliches kV-Optimum) aufgrund der geringeren Metallkonzentration nur ungefähr ein Drittel verglichen mit jener der wasserlöslichen Jodkontrastmittel. Bei Kontraindikationen auf Jodverbindungen (z. B. Schilddrüse) sowie Niereninsuffizienz wurden oftmals Gadoliniumkontrastmittel als Alternative im Röntgen eingesetzt. In Anbetracht des NSF-Risikos und der hohen benötigten Gadoliniumdosen, wird von einem klinischen Einsatz als Röntgenkontrastmittel abgeraten.

> ❯ Gadoliniumhaltige Kontrastmittel sind als Lanthanide röntgendicht, sollten allerdings angesichts des NSF-Risikos und der geringeren Konzentration nicht als Alternative eingesetzt werden.

Beim praktischen Einsatz der Präparate gilt es zudem, deren unterschiedliche Zulassung insbesondere hinsichtlich der Indikationen, der pädiatrischen Anwendbarkeit oder bezüglich der diversen Vorsichtsmaßnahmen bei Allergie, Arrhythmie oder Dosierungsvorschriften zu berücksichtigen.

14.5   Leberspezifische Kontrastmittel

14.5.1 Hepatobiliäre Kontrastmittel

Nachdem das einzige manganhaltige MR-Kontrastmittel Trinatrium-Mangafodipir (Mn-DPDP; Teslascan mit 0,01 mol/l) vom Markt genommen wurde, sind noch zwei sich von der Pharmakokinetik und ihren physikochemischen Eigenschaften her relativ stark unterscheidende hepatobiliäre MR-Kontrastmittel verfügbar: Dimeglumingadobenat (Gd-BOPTA; MultiHance mit 0,5 mol/l) und Dinatrium-Gadoxetat (Gd-EOB-DTPA; Primovist mit 0,25 mol/l). Während Gadobenat erst etwa 40 min nach der Verabreichung genügend im Lebergewebe angereichert ist, können Gadoxetat-Bilder bereits 10–20 min nach Injektion akquiriert werden. Zugelassen sind beide Mittel für den Nachweis und teilweise auch für die Charakterisierung fokaler Leberläsionen (Anzahl, Größe, segmentale Verteilung und Visualisierung).

Nach der unspezifischen vaskulären und interstitiellen Verteilung wie bei extrazellulären Kontrastmitteln werden die hepatobiliären Kontrastmittel über den Anionenrezeptor in den Leberhepatozyten angereichert (□ Abb. 14.8), intrazellulär über das Glutathion-S-Transferasesystem transportiert und schließlich biliär sezerniert. Die Hepatozytenaufnahme erfolgt über den ATP-abhängigen organischen Anion transportierenden Polypeptid-1(OATP1)-Rezeptor. Die biliäre Sezernierung erfolgt über den kanikulären multispezifischen organischen Aniontransporter (cMOAT). Die hepatobiliären Aufnahmeraten differieren von Spezies zu Spezies, von Substanz zu Substanz und auch in Abhängigkeit vom Zirrhosegrad des Leberparenchyms. Teilweise interferieren diese Systeme mit Bilirubin sowie anderen Medikamenten (Rifampicin). Die kompetitive Hemmung der Transportwege durch Bilirubin sowie eine geringere Anzahl funktionstüchtiger Hepatozyten erklären die reduzierte Aufnahmerate und biliäre Exkretion bei Leberzirrhose. Die veränderte Kinetik sollte bei entsprechenden biliären Fragestellungen berücksichtigt werden. Die vaskuläre Frühphase, die gerade für die Detektion eines hepatozellulären Karzinoms (HCC) bei Leberzirrhose äußerst wichtig ist, wird von einer zellulären Phase abgelöst. Innerhalb der Leberzellen nimmt die Relaxivität der Gadoliniumkomplexe teilweise sogar noch zu, weshalb auch deswegen die Signalstärke dort besonders ausgeprägt ist. Die in der Spätphase erfolgende hepatobiliäre Exkretion kann gemäß ersten Publikationen zudem für eine MR-Cholangiographie (MRC) oder MR-Cholangiopankreatikographie (MRCP) genutzt werden. Diagnostisch gesehen können dank der Hepatozytenanreicherung Läsionen auf Hepatozytenfunktion und -gehalt hin charakterisiert werden. Während benigne Strukturen wie fokale noduläre Hyperplasie (FNH) oder Regeneratknoten eine Aufnahme zeigen, weisen „leberfremde" Metastasen oder auch undifferenzierte hepatozelluläre Karzinome („hepatocellular carcinoma", HCC) keine Kontrastmittelaufnahme auf. Gut differenzierte HCC können funktionstüchtige Hepatozyten aufweisen und einen entsprechenden Signalanstieg. Hepatobiliäre Kontrastmittel sind vor allem in der Differenzialdiagnose von Leberzelladenomen versus FNH nützlich. Die Tatsache, dass Leberzelladenome keine Gallenwegkanälchen haben, resultiert in einer fehlenden Kontrastmittelausscheidung innerhalb der Läsion in der hepatobiliären Phase des Kontrastmittels, während die FNH einen Signalanstieg zeigt.

Dank der dualen renalen und hepatobiliären Ausscheidung bietet diese Gruppe von MR-Kontrastmitteln eine willkommene Alternative bei renaler Dysfunktion. Allerdings gelten auch für die hepatobiliären Gadoliniumkomplexe die NSF-Einschränkungen mit entsprechenden Vorsichtsmaßnahmen bei eingeschränkter Nierenfunktion (eGFR <30 ml/min/1,73 m^2 Körperoberfläche).

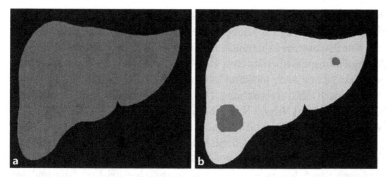

◻ Abb. 14.8a,b Schematische Darstellung hepatozytenspezifischer MR-Kontrastmittel: Gd-BOPTA oder Gd-EOB-DTPA führen im Vergleich zum Nativbild (**a**) zu einem diffusen Signalintensitätsanstieg des normalen Leberge-webes auf T1-gewichteten Sequenzen (**b**). Dadurch zeichnen sich die Läsionen ohne Hepatozytenfunktion (z. B. Metastasen) negativ oder signalarm ab. Der Kontrastanstieg ist also ein Funktionsbild. Neben einer erhöhten Sensitivität können fokale Läsionen auch besser charakterisiert werden

Dimeglumingadobenat (Gd-BOPTA; MultiHance mit 0,5 mol/l), welches dank einer reversi-blen Albuminbindung erhöhte Plasmarelaxivitäten sowie eine bevorzugt vaskuläre Distribution mit verzögertem interstitiellem Ausgleich gefolgt von einer Leberphase aufweist, kann zur Ge-fäßdarstellung in der MR-Angiographie, zur Detektion von ZNS-Läsionen, dem Nachweis von Mammatumoren sowie zur Detektion von fokalen Leberläsionen eingesetzt werden. Nach einer relativ langen extrazellulären Phase von etwa 30–60 min, kommt es über den multispezifischen Anionentransporter zu einer Leberparenchymanreicherung von etwa 2–7 % der verabreichten Dosis, die auch biliär ausgeschieden werden. Das Kontrastmittel kann zudem im Bolus verab-reicht werden, was die Detektion hypervaskularisierter Läsionen deutlich verbessert. Dank Pro-teinwechselwirkung und intrazellulärer Mikroviskosität reicht dieser relativ geringe zelluläre Anteil bei entsprechend höherer Relaxivität ($30\ \text{mmol}^{-1\,\text{s}^{-1}}$) für eine Differenzierung von norma-lem hepatozytenhaltigem Leberparenchym und malignen Prozessen ohne Hepatozytenpräsenz. Bei entsprechender Geduld ermöglichen die kombinierte First-pass- und die nach einer Stunde erfolgende Darstellung ein hohes diagnostisches Trefferpotenzial auch im Vergleich zu anderen Referenzverfahren (intraoperativer Ultraschall, „computed tomography of the abdomen and pelvis", CTAP). Allein für die Leberdarstellung ist die halbe Dosis von 0,05 mmol/kg KG bereits ausreichend. Allenfalls während der Lagerung aus dem Wirkstoff freigesetzter Benzylalkohol kann zu Allergien und Unverträglichkeitsreaktionen führen. Ansonsten ist das Präparat gut verträglich.

Dinatrium-Gadoxetat (Gd-EOB-DTPA; Primovist mit 0,25 mol/l) weist mit einer etwa 50 %-igen hepatobiliären Elimination die höchste hepatozytenspezifische Aufnahmerate auf. Die Eliminationshalbwertszeit verkürzt sich auf etwa 1 h, was im Vergleich zu den übrigen Gadoliniumkomplexen etwa der Hälfte entspricht. Bei biliären Obstruktionen oder Leberzir-rhose erfolgt keine oder eine geringere hepatozelluläre Aufnahme des Kontrastmittels. Neben dem verbesserten Nachweis und der Charakterisierung fokaler Leberläsionen wird auch die Anwendung in der kontrastmittelverstärkten MRC zur Positivdarstellung der Gallengänge auf-grund der hohen biliären Elimination diskutiert. Im Unterschied zur MRCP ist aber bei der kontrastmittelverstärkten MRC der Pankreasgang nicht dargestellt. Die in den Zwölffingerdarm erfolgende Gadoliniumelimination kann zudem zum Unterdrücken störender Darmsignale auf T2-gewichteten MRCP-Sequenzen verwendet werden.

In Wasser gelöst ist die Relaxivität von Gd-EOB-DTPA um etwa 30 % höher als bei Gd-DTPA; noch ausgeprägter ist dieser Effekt im Blutplasma aufgrund der Proteinbindung von

10,7±3,4 %. Im Lebergewebe selbst beträgt die Relaxivität r1=16,6 l/mmol/s (bei 0,47 T). En-
terohepatisch rezirkulieren nur 2,1±0,56 %. Die optimale Dosis von 25 µmol/kg KG (=0,1 ml/
kg KG) erlaubt sowohl eine dynamische Leberuntersuchung als auch die frühzeitige Darstellung
der Hepatozytenakkumulationsphase bereits etwa 10–20 min nach der Injektion. Die klinischen Studien zeigen, dass 20 min nach Injektion minimal bessere diagnostische Ergebnisse
erzielt werden als 10 min nach der Verabreichung. Das optimale Bildgebungsfenster dauert
bis ≤140 min nach Injektion an. Im Vergleich zum biphasischen Multislice-CT ergaben sich
weniger falsch-positive Befunde mit dem Gadoxetat verstärkten MR. Sensitivität und auch
die Charakterisierung der Leberläsionen wurden mit Hilfe der Kontrastmittelgabe signifikant
verbessert. Relativ selten werden Nebenwirkungen wie Nausea, Vasodilatation, Kopfschmerz,
Geschmacksveränderungen oder Schmerzen an der Injektionsstelle beschrieben. Aufgrund der
kompetitiven Hemmung der Anionenrezeptoren und Glutathiontransferase können Substanzen
wie Rifampicin oder auch erhöhte Bilirubin- oder Ferritinspiegel die hepatische Kontrastwir-
kung von Gd-EOB-DTPA verringern.

14.5.2 RES-spezifische Kontrastmittel

Beide bisher klinisch zugelassenen Präparate [Ferumoxida (AMI-25/Endorem/Feridex) oder
Ferucarbotran (SH U 555 A/Resovist)], die sich hinsichtlich Partikeldurchmesser, Dextran-
umhüllung, Eisengehalts, Oxidationsstufe sowie Bolusverträglichkeit unterscheiden, wurden
kürzlich aus dem Markt genommen. Resovist ist noch in Japan erhältlich, so dass hier kurz auf
dessen Eigenschaften eingegangen werden soll:

Nach der i.v.-Gabe werden die sich vaskulär verteilenden Eisenoxidnanopartikel hauptsächlich von den Zellen des retikuloendothelialen Systems (RES) phagozytiert, d. h. vor allem
in der Leber von den Kupffer-Sternzellen und in geringerem Ausmaß auch in der Milz sowie
dem Knochenmark. Diese superparamagnetischen Kontrastmittel führen zu einer ausge-
prägten T2/T2*-Verkürzung und damit zu einer Signalintensitätsabnahme des normalen
Lebergewebes mit RES-Zellen, während Neoplasien ohne RES hell bleiben (◘ Abb. 14.9).
Damit können fokale Leberläsionen mit einer erhöhten Detektionsrate sowie besser charakterisiert werden. Benigne Leberläsionen wie Adenome, FNH oder Hämangiome weisen eine
gewisse RES-Aktivität auf, während Metastasen, Cholangiokarzinome oder undifferenzierte
hepatozelluläre Karzinome (HCC) keine entsprechende Aufnahme zeigen. Vorteilhaft für die
optimale Kontrastierung sind intermediäre T2-gewichtete Sequenzen mit längeren TR und
nicht zu langen TE – also mit hoher Suszeptibilitätsempfindlichkeit. Im vaskulären Kompartiment führt die vor allem initiale T1-Verkürzung zu einer Signalintensitätszunahme,
was ebenfalls diagnostisch verwendet werden kann (Vaskularisierung von Leberläsionen,
Hämangiome etc.).

Resovist besteht aus Carboxydextran-beschichteten Eisenoxidnanopartikeln mit einer
60–70 nm Teilchengröße. Es wird in einer Dosierung von 8 µmol Fe/kg KG als Bolus verab-
reicht. Das optimale diagnostische Fenster bezüglich des T2*-Effektes beginnt etwa 15 min nach
Injektion und währt 8 h, die messbare SI-Reduktion des Leberparenchyms hält 3–7 Tage an.
Das metabolisierte Eisen erscheint im normalen Eisenstoffwechsel. Vereinzelt treten lumbale
Schmerzen respektive auch pseudoallergische Reaktionen als Nebenwirkung auf.

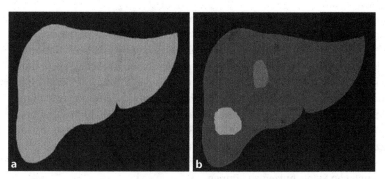

◻ Abb. 14.9a,b Schematische Darstellung RES-spezifischer MR-Kontrastmittel: Eisenoxide (SPIO) führen im Vergleich zum Nativbild (**a**) zu einem diffusen Signalintensitätsabfall des normalen Lebergewebes auf kurzen T2-gewichteten Sequenzen (**b**). Dadurch zeichnen sich die Läsionen ohne Kupffer-Sternzellen-Funktion (z. B. Metastasen) positiv oder signalreich ab (**b**, *hellere Läsion*). Benigne Läsionen weisen häufig eine im Vergleich zum normalen Leberparenchym reduzierte RES-Aktivität auf, sind deshalb signalreicher als Leberparenchym – allerdings signalärmer gegenüber dem Nativbild (**b**, *Läsion oben*). Der Kontrastanstieg ist also ein Funktionsabbild der RES-Aktivität. Neben einer erhöhten Sensitivität können fokale Läsionen auch besser charakterisiert werden

14.6 Intravaskuläre oder Blood-Pool-Kontrastmittel

Intravaskuläre oder Blood-Pool-Kontrastmittel diffundieren gar nicht oder nur verzögert durch die Kapillarwände und weisen deshalb eine längere Verweilzeit in den Blutgefäßen auf. Meist sind die Moleküle größer als die Kapillarfenster. In Abhängigkeit vom Molekulargewicht beeinflusst dies auch die Eliminationsgeschwindigkeit respektive glomeruläre Filtration.

Definitionsgemäß handelt es sich bei den intravaskulären Kontrastmitteln um eine eher heterogene Gruppe, die alle MR-Kontrastmittel mit längerer vaskulärer Verweildauer mit einschließt. Im Vordergrund stehen gadolinium- oder eisenhaltige Makromoleküle, Nanopartikel, Liposomen oder Mizellen. Das erste klinisch zugelassene Präparat Gadofosveset Trinatrium (Ablavar – früher Vasovist, MS-325 mit 0,25 mol/l) weist dank ausgeprägter humaner Serumalbuminbindung eine deutlich verlängerte vaskuläre Verweildauer auf:

- Gd- oder Eisenoxidmizellen, -liposomen oder -nanopartikel (SPIO, USPIO, „monocrystalline iron-oxide", MION, „cross-linked iron oxide", CLIO; ▶ Abschn. 14.5.2 und ▶ 14.7). Aufgrund der partikulären Strukturen weisen sie relativ lange vaskuläre Zirkulationszeiten auf und werden mehrheitlich durch das RES inaktiviert. In Entwicklung sind diverse Eisenoxidnanopartikelsysteme.
- Gadoliniummakromoleküle wie -dextrane, -polylysine oder die Kaskadenpolymere wie Gadomer-17-Gd-Makromoleküle zeichnen sich durch eine höhere Relaxivität, teilweise durch die mehrfache Bindung von Gadoliniumatomen bei verbleibender renaler Elimination aus. Die klinische Entwicklung solcher Systeme hat sich auf Grund mangelnder Indikationen deutlich verzögert.
- Niedermolekulare Gadoliniumkomplexe wie Gadofosveset binden dank hydrophober Seitenkette (◻ Abb. 14.3) reversibel an die körpereigenen gelösten Proteine und insbesondere an das humane Serumalbumin, wodurch die extravaskuläre Diffusion reduziert wird.

Im Vordergrund der klinischen Anwendung steht die kontrastverstärkte MR-Angiographie, wobei im Unterschied zu den unspezifischen Gadoliniumkomplexen nicht nur der arterielle

„first pass", sondern auch der „steady-state" (Äquilibriumsphase), d. h. die Spätphase noch für die Gefäßdarstellung genutzt werden können. Allerdings sind dann neben den Arterien auch Venen dargestellt. Dies ermöglicht längere und wiederholte Messungen vaskulärer Malformationen, schwierig darzustellender Gefäßabschnitte oder von Thromboembolien. Weitere mögliche Indikationen könnten umgekehrt die Darstellung eines vaskulärer Lecks mit Blutung oder Störung der Kapillarbarriere sein. Eine erhöhte Permeabilität könnte auf Tumoren, Trauma, Infekte oder entzündliche Erkrankungen hinweisen. Dank deutlich stabileren Konzentrationen im vaskulären Kompartiment eignen sich vaskuläre MR-Kontrastmittel auch besser für die Perfusionsquantifizierung oder Berechnung der Input-Funktion. Schließlich hofft man die lang anhaltende intravasale Signalveränderung auch gezielt für MR-kontrollierte Gefäßinterventionen und die Platzierung von Stents nutzen zu können.

14.6.1 Gadofosveset als albuminbindendes Gefäßkontrastmittel

Das Präparat Gadofosveset Trinatrium (Ablavar – früher Vasovist, MS-325; in den USA und Kanada zugelassen) ist je nach Land für einzelne Gefäße oder generell für die kontrastmittelverstärkte MR-Angiographie zugelassen. Die gebrauchsfertige Lösung enthält 0,25 mol/l Gadolinium und wird in einer Dosis von 0,12 ml/kg (=0,03 mmol/kg KG) intravenös injiziert. Im Gefäßkompartiment bindet sich der Wirkstoff bis zu 87 % reversibel an humanes Serumalbumin. Parallel dazu steigt die molare T1-Relaxivität bei 1,5 T von etwa 5,2 im Wasser auf 19 $mM^{-1}s^{-1}$ im Blutplasma an. Außerdem kann nur noch der freie, ungebundene Anteil aus dem Gefäßraum austreten, während der gebundene Anteil vasal „gefangen" bleibt. Dies erklärt die verlängerte Verteilungshalbwertszeit von 0,48±0,11 h und verlängerte Eliminationshalbwertszeit von 16,3±2,6 h, weshalb der Gadoliniumkomplex deutlich länger zirkuliert als die unspezifischen Gadoliniumkomplexe. Hochauflösende MRA-Scans wurden bis zu einer Stunde nach Kontrastmittelverabreichung gemessen. Gadofosveset ist ebenfalls dialysierbar.

Grundsätzlich ist aufgrund der hohen Albuminbindung an die Möglichkeit von Wechselwirkungen mit anderen Plasmaprotein bindenden Arzneimitteln (Antirheumatika, Antidiabetika, Warfarin) zu denken. In-vitro-Studien sowie eine klinische Studie mit Warfarin konnten allerdings keine Wechselwirkungen nachweisen. Die häufigsten unerwünschten Arzneimittelwirkungen waren Pruritus, Parästhesien, Kopfschmerzen, Übelkeit, Vasodilatation und Geschmacksveränderungen. EKG mit verlängerten QTc-Intervallen oder unregelmäßigem Rhythmus traten während der klinischen Entwicklung auf.

14.6.2 Eisenoxidnanopartikel als Gefäßkontrastmittel

Im Vordergrund der seit längerem andauernden klinischen Entwicklung stehen die erwähnten superparamagnetischen Eisenoxidnanopartikel-Systeme („ultrasmall superparamagnetic iron oxide", USPIO; ▶ Abschn. 14.9). Je nach Partikeldurchmesser, Oberflächenladung und Hüllmaterial kann die Endozytoserate und Verteilung im Organismus gesteuert werden. Mit abnehmender Partikelgröße und auch je nach Teilchenladung nimmt die intravasale Verweildauer zu, die T2-Relaxivität ab und in der Regel das Verhältnis zwischen T1- und T2-Relaxivität zu. Dies ermöglicht die signalreiche Gefäßdarstellung auf T1-gewichteten MR-Angiographie Pulssequenzen. Falls die partikulären Systeme im Bolus verabreicht werden können, entspricht die erste Kontrastmittelpassage praktisch den niedermolekularen Gadolinium-haltigen MR-

Kontrastmitteln. Aufgrund der langen vaskulären Verweildauer können die Gefäße und auch funktionelle MR-Fragestellungen relativ lang kontrastreich und unter konstanten Bedingungen dargestellt respektive gemessen werden.

14.7 MR-Arthrographie mit extrazellulären Gadoliniumkomplexen

Bei der MR-Arthrographie werden die nierengängigen unspezifischen Gadoliniumkomplexe (▶ Abschn. 14.4) klinisch eingesetzt. Im Unterschied zur intravenösen Anwendung wird das Kontrastmittel bei der direkten MR-Arthrographie intraartikulär in den Gelenksraum gespritzt. Es handelt sich um eine Kompartimentfüllung unter Distension des intraluminalen Raumes. Gleichzeitig erhöht man auch den Kontrast gegenüber umliegenden Strukturen.

Zwei Präparate sind für die direkte MR-Arthrographie in Form verdünnter, isoosmolarer, gebrauchsfertiger Gadoliniumlösungen (Artirem 0,0025 mol/l als 200-fache Verdünnung von Gadoterat (Dotarem); Magnevist 2.0 als 250-fache Verdünnung von Gadopentetat (Magnevist) mit 0,002 mol/l), die in den Gelenkraum intraartikulär injiziert werden, zugelassen. Diese Konzentrationen eignen sich für praktisch alle Feldstärken (0,2–3,0 T) und auch für die größeren Gelenke. Bei kleineren Gelenken wie dem Handgelenk können höhere Konzentrationen von 5 mmol/l nötig sein. Auf T1-gewichteten Bildern grenzt sich die signalreiche Kapselflüssigkeit deutlich gegen umliegendes Gewebe ab – zudem ist die Kapsel deutlich distendiert. Dies ermöglicht eine raschere Differenzierung umliegender Strukturen, eine einfachere Abgrenzung der Hohlräume, die Darstellung oberflächlicher Läsionen z. B. im Knorpel oder Labrum, die Suche nach Gelenkskörpern oder auch den spezifischen Nachweis partieller oder kompletter Kapselrupturen oder -risse. Praktisch gesehen erfolgt die Injektion unter fluoroskopischer Kontrolle zusammen mit jodierten Kontrastmitteln, die teilweise gemischt oder separat hinzu gespritzt werden. Zur Unterdrückung des Punktionsschmerzes wird mit Lokalanästhetika kombiniert. Nach Kontrolle der intraartikulären Position und Füllung des Gelenks mit dem Arthrographikum wird der Patient vorwiegend mit T1-, T1-fettgesättigten und protonengewichteten Sequenzen untersucht. Spezialsequenzen zur besseren Knorpeldarstellung werden ebenfalls eingesetzt. Sogenannte 180° Inversionspulse, die zur Fettsättigung eingesetzt werden (TIRM, „turbo inversion recovery magnitude") können das Gadoliniumsignal ebenfalls neben dem Fett supprimieren, was zu Fehldiagnosen führen kann.

Das intraartikulär verabreichte Gadolinium weist über etwa 30–45 min eine relativ konstante Kontrastierung auf, womit das Untersuchungszeitfenster definiert ist. Danach erfolgt ein rascher synovialer Abtransport, der bei älteren Patienten eher verzögert, bei Entzündungen hingegen beschleunigt ist. Das Kontrastmittel wird renal eliminiert. Restmengen konnten keine in Knorpel oder Knochen nach mehr als 24 h gefunden werden. Aufgrund der geringen Dosen ist bei der direkten MR-Arthrographie nicht mit einer nennenswerten Dissoziation des Gadoliniumkomplexes sowie NSF-Risiko zu rechnen.

Die Komplikationen der direkten MR-Arthrographie unterscheiden sich kaum von denen anderer Arthrographien. Die Infektionsrate wird mit etwa 0,003 % hochgerechnet; daneben werden alle möglichen Punktionsbeschwerden, Synovitis, lokale Schmerzen, pseudoallergische Reaktionen, Arthritis, oder auch vaskuläre Komplikationen beschrieben. Besonders vorsichtig gilt es bei septischer Arthritis, Hautverletzungen oder -infekten im Gelenksbereich und bekannter Allergie auf einen der Inhaltsstoffe zu sein. Bei einem Quickwert <50, INR >1,5 oder auch der Einnahme von Antikoagulantien sollte man vorsichtig sein; zudem können eine avaskuläre Nekrose oder ein komplexes regionales Schmerzsyndrom reaktiviert werden.

Neben der direkten MR-Arthrographie wird aufgrund geringerer Invasivität auch die indirekte beschrieben. Hierbei wird extrazelluläres Gadolinium als Normaldosis intravenös gespritzt, das betroffene Gelenk etwa 30 min leicht bewegt und dann die übliche MR-Untersuchung vorgenommen. Der Signalanstieg der Gelenksflüssigkeit auf T1-gewichteten Sequenzen ist meist geringer als bei der direkten Methode, auch ist die Kompartimentabgrenzung deutlich schlechter; allerdings ist die klinische Wertigkeit oftmals vergleichbar.

14.8 Magen-Darm-Kontrastierung

Das Prinzip beruht auf der unterschiedlichen Kontrastierung des Magen-Darm-Trakts gegenüber umliegenden Strukturen. Die Füllung des Gastrointestinaltrakts mit Kontrastmittel ermöglicht gleichzeitig eine Distension des Lumens, wodurch die Darmwand oft besser abgegrenzt werden kann. Auch wenn sich die Magen-Darm-Trakt spezifischen MR-Kontrastmittel im Unterschied zur CT nur bedingt durchgesetzt haben, gilt es ihre weitläufigen Anwendungsmöglichkeiten in der klinischen Routine zu berücksichtigen:

- Bessere Differenzierung und Abgrenzung des Magen-Darm-Trakts auf den Schnittbildern gegenüber umliegenden Strukturen,
- Kontrasterhöhung zwischen Lumen und Darmwand mit der Möglichkeit, Stenosen oder Darmwandpathologien differenzierter darzustellen,
- Nachweis einer intraluminalen Kontrastdynamik,
- Fistelnachweis,
- Unterdrückung des Magen-Darm-Trakt-Signals zur besseren Darstellung der Gallenwege (MRCP) mit Hilfe negativer MR-Kontrastmittel.

Gastrointestinale Kontrastmittel können oral (mit oder ohne Sonde) oder rektal analog den Kontrastmitteln, welche in der Computertomographie eingesetzt werden, verabreicht werden. Zusätzlich wird Buscopan oder Glukagon intravenös zur Reduktion der Peristaltikartefakte appliziert. Unterschieden werden mit dem Darminhalt mischbare oder nicht mischbare, positive oder negative Kontrastmittel (◘ Tab. 14.3).

Bei den positiven wasserlöslichen Kontrastmitteln handelt es sich um unspezifische Gd-(III-)Komplex-, Eisen- respektive Manganlösungen, die das Lumen signalreich auf T1-gewichteten Pulssequenzen darstellen. Während die Gadoliniumlösungen meist nicht resorbiert werden, müssen die Eisen- oder Manganverbindungen durch Zusätze oder mit Hilfe einer Umhüllung der Wirkstoffe vor Resorption geschützt werden. Beim früher erhältlichen Magnevist enteral (Gd-DTPA) wurde das im Sauren wesentlich weniger stabile Gadolinium mit Mannitol abgepuffert (Puffer, einhergehend mit geringerem pH-Abfall). Dank Mannitol erhöht sich zudem die gastrointestinale Osmolalität, wodurch der Magen-Darm-Trakt infolge von Wassereinstrom ins Lumen distendiert wird. Nach der Untersuchung kann dies bei einzelnen Patienten abführend wirken und zu Diarrhoe führen. Das liposomal verkapselte Manganchloridpräparat Lumenhance sowie Eisenammoniumzitrat (FerriSelz) wurden nur vorübergehend in den USA als orale MR-Kontrastmittel vermarktet. Falls man das Lumen signalreich darstellen möchte, muss man praktisch auf nicht zugelassene Off-label-Lösungen zurückgreifen. Eine davon stellt das säurestabile Gd-DOTA, welches nachweislich bei gesunden Probanden nicht resorbiert wird, dar. Es wurde in einzelnen klinischen Studien sowohl mit oder ohne Distendiermitteln erfolgreich eingesetzt. Bestimmte metallionenreiche Säfte wie Heidelbeer-, Johannisbeer- oder Hagebuttensaft führen ebenfalls zu einer Signalerhöhung im Darmlumen.

◘ Tab. 14.3 Beispiele für die verschiedenen Kategorien gastrointestinaler MR-Kontrastmittel

Kontrastmittel	Mit Darminhalt mischbare KM	Mit Darminhalt nicht mischbare KM
Positive KM (Signalintensitäts- zunahme)	Gd-DOTA („off-label") Fruchtsäfte mit hohem Metallionengehalt $MnCl_2$ = Lumenhance Eisenammoniumzitrat (FerriSelz)	Fette Pflanzenöl
Negative KM (Signalintensitäts- abnahme)	Ferumoxsil (Lumirem/GastroMARK) Bariumsulfat-Suspensionen Tonerde	Perfluorokarbone CO_2 Kakaosuspensionen

Das einzige noch oral/rektal zugelassene gastrointestinale MR-Kontrastmittel ist das im T1-/T2-Bild negative oder signalarme Ferumoxsil (Lumirem). Es besteht aus silikonumhüllten superparamagnetischen Eisenoxidnanopartikeln (300 nm) mit zahlreichen die Viskosität und den Geschmack beeinflussenden Zusätzen. Es wird als Suspension oral oder auch rektal verabreicht. Die nicht abbaubare Silikonumhüllung soll eine Resorption des Eisens verhindern. Einzelne Patienten klagen über den Geschmack sowie Diarrhoe im Anschluss an die Untersuchung. Eingesetzt wird Ferumoxsil hauptsächlich zur Unterdrückung des Gastrointestinaltraktsignals bei der MRCP sowie zur besseren Abgrenzung des Darmlumens versus umliegendes Gewebe.

Bariumsulfat oder Tonerde führen ebenfalls zu einem relativen Signalabfall dank Wasserverdrängung respektive Viskositätserhöhung im Darmlumen. Bei hohen Dosen kann es wie bei konventionellen Röntgenuntersuchungen aufgrund der hypotonen Suspensionscharakteristiken zu Obstipation kommen. Auch bei den aus preislichen Gründen nur kurzzeitig eingesetzten Perfluorocarbonen (z. B. Perfluorooctylbromid) kommt es durch eine Verringerung der örtlichen Protonendichte zum Signalabfall.

Das preislich gesehen wohl vorteilhafteste orale MR-Kontrastmittel ist Wasser selber, welches ebenfalls zur Markierung des Darmlumens benutzt werden kann. Wasser hat ein niedriges Signal auf T1-gewichteten Sequenzen, während es ein hohes Signal auf T2-gewichteten Sequenzen hat. Die Vermischung mit Gelbildnern (z. B. Metamucil) oder die Zugabe von osmolalitätserhöhenden Substanzen wie Mannitol oder Polyethylenglykole verbessern gleichzeitig die Distension des Darmlumens.

14.9 Weitere MR-Kontrastmittel und Kontrastierungskonzepte

Die Entwicklung neuer MR-Kontrastmittel stellt sowohl an die forschende Industrie als auch an ihre Partner, die klinisch tätigen Radiologen, hohe Anforderungen bezüglich dem Nachweis eines klinischen Nutzens, der weit über die einfache Tatsache besserer Bilder mit höherem Kontrast hinausgeht. Erwartet werden konsequenterweise dank hoher diagnostischer Effizienz auch therapeutische Vorteile, was in dem sich rasch wandelnden technologischen Umfeld immer schwerer zu realisieren respektive nachweisbar ist. Weitere Stichworte sind eine hohe Kosteneffizienz, eine optimale Verträglichkeit, praktisch gesehen eine patientenbezogene Convenience bei höchstmöglicher klinischer Treffsicherheit. Dies umzusetzen in die klinische Realität, wird gerade auch bei MR-Kontrastmitteln eine große Herausforderung darstellen (◘ Tab. 14.3).

14.9.1 Kontrastmittel zur Darstellung des Lymphsystems

Bereits die intrakutane Injektion unspezifischer Gadoliniumkomplexe führt zu einem Abtransport über die lokalen Lymphbahnen mit entsprechender Signalveränderung. Diese Anwendung wurde bei vereinzelten klinischen Fragestellungen publiziert, hat sich aber angesichts der zahlreichen offenen Fragen bisher nicht durchgesetzt. In Analogie zur Lymphknotenszintigraphie mit kolloidalen Markern hofft man superparamagnetische Eisenoxidnanopartikel auch für die MR-tomographische Lymphknotendiagnostik einsetzen zu können. Sowohl subkutan, endolymphatisch, interstitiell oder intravenös applizierte superparamagnetische Eisenoxidnanopartikel (AMI-227, Ferumoxtran, Sinerem-Combidex) weisen eine Anreicherung in normalen Lymphknoten mit entsprechendem T2-Signalabfall auf. Bei metastatischem Befall der Lymphknoten fehlt hingegen der Signalabfall. Tumorbefallene Lymphknoten können, indem sie kein Kontrastmittel aufnehmen, sichtbar gemacht werden. Voraussetzung für die relativ lange vaskuläre Verweildauer, interstitielle Makrophagenaufnahme und lymphotrope Verteilung sind ein relativ kleiner Teilchendurchmesser und geeignete Oberflächenbeschichtung (Maskierung vor der frühen Aufnahme durch RES). Die hohe Variabilität des Lymphflusses, die schwierige Suche nach Lymphknoten und deren Beurteilung erklären zum Teil die anhaltenden Schwierigkeiten bei der klinischen Entwicklung. Die kombinierte Anwendung von diffusionssensiblen Sequenzen mit USPIO verspricht eine raschere und einfachere Beurteilung suspekter Lymphknoten, was allerdings weiter validiert werden muss.

Außerdem werden diese Eisenoxidnanopartikel auch als vaskuläre Kontrastmittel (Blood Pool Agents), zum Markieren von Entzündungszellen und als Träger für gewebespezifische MR-Kontrastmittel entwickelt. Neue Sequenztechniken versprechen zudem eine eisenspezifische Darstellung ohne störendes Hintergrundrauschen, was die Eisenoxidnanopartikelentwicklung entscheidend voranbringen würde.

14.9.2 Tumorspezifische Kontrastmittel

Tumorspezifische Kontrastmittel sind Verbindungen (z. B. Metallporphyrine), welche sich in rasch teilenden Zellen anreichern. Der Aufnahmemechanismus in die Tumorzellen ist noch ungeklärt. Neben dem Nachweis von primären und sekundären Tumoren oder auch von Entzündungsgewebe besteht die Möglichkeit einer gleichzeitigen photodynamischen Laserlichttherapie (PDT), indem die angereicherten Metallporphyrine durch energiereiche Strahlung aktiviert und das umliegende Tumorgewebe damit zerstört würde. Solche Kontrastmittel sind aufgrund ihrer hohen systemischen Toxizität bisher erst tierexperimentell erprobt.

Ähnlich können auch superparamagnetische Eisenoxidnanopartikel mittels Embolisation, starker Magnetfelder oder mit Hilfe von im Zielgewebe bindenden Molekülen eingebracht werden. Mit Hilfe eines elektromagnetischen Wechselfeldes kann eine Hyperthermie mit selektiver Tumorvernichtung zumindest im präklinischen Versuch vermittelt werden.

14.9.3 Weitere gewebespezifische Kontrastmittel im Entwicklungsstadium

Ganz unterschiedliche Strategien werden beim sogenannten *„targeting"* von Kontrastmitteln angewandt. Neben gewebespezifischen Antigenen oder Epitopen werden auch molekularbiologische Unterscheidungsmerkmale auf genetischer und funktioneller Ebene anvisiert. Solche

MR-Kontrastmittel bestehen aus einem paramagnetischem oder superparamagnetischem Signalgeber, einem Trägergerüst (Spacer) sowie einem Steuersystem (monoklonaler Antikörper, Polysaccharid-Hülle, Koordinationsstelle für Enzyme). Nach dem *„Andocken"* des Kontrastmittels führen Enzyme zu einer Freisetzung einer Bindungsstelle oder zu einer Relaxivitätsänderung, die dann visualisiert werden kann (*Aktivierung*). Ähnlich funktioniert der Nachweis von Blutgerinnseln mit Hilfe des Forschungspräparates EPIX 2104R (thrombinspezifisch). Erfolgreich wurden auch Folatrezeptoren-spezifische MR-Kontrastmittel hergestellt, die damit verbundene Pathologien visualisieren können (z. B. Präkanzerosen, Polypen etc.). Limitierender Faktor sind die nach wie vor relativ hohen Substanzmengen, die in der MRT nötig sind.

Einfachere Prinzipien wie die Aufnahme in den Lipidstoffwechsel können zum Nachweis einer arteriosklerotischen Plaque verwendet werden (Gadoflurine). Die lipidreiche Plaque kann mit Hilfe dieser Gadoliniumderivate signalreich dargestellt werden.

Zahlreiche Forschungsarbeiten zeigten zudem, dass die bereits diskutieren lymphknotenspezifischen respektive vaskulären Eisenoxidnanopartikel (USPIO) auch von Entzündungszellen (Makrophagen oder Histiozyten, Lymphozyten) aufgenommen werden und ein sog. Entzündungsdarstellung (sowohl mit T1- als auch mit T2-gewichteten Sequenzen) ermöglichen. Vielversprechend erscheinen Anwendungen wie die frühzeitige Detektion einer Transplantatabstoßung, der Nachweis und die Differenzierung einer vulnerablen Arterioskleroseplaque, die Unterscheidung einer akuten von einer chronischen Glomerulonephritis, der Nachweis der Entzündungsaktivität bestimmter Multiple-Sklerose-Plaques, die Anwendung in der MRT des Knochenmarks um bestrahlungsbedingte funktionelle Veränderungen abschätzen zu können, die Aufnahme in Synovialmakrophagen bei rheumatoider Arthritis oder auch die peritumorale Anreicherung. In all diesen Fällen können endozytoseaktive Zellen in unterschiedlichem Ausmaß sowie indirekt als Signalveränderung dargestellt werden.

Bei Stammzelltherapien wird zudem das Markieren der Zellen mit SPIO/USPIO und das In-vivo-Monitoring der Zellmigration bereits erfolgreich praktiziert. Ähnlich können auch Entzündungszellen wie z. B. T-Zellen oder neutrophile Granulozyten ex vivo mit USPIO oder MION markiert werden. Nach ihrer Injektion reichern sich die Zellen in Entzündungsherden an, wo sie mit Hilfe des MR nachgewiesen werden können. Leider wurden diese Techniken auf Grund des Vermarktungsstopps diverser SPIO-Präparate zurückgeworfen.

14.9.4 Hyperpolarisierte Gase

Die Grundlage dieser Technologie ist die Polarisierung des Kernspins, welche bei Edelgasen mit Hilfe von Lasern unter hoher Ausbeute erfolgen kann. Damit kann das MR-Signal um das etwa 10.000-Fache erhöht werden. Medizinisch eingesetzt werden Helium-3 und Xenon-129, die zur Darstellung der Lungenventilation oder anderer Hohlkörper (Gastrointestinaltrakt, Nasennebenhöhlen) dienen können. Seit kurzem werden auch spezifische körpereigene Substanzen mit Kohlenstoff-13 markiert – so z. B. 13-C-Pyruvat, welches sehr rasch zu 13-C-Laktat abgebaut wird. Die T1-Relaxationszeiten betragen 60 s in Lösung und 30 s in vivo, zudem können beide mit Hilfe der Spektroskopie nachgewiesen werden.

Bei der Bildgebung müssen spezifische Pulssequenzen mit angepassten Resonanzfrequenzen und weiteren Optimierungsschritten für ein möglichst hohes SNR eingesetzt werden. Es resultieren zuverlässige diagnostische Bilder eines im MR sonst nur schwer darzustellenden Organs wie der Lunge oder von Stoffwechselvorgängen. Der relativ hohe apparative Aufwand hat eine breitere klinische Anwendung bisher verhindert.

Artefakte im MR-Bild

Dominik Weishaupt

D. Weishaupt, V. D. Köchli, B. Marincek, *Wie funktioniert MRI?*,
DOI 10.1007/978-3-642-41616-3_15, © Springer-Verlag Berlin Heidelberg 2014

15.1   Bewegungs- und Flussartefakte

Die klassischen MR-Sequenzen sind relativ langsam. Die Aufnahme eines T1-gewichteten Bildes mit einer Spinechosequenz dauert Minuten. Es ist deshalb offensichtlich, dass MRI sehr empfindlich auf jegliche Bewegung reagiert. In der täglichen Praxis sind zwei Arten von Bewegungsartefakten von Bedeutung:

- Artefakte, welche durch die Atmung, Peristaltik oder das schlagende Herz verursacht werden (Atem- und Herzbewegungs- und durch Darmperistaltik verursachte Artefakte)
- Artefakte, welche durch einen pulsatilen Fluss von Blutgefäßen oder Liquorzirkulation verursacht werden (Flussartefakte, „ghosting").

15.1.1   Atem-, Herzbewegungs- und durch Darmperistaltik verursachte Artefakte

Diese Art von Bewegungsartefakten ist in der täglichen Praxis sehr häufig und war in der Vergangenheit häufig auch ein Argument gegen die MR-Bildgebung des Abdomens. Bewegungsartefakte können sich entweder als Bildverzerrungen oder als so genannte „ghosts" äußern. Ghost-Artefakte können sich z. B. bei der Darstellung des Thorax als eine bandförmige Rauschzone durch Herz und Mediastinum in Phasenrichtung äußern, verursacht einerseits durch das schlagende Herz und andererseits durch die Atemexkursionen.

Heute gibt es verschiedene Möglichkeiten, diese Art von Artefakten zu verhindern bzw. zu minimieren:

- Um die Atembewegungen auszugleichen, sind spezielle Kompensationsalgorithmen entwickelt worden (Atemkompensation). Im einfacheren Fall wird dabei nur in einem Fenster am Ende der Exspiration gemessen („respiratory gating" analog zum „cardiac gating"). Raffiniertere Methoden messen aber während des gesamten Atemzyklus und sorgen dafür, dass die (qualitativ besten) exspiratorischen Messungen im Zentrum des K-Raums zu liegen kommen, wo ihr Beitrag zum Bildkontrast am größten ist.
- Mittels schnellen Gradientenechosequenzen ist es möglich, das gesamte Volumen während einer Phase mit Atemstillstand zu messen. Andernfalls kann das MR-Gerät so gesteuert werden, dass es nach jeder Schicht eine (Atem)Pause einschiebt, sodass alle Schichten nacheinander in Atemstillstand aufgenommen werden können. Falls möglich, ergeben sich bei dieser Methode stets die besseren Resultate als mit einem Atemkompensationsalgorithmus; allerdings benötigt es auch mehr Zeit sowie eine gute Kooperation von Seiten des untersuchten Patienten.
- Um die Bewegungen des Herzens abzufangen, können Sequenzen mittels EKG gesteuert werden („cardiac gating"). Jede R-Zacke dient dann als Startpunkt für die nächste Anregung, d. h. die Repetitionszeit entspricht dem R-R-Intervall oder einem Vielfachen davon.
- Zur Reduktion der Artefakte durch Darmbewegungen kann auch ein die Peristaltik relaxierendes Medikament wie z. B. Buscopan oder Glucagon verabreicht werden.
- Der Einsatz von paralleler Bildgebung (▶ Kap. 10) hilft ebenfalls, Bewegungsartefakte bedingt durch das schlagende Herz, durch die Atmung oder durch die Darmperistaltik zu vermindern.
- Eine Alternative zur Aufnahme der Datensätze im Atemstillstand ist die Navigatortechnik. Die Navigatortechnik ermöglicht eine Suppression respiratorisch bedingter

Bewegungsartefakte und ermöglicht beispielsweise die MR-Bildgebung des Herzens bei spontaner Atmung.

— Ein besonderes Phänomen sind Liquorpulsationsartefakte. Dabei handelt es sich um intradurale hypointense Areale, welche vor allem bei sagittalen T2-gewichteten SE- und FSE-Sequenzen gesehen werden können. Liquorpulsationsartefakte können durch das Verwenden von Gradientenechosequenzen verhindert werden.

15.1.2 Flussartefakte

Flussbedingte Artefakte werden durch fließendes Blut oder durch den zerebrospinalen Liquorfluss verursacht und äußern sich in Richtung des Phasengradienten. Dies deshalb, weil die Spins, die sich entlang eines Magnetfeldgradienten (unabhängig von Schichtwahl-, Phasen- oder Frequenzgradient) bewegen oder bewegt werden, eine Phasenverschiebung erfahren (► Abschn. 11.1.3). Da jedoch die Phase für die Ortskodierung verwendet wird, stört jede Bewegung die korrekte räumliche Zuordnung der Signale, weil sie die Phase verfälscht. Dies kann häufig daran erkannt werden, dass z. B. ein Blutgefäß entlang der Phasenrichtung mehrmals abgebildet wird. Diese Artefakte werden im Englischen auch als „ghosts" bezeichnet.

Flussartefakte können vermieden resp. vermindert werden durch:

— Das Schalten spezieller Gradientenimpulse. Man spricht dann von einer flusskompensierten Sequenz.

— Die Verwendung einer spezifischen Vorsättigung („presaturation"). Dabei erfolgt eine magnetische Absättigung an den Rändern der untersuchten Region z. B. ober- oder unterhalb der Schicht mit entsprechenden Anregungsimpulsen, die der eigentlichen Messsequenz unmittelbar vorausgehen. Damit kann einfließendes Blut bereits vor der Messung magnetisch abgesättigt werden; es löst dann kein Signal mehr aus (und verursacht folglich auch keine Artefakte).

— Frequenz- und Phasenrichtung können vertauscht werden, weshalb die Artefakte, die ja nur in Phasenrichtung auftreten, nicht die zu untersuchende Körperregion stören.

Noch ein Wort zur Vorsättigung: Wir haben bereits vorab gezeigt (► Kap. 3, ► Abschn. 11.1.1), dass eine Schicht gesättigt ist, wenn sie mit kurzer Repetitionszeit angeregt und somit den Spins keine Zeit zur Erholung gelassen wird. Diesen Effekt kann man ausnützen, um gewisse Gewebeanteile auszublenden, indem sie unmittelbar vor der Anregung der untersuchten Schicht angeregt und abgesättigt werden. Sie geben dann in der nachfolgenden Messung kein Signal, weil sie zwei Anregungen in ganz kurzer Folge erfahren haben. In der Time-of-Flight-Angiographie kann auf diese Weise das Signal von Blut, das aus einer Richtung einfließt, unterdrückt werden, während Blut aus der anderen Richtung weiterhin Signal gibt. So können Venen oder Arterien selektiv dargestellt werden.

15.2 Phase wrapping

Ein weiteres Problem, das in der Praxis sehr lästig sein kann, ist *„phase wrapping"* (auch „phase wrap-around" oder „foldover" genannt). Dabei werden anatomische Strukturen, die sich außerhalb des gewählten Bildausschnittes („field of view", FOV) befinden, ins Bild hinein gefaltet (◘ Abb. 15.1). Dieser Effekt hängt mit der *Phasenkodierung* zusammen.

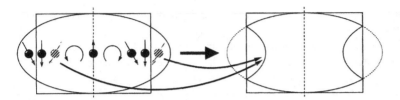

▫ **Abb. 15.1** Phase wrapping: Strukturen außerhalb des Bildausschnitts erhalten dieselbe Phasenverschiebung wie Strukturen innerhalb des Bildes und werden deshalb übereinander projiziert

Wird ein bestimmter Bildausschnitt gewählt, so muss der MR-Tomograph voraussetzen, dass alle möglichen Phasenverschiebungen, d. h. –180° bis +180°, in diesem Bildausschnitt vorkommen. Probleme treten jedoch auf, wenn sich das untersuchte Objekt in der Phasenrichtung über die Grenzen des FOV hinaus erstreckt: In diesem Falle erhalten die außerhalb des Bildausschnitts liegenden Regionen eine Phasenverschiebung von mehr als +180° respektive weniger als –180°. Eine Phase beispielsweise von +190° entspricht jedoch einer solchen von –170°. Die beiden Objekte können also nicht unterschieden werden und erscheinen im Bild an derselben Stelle. Deshalb werden Strukturen, die jenseits des rechten Bildrands liegen, vom links ins Bild hineinragen und umgekehrt.

Verschiedene Wege helfen, dieses Problem zu vermeiden:

▬ Das FOV kann größer gewählt werden, sodass kein „phase wrap-around" auftritt. Dabei wird jedoch die räumliche Auflösung geringer.

▬ Frequenz- und Phasenrichtung können vertauscht werden, weil in Frequenzrichtung kein „phase wrap-around" auftritt (die tiefen Frequenzen des einen Bildrands können von den hohen Frequenzen des anderen problemlos unterschieden werden). Beispielsweise wird man bei Thorax- oder Beckenuntersuchungen die Phase in anterior-posteriorer Richtung legen, weil der Körper in dieser Richtung die geringere Ausdehnung hat.

▬ Spezielle Algorithmen („no phase wrap", „foldover suppression") eliminieren das „phase wrapping" mit einem Trick: Das FOV wird vergrößert, sodass es nicht zu einem „phase wrap-around" kommt, und die unnötigen Daten werden bei der Bildrekonstruktion eliminiert. Diese Technik kann allerdings nicht immer verwendet werden und hat unter gewissen Umständen auch Einschränkungen.

▬ Durch die Verwendung einer Oberflächenspule kann erreicht werden, dass Objekte, die sich ins Bild hineinfalten könnten, außerhalb des Empfangsbereichs der Spule zu liegen kommen und deshalb nicht abgebildet werden (z. B. bei Wirbelsäulenuntersuchungen und Phase anteroposterior).

▬ Man kann auch eine Vorsättigung (▶ Abschn. 3.5) verwenden, um das Signal von Regionen außerhalb des gewählten Bildausschnitts zu unterdrücken.

15.3   Chemische Verschiebung

Der Begriff der chemischen Verschiebung („chemical shift") wurde bereits eingeführt (▶ Kap. 9). Unter chemischer Verschiebung versteht man die Abhängigkeit der Resonanzfrequenz der Protonen von der molekularen Umgebung. Das Phänomen der chemischen Verschiebung kann bei MR-Geräten mit einer Feldstärke von 1,0 T und höher zur Gewebedifferenzierung zwischen einer fetthaltigen und einer nichtfetthaltigen Läsion benutzt werden. Zusätzlich ermöglicht das Phänomen der chemischen Verschiebung auch fettunterdrückte MR-Bilder zu erzeugen.

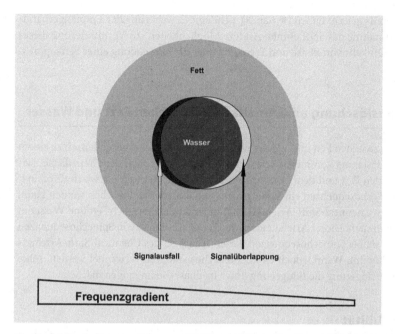

◘ Abb. 15.2 Chemical-Shift-Artefakt: Fett und Wasser werden an ihren Grenzflächen in Frequenzrichtung örtlich verschoben abgebildet. Es resultiert eine dunkle Zone (Signalausfall) und eine helle Zone (Signalüberlappung). Erläuterung s. Text

Die chemische Verschiebung ist aber auch Ursache eines häufigen Artefakts im MR-Bild, welcher als Chemical-Shift-Artefakt bezeichnet wird. Im Prinzip umfasst der Chemical-Shift-Artefakt zwei Aspekte: die Verschiebung des Signals von Fett und Wasser bzw. von Silikon und Wasser und die Signalauslöschung an der Grenzfläche zwischen Fett und Wasser.

15.3.1 Verschiebung des Signals von Fett und Wasser bzw. von Silikon und Wasser

Bei diesem Aspekt des Chemical-Shift-Artefakts werden Protonen mit verschiedenen Präzessionsfrequenzen (Fett, Wasser und Silikon) entlang der Frequenzrichtung an einem anderen Ort abgebildet als sie sich tatsächlich befinden. Praktisch bedeutet dies, dass das Signal von Fett und Wasser oder das Signal von Silikon und Wasser in der Frequenzkodierrichtung zueinander verschoben abgebildet wird. Klassischerweise entsteht an Stellen, wo Fett und Wasser unmittelbar benachbart liegen oder Fett von Wasser umgeben ist, auf der Seite, die durch die höhere Ortsfrequenz kodiert ist, eine dunkle (signalarme oder signallose) Begrenzung und auf anderen Seite, wo die geringere Frequenz ortskodiert ist, eine helle (signalreiche) Zone (Signalüberlappung; ◘ Abb. 15.2). Helle Signalbanden entstehen, wenn Protonen mit verschiedenen Resonanzfrequenzen so abgebildet werden, als ob sie sich im selben Voxel befänden. Dieser Aspekt des Chemical-Shift-Artefakts kann bei allen Pulssequenzen auftreten, dessen Ausprägung ist einerseits abhängig von der Bandweite des Empfängers und andererseits von der Magnetfeldstärke. Das Ausmaß dieses Chemical-Shift-Artefakts mit Verschiebung des Fett- und Wassersignals kann durch eine größere Empfängerbandbreite vermindert werden.

Wie wir jedoch bereits gelernt haben (▶ Kap. 5), geht eine Erweiterung der Empfängerbandbreite mit einer Abnahme des SNR einher. Andere Möglichkeiten zur Verminderung dieses Artefakts sind die Umkehr von Phase und Frequenz oder die Anwendung einer Fettsuppressionstechnik.

15.3.2 Signalauslöschung an Grenzflächen zwischen Fett und Wasser

An der Grenzfläche zwischen Fett und Wasser kann es bei Gradientenechosequenzen zu einem Band mit Signalauslöschung kommen. Dieses Phänomen kann z. B. an der Grenzfläche zwischen dem perirenalen Fett und dem Nierenparenchym beobachtet werden, wo in Kombination mit Gradientenechosequenzen ein signalarmes (signalloses) Band gesehen werden kann. Dieser Teilaspekt des Chemical-Shift-Artefakts kommt zustande, wenn sich Fett und Wasser in „opposed phase" befinden. Dieser Artefakt kann durch den Gebrauch von Spinechosequenzen vermieden werden, da bei Spinechosequenzen dieser Teilaspekt des Chemical-Shift-Artefakts nicht zum Tragen kommt. Wenn jedoch Gradientenechosequenzen verwendet werden, sollte man zur Artefaktverringerung die Bildgebung unter In-phase-Bedingungen machen.

15.4 Suszeptibilität

Jedes Gewebe und jedes Fremdmaterial ist bis zu einem gewissen Grad „empfänglich" für ein Magnetfeld, d. h. es kann selbst magnetisiert werden. Diese Eigenschaft bezeichnen wir als magnetische Suszeptibilität.

Die Suszeptibilität ist besonders ausgeprägt, wenn sich ein metallisches Material (metallische Fremdkörper, Implantate usw.) im Magnetfeld befindet. In diesem Fall kann es zu Signalausfällen und/oder Bildverzerrungen an den Phasengrenzen der jeweiligen Materialen resp. Gewebe kommen, was als Suszeptibilitätsartefakt bezeichnet wird. Suszeptibilitätsartefakte können aber auch an Phasengrenzen von unterschiedlichen Geweben (z. B. Knochen und Muskel) oder an der Phasengrenze zwischen Knochen und Luft auftreten. Ein klassisches Beispiel ist der Übergang zwischen dem paranasalen Sinus und den knöchernen Schädelbasis, wo es sehr oft zum Auftreten von Suszeptibilitätsartefakten kommt. Des Weiteren können lokale Depots von Kalziumhydroxyapatit, konzentriertes Gadoliniumchelat oder eisenhaltige Kontrastmittelpartikel zu Suszeptibilitätsartefakten führen.

Suszeptibilitätsartefakte können in Prinzip bei jeder Pulssequenz auftreten. Da jedoch Spinechosequenzen mit ihrem 180°-Impuls T2*-Effekte ausgleichen und für statische Feldinhomogenitäten weitestgehend unempfindlich sind, sind Suszeptibilitätsartefakte bei Spinechosequenzen gering. Besonders anfällig für Suszeptibilitäsartefakte sind Gradientenechosequenzen, was aber umgekehrt auch in diagnostischer Hinsicht, wie beispielsweise bei der Suche nach kleinen Blutungsherden oder kleinen Kalkablagerungen, ausgenutzt werden kann. Aus praktischer Sicht besonders wichtig ist die Reduktion von Suszeptibilitätsartefakten bei MR-Bildgebung von Körperregionen mit orthopädischen Implantaten. Allgemein kann eine Reduktion von Suszeptiblitätsartefakten bei der Bildgebung von Körperregionen mit metallischen Implantaten erreicht werden durch:

- Bildgebung mit SE- und FSE-Sequenzen bevorzugt,
- Vermeidung von GRE-Sequenzen,
- Vertauschen von Phasen- und Frequenzrichtung,

- Bildgebung mit höherer Empfängerbandbreite, wenn möglich Ausrichtung der Längsachse des metallischen Implantates entlang der Hauptrichtung des Magnetfeldes,
- Verwendung von STIR-Sequenzen anstelle von frequenzselektiven Techniken zur Fettsuppression.

15.5 Trunkationsartefakt

Trunkationsartefakte, welche auch als Ringing- oder Gibbs-Artefakte bezeichnet werden, sind eine Folge der Fourier-Transformation. Trunkationsartefakte äußern sich als parallele gerade oder „halbkreisartige" Streifen in unmittelbarer Nähe von Gewebegrenzflächen mit unterschiedlichen Signalintensitäten wie z. B. an der Grenzfläche zwischen Muskel und Fett oder zwischen zerebrospinalem Liquor und Rückenmark. Diese Artefake sind vor allem bei der MR-Bildgebung der Wirbelsäule bekannt, wo sie eine Syrinx oder eine Erweiterung des Rückenmarks vortäuschen können. Trunkationsartefakte treten immer dann auf, wenn die hohen Ortsfrequenzen nur ungenügend aufgenommen werden. Deshalb können Trunkationsartefakte vermindert werden, wenn das gleiche MR-Bild mit einer höheren Bildmatrix in Phasenrichtung aufgenommen wird.

15.6 Magic angle

Der Magic-Angle-Artefakt betrifft vor allem Sehnen und Ligamente mit parallelen Faserstrukturen. Sehnen und Ligamente sind durch eine kurze T2-Zeit charakterisiert, was dazu führt, dass diese Strukturen auf den meisten Sequenzen als hypointense Strukturen sichtbar sind. Wenn jedoch diese Faserstrukturen in einem Winkel von 55° zum Hauptmagnetfeld B_0 angeordnet sind, kann dies zu einer erhöhten Signalintensität führen, was pathologische Befunde vortäuschen kann.

15.7 Eddy currents

„Eddy currents" sind Ströme, welche beim schnellen An- und Abschalten der Gradienten entstehen. Die Ströme können durch im Patienten befindliche Kabel oder Drähte oder durch den Magneten selbst induziert werden. „Eddy currents" sind, sofern sie vom Magneten ausgelöst werden, als Signalabfall am Bildrand zu sehen und können durch eine präzise Folge der Gradientenpulse vermindert werden.

15.8 Partialvolumeneffekt

Partialvolumeneffekte treten immer dann auf, wenn es ein Limit für die Ortsauflösung gibt. Die Signalintensitäten von verschiedenen Geweben und Strukturen in einem Voxel werden gemittelt und nicht einzeln aufgelöst. So kann an der Grenzfläche zwischen einer hyperintensen und einer hypointensen Struktur ein intermediäres Signal entstehen, welches durch die Mitteilung der verschiedenen Signalintensitäten im selben Voxel entsteht. Das Risiko des Auftretens von Partialvolumeneffekten kann durch eine Erhöhung der Schichtanzahl in Z-Richtung vermindert werden.

15.9 Inhomogene Fettsuppression

Sofern das magnetische Feld homogen ist, kann eine gleichmäßige Fettsuppression (Fettsaturation) durch die Einstrahlung eines HF-Impulses in der Resonanzfrequenz der Fettprotonen erreicht werden. Eine wichtige Voraussetzung dafür ist, dass alle Fettprotonen mit der gleichen Frequenz präzessieren. In der Praxis ist das magnetische Feld aber oft inhomogen. Der Hauptgrund für Feldinhomogenitäten sind oft die Patienten selbst, welche das magnetische Feld inhomogen machen. Dies kann dazu führen, dass nicht alle Fettprotonen mit der gleichen Resonanzfrequenz präzessieren. Das Resultat ist eine inhomogene Fettunterdrückung bei fettsupprimierenden Sequenzen, da der eingestrahlte HF-Impuls nicht die Präzessionsfrequenz von allen Fettprotonen trifft.

Wann immer das Vorliegen einer bedeutenden Inhomogenität des Magnetfeldes vermutet werden kann, wie z. B. beim Vorhandensein eines metallischen Fremdkörpers, sollte eine Fettsuppression mit STIR-Sequenzen in Betracht gezogen werden, da die Fettsuppression mit STIR-Sequenzen in der Regel in diesen Fällen besser wirkt als die Fettsuppressionstechniken in Kombination mit SE-, FSE- oder GRE-Sequenzen.

15.10 Linienartefakte und Radiofrequenzstörung

Linienartefakte, oder wie sie im amerikanischen Sprachgebrauch als „zipper-like artifact", bezeichnet werden, sind Bänder oder Linien von punktiertem Signal, welche das Bild in Phasenrichtung oder Frequenzrichtung durchqueren. Linienartefakte in Phasenrichtung sind durch ein „Radiofrequenzloch" bedingt, wie es beispielsweise beim nicht vollständigen Schließen der MR-Scannertür vorkommen kann. Linienartefakte in Phasenrichtung können aber beim Vorhandensein von externen Radiofrequenzquellen, wie beispielsweise von im Scannerraum befindlichen Anästhesiegeräten oder von Pulsoximetern, vorkommen. Linienartefakte in Phasenrichtung sind häufig durch Imperfektionen im Schichtwahlprofil oder Fehler in der RF-Transmission bedingt.

15.11 Criss-Cross-, Herring-Bone-Artefakte und Datenfehler

Diese Artefakte sind durch Fehler in der Datenrekonstruktion bedingt. Criss-Cross- oder Herring-Bone-Artefakte kennzeichnen sich dadurch aus, dass sie als schräg verlaufende Streifen über das ganze Bild hinwegziehen. Oft verschwinden diese Artefakte, wenn das Bild neu rekonstruiert wird.

15.12 Dielektrische Effekte

Dielektrische Effekte sind Artefakte, welche in der Hochfeld-MR-Bildgebung vorkommen (▶ Abschn. 16.5).

Hochfeld-MRI

Dominik Weishaupt

D. Weishaupt, V. D. Köchli, B. Marincek, *Wie funktioniert MRI?*,
DOI 10.1007/978-3-642-41616-3_16, © Springer-Verlag Berlin Heidelberg 2014

MRI hat sich in den letzten Jahren rasant entwickelt. Für die MR-Bildgebung in der klinischen Praxis werden heute meist Magnetfeldstärken von 0,2–3,0 T verwendet. Mit dem Begriff Hochfeld-MRI bezeichnet man MR-Systeme, welche mit einer Feldstärke >2,0 T arbeiten. Als Ultrahochfeld-MRI werden MR-Systeme mit einer Feldstärke von 7,0 T bezeichnet. Ultrahochfeld-MR-Systeme werden aktuell noch nicht in der klinischen Praxis eingesetzt und sind Gegenstand der Forschung. Von besonderem Interesse sind 3,0-T-MR-Systeme, welche an vielen Orten bereits im klinischen Routinebetrieb eingesetzt sind. Deshalb wird der Begriff Hochfeld-MR häufig synonym zu einer MR-Bildgebung bei 3,0 T verwendet.

Bezüglich der Architektur unterscheiden sich die heutigen kommerziell erwerblichen 3,0-T-MR-Tomographen nicht von 1,5-T-Systemen. Die 3,0-T-Systeme sind, wie die 1,5-T-Systeme (oder solche mit einer noch geringeren Magnetfeldstärke) als Ganzkörpersysteme ausgelegt.

Das wichtigste Argument zu Gunsten des Umstiegs auf eine höhere Magnetfeldstärke ist das zu erwartende bessere Signal-zu-Rausch-Verhältnis (SNR), da das MR-Signal in etwa proportional mit der Feldstärke ansteigt. Somit kann man theoretisch bei 3,0 T in etwa eine Verdopplung des SNR im Vergleich zu einem Gerät mit 1,5 T erwarten. In der Praxis fällt allerdings der SNR-Gewinn bei 3,0-T-Geräten geringer als erwartet aus. Der Grund dafür ist die Tatsache, dass außer der Magnetfeldstärke zahlreiche andere Faktoren das SNR beeinflussen (▶ Kap. 5).

Dieser Zugewinn an SNR bei Hochfeld-MR-Geräten kann entweder einer verbesserten Ortsauflösung oder einer schnelleren Bildgebung dienen. Investiert man das verbesserte SNR allein in eine höhere räumliche Auflösung, so wird eine genauere Darstellung von bislang nur unzureichend aufgelösten anatomischen Strukturen möglich. Alternativ kann das größere SNR auch für eine Verkürzung der Untersuchungszeit eingesetzt werden, was daneben einem erhöhten Patientendurchsatz pro System und damit einer verbesserten Rentabilität dienen kann.

Von besonderer Wichtigkeit ist es aber zu erkennen, dass die Hochfeldbildgebung Besonderheiten aufweist, welche einerseits für ausgewählte Anwendungen vorteilhaft sind, sich jedoch bei wiederum anderen Anwendungen nachteilig auswirken können.

16.1   Gewebekontrast

Bei höheren Feldstärken verändern sich T1- und T2-Gewebe-Relaxationszeiten. Die T1-Relaxationszeiten bei 3,0 T sind im Vergleich zu 1,5 T um etwa 20–40 % verlängert. Die verlängerte T1-Relaxationszeit resultiert in einem verminderten T1-Kontrast, was sich in einer verminderten Erkennbarkeit von Läsionen äußern kann. Die veränderte Relaxationszeit wird durch die Wahl von längeren Repetitionszeiten kompensiert, was jedoch bei gewissen Anwendungen nachteilig sein kann, da der Zeitbedarf für die einzelne Sequenz höher ist. Bei Gradientenechosequenzen wird bei 3,0 T ein kleinerer Pulswinkel verwendet, um die verkürzte T1-Relaxationszeit zu kompensieren. Eine Möglichkeit den T1-Kontrast bei nativen Sequenzen bei höheren Feldstärken zu verbessern, ist das Einfügen eines Inversionspulses in das Sequenzprofil. Da der T1-verkürzende Effekt von gadoliniumhaltigen Kontrastmitteln bei höheren Feldstärken nicht beeinflusst wird, ist die durch Gadolinium bedingte Signalverstärkung bei 3,0 T stärker ausgeprägt als bei 1,5 T. Dies führt zu einer Verbesserung der Qualität von kontrastmitttelunterstützten MR-Angiographien bei 3,0 T im Vergleich zu 1,5 T.

Die T2- und T2*-Relaxationszeiten sind bei 3,0 T im Vergleich zu niedrigeren Feldstärken leicht verkürzt oder unverändert, weswegen in den Sequenzprotokollen die Echozeit leicht kürzer ist. In der Regel ist aber die Bildqualität von T2-gewichten Sequenzen deutlich besser im Vergleich zu entsprechenden Sequenzen auf einem 1,5-T-Gerät, da die T2-Bildgebung vom verbesserten SNR profitieren kann.

16.2 Suszeptibilität

Die Hochfeld-MR-Bildgebung führt zu einer Verstärkung der Suszeptibilitätseffekte (▶ Abschn. 15.4) proportional zur Feldstärke. Diese verstärkten Suszeptibilitätseffekte können einerseits zu ausgeprägteren Bildverzerrungen insbesondere in Kombination mit Gradientenechosequenzen führen. Umgekehrt können die verstärkten Suszeptibilitätseffekte auch vorteilhaft sein, insbesondere bei solchen Bildgebungstechniken, in denen Suszeptibilität als Bildkontrast gewünscht wird (beispielsweise bei der Perfusionsbildgebung). Mit der Feldstärke nimmt auch der BOLD-Effekt; ▶ Abschn. 11.4) zu. Zusammen mit dem höheren SNR bietet somit die Bildgebung bei größeren Feldstärken (z. B. bei 3,0 T) signifikante Vorteile in der funktionellen MR-Bildgebung (fMRI).

16.3 Chemische Verschiebung

Die chemische Verschiebung (gemessen in Hz) nimmt proportional zur steigenden Magnetfeldstärke zu. Die größere chemische Verschiebung lässt sich angesichts der Spektrallinienaufspreizung vorteilhaft in der Spektroskopie nutzen. Die Aufspreizung der Spektrallinien verläuft linear zur Magnetfeldstärke, die sich daher von 1,5 auf 3,0 T verdoppelt. Dies führt zu höherer spektraler Auflösung und schärferer Abgrenzung des Spektrumpeaks. Dadurch kann das Messvolumen für das zu untersuchende Gebiet reduziert werden. Daneben wird das Spektrum weniger durch nicht interessierende Regionen kontaminiert.

Die größere Verschiebung zwischen Fett- gegenüber Wasserprotonen bei 3,0 T ist auch vorteilhaft für die Fettsuppression mit frequenzselektiven Fettsuppressionstechniken (▶ Abschn. 9.2). Umgekehrt kommt es bei 3,0 T auch zu verstärkten Chemical-Shift-Artefakten an Grenzflächen zwischen Wasser und Fett (▶ Abschn. 15.3). Die Chemical-Shift-Artefakte lassen sich durch eine Erhöhung der Empfängerbandweite reduzieren, was aber zu einer Abnahme des SNR führt.

16.4 Hochfrequenzabsorption

Die HF-Einstrahlung und damit die Energieabsorption im Körper steigen nicht nur proportional, sondern quadratisch mit der Feldstärke an. Die über die spezifische Absorptionsrate („specific absorption rate", SAR) definierten Schwellenwerte der Energieabsorption (vorwiegend in Form von Wärme) werden somit eher erreicht. Dies stellt ein Hauptproblem der MR bei hohen Feldstärken dar, da u. a. prinzipiell mögliche Messzeitverkürzungen hierdurch limitiert werden, denn tatsächlich mögliche Pulsfolgen werden zur Vermeidung einer Überwärmung (▶ Abschn. 17.1) quasi gebremst. Dies hat bei der Anwendung von optimierten 1,5-T-Sequenzen auf 3,0-T-Systemen Auswirkungen auf die HF-Deposition. Insbesondere gilt, dass die zur Ausführung eines bestimmten Pulswinkels in einer bestimmten Zeit erforderliche HF-Leistung bei 3,0 T um den Faktor 4 höher ist. Wenn bei 1,5 T Pulsdauer und Amplitude direkt unter der bei dieser Magnetfeldstärke gültigen SAR-Grenze liegen, überschreitet dieselbe Sequenz bei 3,0 T diese Grenzwerte. Dies ist besonders kritisch bei SE- und FSE-Sequenzen, deren SAR besonders hoch sind. Die Gesamtbelastung durch spezifische Enegrieabsorption lässt sich auf verschiedenen Wegen minimieren. Ein Ansatz zur Reduktion der SAR ist der Einsatz variabler Pulswinkel („variable flip-angle", VFL). Durch die Wahl von Pulswinkeln in unterschiedlicher Stärke und unterschiedlichen Abständen können mehr Pulse pro Zeiteinheit eingestrahlt werden, was zu einer Messzeitverkürzung führt. Damit kann einerseits der Abstand zwischen zwei Refokussierungspulsen verkürzt (d. h. die absolute Messzeit reduziert) und andererseits das Signal erhalten werden. Ein weiterer erfolgversprechender Ansatz zur SAR-Reduktion sind die parallelen Bildgebungsverfahren (▶ Kap. 10), welche die HF-Einstrahlung durch eine Reduktion der Refokussierungspulse des Echozugs („echo train length", ETL) bei identischer Echozeit reduzieren.

16.5   Dielektrische Effekte

Entsprechend der Larmorgleichung (▶ Kap. 1) kommt es mit der Erhöhung der Feldstärke zu einer entsprechenden Erhöhung der Resonanzfrequenz der Protonen (Präzessionsfrequenz). Die Wellenlänge des HF-Pulses, welcher der Resonanzfrequenz von Protonen (64 MHz) bei 1,5 T entspricht, beträgt 52 cm. Beim Übergang zu 3,0 T verdoppelt sich die Protonenresonanzfrequenz auf 130 MHz entsprechend einer Wellenlänge von 26 cm. Diese Verkürzung der Wellenlänge des HF-Pulses kann zu einem Phänomen führen, welches als dielektrischer Effekt bezeichnet wird. Dielektrische Effekte treten lediglich bei der Hochfeldbildgebung auf und werden auch als „standing waves" beschrieben. Dielektrische Effekte werden dann von Bedeutung, wenn die Wellenlänge des HF-Pulses die Dimensionen des abzubildenden Objekts erreicht und sich die Leitfähigkeit des menschlichen Körpers negativ auf die HF-Feldverteilung im Körper auswirkt. Kritisch für das Auftreten von dielektrischen Effekten bei 3,0 T sind die Dimensionen bei der MR-Bildgebung von Abdomen und Becken, insbesondere wenn der Durchmesser des Abdomens durch Adipositas, Schwangerschaft oder dem Vorliegen von Aszites zusätzlich vergrößert ist. Dielektrische Effekte äußern sich als inhomogene Signalverteilung respektive Modulationen der Bildhelligkeit innerhalb des MR-Bildes, wobei FSE- im Vergleich zu Gradientenechosequenzen in der Regel anfälliger sind. Das Risiko von dielektrischen Effekten kann durch das Platzieren spezieller Lagerungshilfen (HF-Kissen) oder die Konstruktion von speziellen HF-Sendespulen gesenkt werden.

16.6   Klinische Bildgebung

Die mit der Erhöhung der Feldstärke einhergehende Verbesserung des SNR stellt den Hauptvorteil für die klinische diagnostische MR-Bildgebung dar. In der Bildgebung lässt sich der Signalzugewinn bei paralleler Minderung des Rauschens sowohl zur Erhöhung der räumlichen Auflösung als auch umgekehrt bei nahezu identischer Auflösung zur Verkürzung der Akquisitionszeit nutzen. Besonders vorteilhaft ist das erhöhte SNR von Hochfeldsystemen für funktionelle Anwendungen (▶ Kap. 13) insbesondere die Spektroskopie. Für die Spektroskopie bedeutet eine Erhöhung der Feldstärke um den Faktor 2 neben der Erhöhung der SNR im Zuge der Resonanzfrequenzverdopplung auch eine Verdopplung der Frequenzdifferenzen der Metaboliten und damit theoretisch eine doppelte Frequenzauflösung. Gleichzeitig verändern sich aber auch die die Relaxationsraten der Metabolite und die Linienbreite nimmt zu. Allerdings bedingen die mit der Hochfeldbildgebung assoziierten Veränderungen bzw. Eigenschaften auch Anpassungen in der Bildgebungstechnik; der vorab dargestellte Vorteil der Hochfeld-MR ist nicht für alle MR-Anwendungen gleichermaßen gültig.

Sicherheit und Risiken

Dominik Weishaupt

D. Weishaupt, V. D. Köchli, B. Marincek, *Wie funktioniert MRI?*,
DOI 10.1007/978-3-642-41616-3_17, © Springer-Verlag Berlin Heidelberg 2014

17.1   Biologische Effekte

Für die klinische MR-Bildgebung werden heute Magnetfeldstärken von 0,2–3,0 T verwendet. Für die Forschung stehen MR-Systeme mit einer Feldstärke von 7,0 oder 8,0 T bereit. Nach den FDA-Richtlinien („Food and Drug Administration") der USA bestehen keine relevanten gesundheitsschädlichen Bedenken für Patienten, welche mit MR-Systemen bis zu einer Feldstärke von 8,0 T untersucht werden.

Der Effekt von *statischen Magnetfeldern* auf den Organismus ist breit untersucht. Aufgrund der Datenlage kann geschlossen werden, dass statische Magnetfelder keine schädlichen Effekte auf den Organismus haben. Die wenigen Fallberichte, in denen es in Zusammenhang mit einem statischen Magnetfeld zu Personenschäden kam, waren in Kombination mit dem Gebrauch von ferromagnetischen Gegenständen oder Fremdkörpern (▶ Abschn. 17.2.2). Auch bezüglich Langzeiteffekten von statischen Magnetfeldern kann davon ausgegangen werden, dass wahrscheinlich keine Gefährdung für den menschlichen Organismus besteht.

Neben dem statischen Magnetfeld hat ein MR-Gerät auch Zusatzmagnetfelder, welche von den Gradientenspulen erzeugt werden. Bei diesen Zusatzmagnetfeldern handelt es sich um *Wechselfelder*, welche periphere Nerven stimulieren können. Patienten oder Probanden beschreiben diese Effekte in seltenen Fällen als Kribbeln in den Extremitäten oder in Form von optischen Halluzinationen (z. B. Wahrnehmung von Blitzen). Theoretisch besteht auch die Gefahr, dass die Zusatzmagnetfelder die Erregungsreizleitung des Herzens stören und Rhythmusstörungen verursachen könnten, wenn sie extrem stark wären. Die Gradientenfelder werden deshalb vom Tomographen so begrenzt, dass solche Gefahren für den routinemäßigen Betrieb nicht relevant sind.

> ❯ Heutige MR-Systeme sind so ausgelegt, dass auch von den durch das Gradientensystem erzeugten magnetischen Zusatzfeldern keine gesundheitsschädigenden Effekte zu erwarten sind.

Ein weiteres Risiko für biologische Effekte während der MR-Untersuchung ist das Einstrahlen von Radiowellen (HF-Impulse). Der Großteil der durch einen HF-Impuls eingestrahlten Radiowellen durchquert den Körper, ohne dass ihre Energie aufgenommen wird. Der kleine, vom Körper aufgenommene Energieanteil führt zu einer Erwärmung des Gewebes. Die maximal zulässige Erwärmung wie auch die maximale vom Körper pro Zeiteinheit absorbierte Energie (spezifische Absorptionsrate, „specific absorption rate", SAR) sind vom Gesetzgeber definiert worden. Die MR-Tomographen halten diese Grenzwerte sehr genau ein und es besteht heute ein breiter Konsens unter den Experten, dass bei den klinischen Anwendungen die auftretenden thermischen Effekte keine Rolle spielen.

Die Situation ist anders, wenn sich ein längerer metallischer Draht oder ein anderer metallischer Gegenstand im Körper befindet. Im Fall eines Patienten mit einem nicht MR-geeigneten Herzschrittmacher können die Elektroden elektrisch leitend sein und sich wie Empfangsantennen verhalten, indem sie Energie aus dem Radiowellenfeld aufnehmen. Die Elektroden werden dann von einem Strom durchflossen, welcher die Nerven stimuliert und zu Verbrennungen führen kann. Aus diesen Gründen ist es wichtig, dass ein Patient während der Untersuchung möglichst wenig Kontakt mit inneren oder äußeren Metallteilen hat, auch wenn diese nichtmagnetisch sind. Allerdings sind Dimension und Geometrie des metallischen Teils für die Risikoabschätzung der Erwärmung entscheidend.

- **Lärm**

Das schnelle Ein- und Ausschalten der magnetischen Zusatzfelder (Gradientenfelder) erzeugt in einem 1,5-T-MR-Tomographen eine Lärmbelastung von etwa 65–100 dB, in selteneren Extremfällen ≤120 dB. Ein Vergleich: In der Schweiz sind gegenwärtig Konzerte, die einen Konzertbesucher über eine Stunde gemittelt mit einem Lärm von über 93 dB beschallen, bewilligungspflichtig. Kurzfristig darf die Lautstärke bei Konzerten maximal 125 dB erreichen. Der Lärm im MR-Tomographen ist umso größer, je stärker die Magnetfelder sind. Es werden von den Herstellern verschiedene Anstrengungen unternommen, den Lärm zu reduzieren. Neuere Magneten sind meistens etwas weniger laut als ältere Magneten.

Als Faustregel sollte in einem Magnetfeld von mehr als 0,3 T möglichen Schäden des Gehörs mit einem Gehörschutz vorgebeugt werden. Dazu gehören Ohrstöpsel oder Kopfhörer. Die letzteren haben den Vorteil, dass die Kommunikation mit dem Bedienpersonal einfacher ist, und dass auch Musik gehört werden kann. Mit diesen Vorsichtsmaßnahmen kann eine mögliche Gesundheitsschädigung durch die Lärmbelastung fast vollständig eliminiert werden.

17.2 Patientensicherheit

MRI ist eine sehr sichere Methode, sofern alle notwendigen Sicherheitsvorschriften eingehalten werden. Wichtig ist die Schulung des Personals, welches das MR-Gerät bedient. Vordringlich ist jedoch die Erfassung des Risikoprofils von Patienten und Personen, welche nicht oder nur unter besonderen Bedingungen in einem MR-Gerät untersucht werden sollten. Die Risikoabschätzung erfolgt heute in den meisten MR-Zentren in mehreren Stufen. In einer ersten Stufe werden anhand eines standardisierten Fragebogens allgemeine Risiken erfasst:

- Vorhandensein metallischer Fremdkörper,
- Vorhandensein nicht MR-kompatibler Implantate, Prothesen oder Geräte,
- Tätowierungen oder anderer permanenter Körperschmuck,
- Klaustrophobie,
- Allergieanamnese,
- Vorhandensein von Nierenerkrankungen (Einschätzung des Risikoprofils für eine nephrogene systemische Fibrose).

Aus praktischer Sicht ist es wichtig, dass dieser Fragebogen in mehreren Fremdsprachen vorliegt, damit alle Patienten zuverlässig befragt werden können. In einer zweiten Stufe erfolgt (nach Durchsicht des Fragebogens) unmittelbar vor der Untersuchung eine nochmalige mündliche Befragung zu den wichtigsten sicherheitsrelevanten Punkten durch das MR-Bedienungspersonal. Vor der Untersuchung muss der Patient alle magnetischen Gegenstände (inklusive Schmuck, Mobiltelefone, Kreditkarten, Brille etc.) ablegen und üblicherweise wird er gebeten, spezielle Kleidung frei von Metallteilen, welche die Untersuchung stören könnten (z. B. Reißverschlüsse, Knöpfe etc.) anzuziehen.

Nachfolgend folgt eine Übersicht über besondere Situationen, welche für die MR-Sicherheit relevant sind. Zusätzlich werden die wichtigsten Aspekte der MR-Kompatibilität von Implantaten und anderen Fremdkörpern diskutiert. Es muss an dieser Stelle aber betont werden, dass insbesondere die MR-Kompatibilität von Implantaten und Fremdkörpern Gegenstand der medizinischen Entwicklung sind. Eine Implantatgruppe, welche noch vor wenigen Jahren aufgrund ihrer Eigenschaften als absolute Kontraindikation für eine MR-Untersuchung galt, kann heute unter Umständen MR-kompatibel sein. Zudem existieren innerhalb derselben Implantatgruppe meist verschiedene Fabrikate von unterschiedlichen Herstellern, unter denen gewisse Implantate MR-kompatibel sind, während andere nicht MR-tauglich sind. Deshalb kann eine exakte Abklärung der MR-Kompatibilität eines Implantats oder medizinischen Gerätes unumgänglich sein.

17.2.1 Verbrennungen bei MR-Untersuchungen

In der Literatur sind mehrere Fallberichte von Patienten publiziert, bei denen es während der MR-Untersuchung zu Verbrennungserscheinungen der Haut kam, auch ohne dass ein metallisches Risikoobjekt (z. B. Elektrode, Führungsdraht etc.) innerhalb oder außerhalb des Körpers vorhanden war. Bei den meisten dieser Zwischenfälle bestand ein direkter Hautkontakt mit der metallischen Röhreninnenwand, mit leitenden Komponenten einer HF-Spule oder ein direkter Haut-zu-Haut-Kontakt des Patienten. Deshalb ist die Lagerung des Patienten, insbesondere die Vermeidung eines direkten Kontaktes zwischen Haut und Hochfrequenzspule oder die Vermeidung eines direkten Haut-zu-Haut-Kontakts, besonders wichtig.

17.2.2 Ferromagnetische Gegenstände und Fremdkörper

Ferromagnetische Gegenstände und Fremdkörper, welche sich in der Nähe der MR-Tomographen befinden, können sich zu gefährlichen Geschossen entwickeln („Missile-Effekt"). Deshalb müssen alle Geräte und Gegenstände, welche in unmittelbarer Nähe des Magneten sind (oder in die unmittelbare Nähe des Magneten gelangen) aus nichtferromagnetischem Material sein. Um Verwechslungen bei Gegenständen des häufigen Gebrauchs zu vermeiden (z. B. Infusionsständer, Patientenliege etc.) sind nichtferromagnetische Gegenstände in MR-Zentren oft mit einer anderen Farbe optisch gekennzeichnet.

Die Instruktion aller in einem MR-Zentrum arbeitenden Personen ist von höchster Wichtigkeit. Besonderes Augenmerk ist auf die Instruktion von Personen zu richten, welche an Schnittstellen des MR-Betriebs arbeiten. Solche Schnittstellen sind das Reinigungspersonal oder das medizinische Personal von Intensivpatienten oder Patienten, welche in einer Voll- oder Teilnarkose untersucht werden.

Patienten mit möglicherweise ferromagnetischen Metallsplittern oder inkorporierten Schussprojektilen bedürfen ebenfalls besonderer Beachtung vor einer geplanten MR-Untersuchung. Generell ist die mit Metallsplittern oder Schussprojektilen verbundene Gefahr abhängig von der anatomischen Lage dieser Fremdkörper und der Tatsache, ob diese ferromagnetisch sind oder nicht. Besonders kritisch sind ferromagnetische Metallsplitter, welche im Auge sitzen. Diese können während der Exposition im Magneten dislozieren und den Sehnerv schädigen. Im Zweifelsfall fertigen wir bei betroffenen Patienten eine konventionelle Röntgenaufnahme des Schädels in einer Ebene an. Vorsicht ist ebenfalls bei Patienten mit inkorporierten ferromagnetischen Metallsplittern oder Schussprojektilen geboten, welche in Hirnparenchym, Spinalkanal, Lungen, Mediastinum oder in den Bauchorganen lokalisiert sind. Falls ein Fremdkörper in einer anderen anatomischen Lokalisation (als vorher erwähnt) liegt, kann in der Regel eine MR-Untersuchung durchgeführt werden, wobei wir den Patienten intensiv überwachen und ihn nach besonderen Sensationen, insbesondere während des Hineinfahrens in den Magneten befragen. Zahnprothesen enthalten oft ferromagnetisches Material. Hier empfehlen wir den Patienten vor der Untersuchung, die entsprechenden Zahnprothesen zu entfernen; dies weniger aus Angst einer Dislokation als vielmehr wegen der durch diese Prothesen induzierten Artefakte.

17.2.3 Körperschmuck und Tätowierungen

Die MR-Kompatibilität von Körperschmuck („piercing") hängt von der Materialbeschaffenheit ab. Piercings können aus metallischem oder nichtmetallischem Material gearbeitet sein. Falls das Piercing aus Metall besteht, kann das Metall ferromagnetisch und nichtferromagnetisch sein. Wir empfehlen deshalb, das Piercing vor der MR-Untersuchung zu entfernen. Falls dies nicht möglich ist, empfiehlt sich ein individuelles Vorgehen mit einer Beurteilung des Verhältnisses zwischen medizinischem Nutzen und dem Risiko einer MR-induzierten Nebenwirkung (in diesem Fall: Risiko einer Verbrennung oder Dislokation bei entsprechender Materialbeschaffenheit).

Großflächige Tätowierungen der Haut können ein Problem darstellen, indem diese in seltenen Fällen zu Verbrennungen führen. Deshalb empfehlen wir, Patienten mit Hauttätowierungen während der MR-Bildgebung besonders aufmerksam zu überwachen und den Patienten vor der Untersuchung zu instruieren, dass er sich bei Hitzegefühl oder dem Auftreten von Schmerzen im Bereich der Tätowierung unverzüglich melden soll.

17.2.4 Implantate, Prothesen und andere medizinische Fremdkörper

Die meisten heute verwendeten biomedizinischen Implantate können bei der MR-Bildgebung bis zu einer Feldstärke von 3,0 T als sicher angesehen werden. Zwar enthalten die meisten Implantate Metallkomponenten, welche zu Bildartefakten führen, jedoch sind die heute gebräuchlichen Metalle nichtferromagnetisch, weshalb man nicht mit einer Dislokation rechnen muss. Insbesondere stellt die Hauptzahl der heute verwendeten orthopädischen Implantate (inklusive Totalendoprothesen der Hüfte) keine Kontraindikation zur MR-Untersuchung dar. Auch die meisten in der Neurochirurgie verwendeten zerebralen Gefäßklips zur Behandlung von Hirnbasisaneurysmen sowie andere chirurgisch verwendete Gefäßklips oder Hautklammern sind MR-tauglich. Ebenfalls sind die meisten heutzutage implantierten Herzklappen und Gefäßendoprothesen (inklusive endovaskulären Prothesen für Koronararterien) MR-kompatibel. Im Einzelfall ist es aber ratsam, die MR-Kompatibilität anhand von gut verfügbaren Datenbanken, die die MR-Kompatibilität praktisch jedes verfügbaren bzw. weltweit verwendeten kommerziellen Implantates auflisten, zu prüfen.

Bis vor wenigen Jahren galten Herzschrittmacher („cardiac pacemaker") und ICD („implantable cardioverter defibrillator") als Kontraindikation für die MR-Bildgebung. Heute gibt es diverse Systeme, bei denen, insofern sie dem Patienten implantiert wurden, unter definierten Bedingungen dennoch eine MRT gemacht werden kann. Da es, wie erwähnt Einschränkungen für die MR-Bildgebung bei Trägern von solchen Systemen gibt, werden diese Systeme als MR-konditionale Schrittmachersysteme oder ICD bezeichnet (MR-conditional cardiac pacemakers, MR-conditional ICD). Die Einschränkungen beziehen sich vor allem auf die zur Bildgebung erlaubte Feldstärke (im Moment gibt es nur Systeme, welche für die MR-Bildgebung bei 1,5 T zugelassen sind) sowie auf die pro MR-Sequenz maximal zulässige Menge der absorbierten Energie.

Es ist zu beachten, dass ein Schrittmacher- oder Defibrillationssystem nur dann als MR-konditional gilt, wenn sowohl der Generator als auch die Elektroden MR-kompatibel sind. Daneben ist es wichtig zu wissen, dass es bei den auf dem Markt erhältlichen MR-konditionalen Schrittmacher- und Defibrillationssystemen Unterschiede in der Hinsicht gibt, als dass gewisse Modelle für eine MR-Bildgebung unabhängig von der untersuchten Körperregion zugelassen sind (Ganzkörperanwendung), während andere Modelle für die MR-Bildgebung aller Körperregionen mit Ausnahme der Bildgebung des Thorax zugelassen sind (Ausschlusszone, „exclusion zone").

Die Verfügbarkeit von MR-konditionalen Herzschrittmacher- und Defibrillationssystemen sowie seit kurzem auch MR-konditionalen Ereignisrekordern stellt besondere Herausforderungen an den Betrieb eines MR-Zentrums, damit sicher verifiziert werden kann, dass die betroffenen Patientinnen und Patienten zweifelsfrei Träger von MR-konditionaler Systeme sind. Zudem ist eine enge Kollaboration mit einem Kardiologen nötig, da diese Systeme in der Regel vor und nach der Untersuchung um- respektive reprogrammiert werden müssen.

Kontraindiziert sind zum Zeitpunkt der Drucklegung dieses Buches unverändert Neurostimulatoren, bei denen Elektroden in Hirnparenchym oder Rückenmark implantiert sind. Hingeben ist bei sakralen Nervenstimulatoren unter definierten Bedingungen eine MR-Bildgebung möglich. Die MR-Kompatibilität von Cochleaimplantaten ist produktspezifisch und muss im Einzelfall abgeklärt werden.

17.2.5 MR-Kontrastmittel

Relevante Aspekte der Sicherheit im Gebrauch von MR-Kontrastmitteln sind in ▶ Abschn. 14.4.3 beschrieben.

17.2.6 Schwangerschaft

Die MR-Bildgebung bei einer schwangeren Patientin zur Diagnose von mütterlichen und fetalen Pathologien ist heute etabliert. Im Moment gibt es keine sichere wissenschaftliche Evidenz, dass die MR-Bildgebung in irgendeinem Stadium der fetalen Entwicklung auf den mütterlichen oder kindlichen Organismus schädigende Wirkung hätte. Trotzdem muss in jedem Einzelfall und unabhängig vom Trimester eine sorgfältige Abwägung zwischen medizinischen Nutzen und Risiko stattfinden. Insbesondere ist eine umfassende Aufklärung der Patientin bzw. derer Angehörigen wichtig und es empfiehlt sich, eine schriftliche Einverständniserklärung einzuholen. Die intravenöse Gabe von MR-Kontrastmitteln sollte in der Schwangerschaft sehr restriktiv indiziert werden. Auch hier ist eine genaue Aufklärung der Patientin über mögliche Risiken obligat und es sollte auch eine schriftliche Einverständniserklärung vorliegen.

Ein besonderer Aspekt ist die Arbeitsfähigkeit einer Schwangeren, welche beruflich im Umfeld eines MR-Tomographen tätig ist. Auch hier besagt die Datenlage, dass es aktuell keine wissenschaftlichen Hinweise dafür gibt, dass das Arbeiten im MR das Risiko für eine mütterliche oder kindliche Pathologie erhöht bzw. eine Pathologie aufgrund eines schädlichen biologischen Effekts induziert. Die Empfehlungen für die tägliche praktische Arbeit sind jedoch eher konservativ. Es wird empfohlen, unabhängig vom Zeitpunkt der Schwangerschaft, sich nicht in unmittelbarer Nähe des Magneten bzw. in unmittelbarer Nähe des statischen Feldes aufzuhalten. Praktisch bedeutet dies, dass eine schwangere Person in einem MR-Zentrum arbeiten kann, jedoch die Arbeiten in unmittelbarer Nähe des Magneten (d. h. innerhalb der 200-mT-Linie, welche üblicherweise optisch sichtbar als Linie am Boden des Scannerraums markiert wurde) auf ein Minimum begrenzen sollte (als Faustregel gilt: die 200-mT-Linie bei einem 1,5-T-MR-Gerät verläuft in einem Abstand von etwa 1 m vom Magneten).

17.2.7 **Klaustrophobie**

In der klinischen Routine muss mit ausgewählten Patientinnen und Patienten gerechnet werden, die wegen Klaustrophobie nicht untersucht werden können. Weit mehr Menschen verspüren allerdings Angst oder ein ungutes, mulmiges Gefühl, wenn sie mit einem MR-Tomographen konfrontiert werden. Ob eine Person die Untersuchung toleriert oder nicht, hängt allerdings stark von der Betreuung, der Information und dem daraus resultierenden Vertrauen in das Personal ab. Diesen Aspekten kommt daher bei der Vorbereitung große Bedeutung zu. Oft kann auch durch medikamentöse Sedation, im Scanner montierte Spiegel oder Prismenbrillen, welche dem Patienten erlauben, die Umgebung außerhalb des Scanners einzusehen, die Toleranz gegenüber einer MR-Untersuchung verbessert werden. Heute bieten zusätzlich „offene" Magneten, welche im Gegensatz zu konventionellen geschlossenen Systemen einen vertikalen oder zweiten horizontalen Zugang haben, eine weitere Alternative für Patienten mit ausgeprägter Klaustrophobie.

Serviceteil

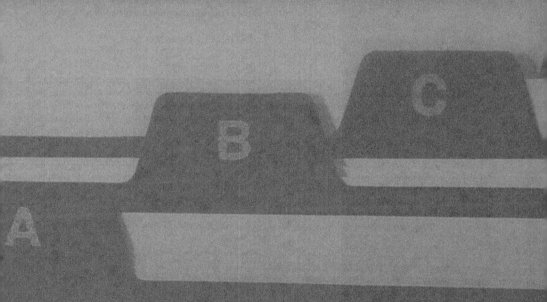

Glossar

Active shielding Technik der Abschirmung eines Magneten. MR-Magnete mit „active shielding" haben eine doppelte Magnetspule, von denen die innere Spule das Feld erzeugt, während die äußere die Rückführung der Magnetfeldlinien übernimmt.

3D-Akquisition Die 3D-Akquisition ist eine Technik, bei der ein vollständiges Volumen statt einzelne Schichten aufgenommen wird. Dazu werden ▶ Phasengradienten in zwei Richtungen (Phasen- und Schichtwahlrichtung) verwendet. Vorteile: Gutes ▶ SNR, sehr dünne Schichten möglich, ideal für sekundäre Rekonstruktionen und ▶ 3D-MR-Angiographie.

Aliasing ▶ Phase-Wrapping

ARC (engl.) autocalibrating reconstruction for cartesian imaging; Herstellerspezifisches Akronym für eine Art der parallelen Bildgebung.

Atemkompensation Algorithmus, der die Bildakquisition mit der Atmung synchronisiert und so durch Atembewegungen verursachte Artefakte reduziert. ▶ Exorcist

Atemtriggerung Erfassung der Daten innerhalb eines definierten Atemzyklus' (während Inspiration oder Exspiration). Zur Messung wird meist ein Atemgürtel verwendet.

B0 Bezeichnung für das stationäre äußere Magnetfeld eines MR-Tomographen. Gebräuchlich sind Magnetfeldstärken von 0,064–3,0 T (Forschung ≤8 T).

Bandbreite Spektrum der ▶ Spinechofrequenzen, welches ein MR-System bei der ▶ Frequenzkodierung erfasst.

Beschleunigungsfaktor Bezeichnet bei ▶ paralleler Bildgebung den Faktor, um den der Abstand der Phasenkodierschritte (▶ Phasenkodierung) erhöht wird. Der Wert kann beliebige ganzzahlige oder gebrochen Werte zwischen 1,0 (keine Beschleunigung) und höchstens etwa 3,0–4,0 annehmen.

Bildaufnahmezeit Wird bestimmt durch Anzahl der Kodierungsschritte in Phasenrichtung (▶ Phasenkodierung), Anzahl der Messungen, ▶ Repetitionszeit und Länge des Echozugs (▶ ETL).

Blade-Technik ▶ Propellertechnik

Blips Name für die Phasenkodierungsspitzen der Echoplanarsequenz (▶ EPI).

Blood-Pool-Kontrastmittel ▶ Intravaskuläre Kontrastmittel

Blooming Signalausfälle, welche an der Grenze zwischen Kalzium und Gewebe in Kombination mit ▶ Gradientenechosequenzen auftreten. Das Blooming ist im Prinzip ein T2*-Effekt.

Body coil Die im Gerät integrierte HF-Spule, welche auch Körperspule genannt wird.

BOLD-Kontrast (engl.) blood oxygenation level dependent; Änderung der lokalen Durchblutung als Indikator für den momentanen Aktivierungszustand einer Hirnregion. Das Blut ist intrinsisches Kontrastmittel: es wird die mit der Durchblutungsänderung verbundene lokale erhöhte Sauerstoffkonzentration gemessen.

Bound pool ▶ Gebundene Spins

Cardiac gating (engl.) gate = Tor; Bezeichnung für die EKG-gesteuerte Aufnahme eines MR-Bildes. Hierbei wird jede Anregung durch die R-Zacke ausgelöst, wodurch jede Messung an der identischen Stelle des Herzzyklus erfolgt. Damit werden durch die Herzaktion verursachte Bewegungsartefakte eliminiert.

CARE-Bolus (engl.) combined applications to reduce exposure; ▶ MR-Angiographie: nach Ankunft des Kontrastmittels in der zu untersuchenden Region wird möglichst schnell das Zentrum des Fourier-Raums (▶ Fourier-Transformation) gemessen, wodurch ein optimaler Kontrast der arteriellen Gefäße erreicht wird.

Chemical shift ▶ Chemische Verschiebung

Chemical-Shift-Artefakt Örtliche Verschiebung des Fett- und Wassersignals bzw. des Silikon- und Wassersignals in Frequenzrichtung an Orten, wo diese nebeneinander liegen. Man versteht unter Chemical-Shift-Artefakt auch den Signalausfall bei Opposed-Phase-Bedingungen.

Chemische Verschiebung Die Protonen besitzen je nach ihrer chemischen Umgebung eine andere, gegenüber Protonen in Wasser leicht verschobene ▶ Resonanzfrequenz. Diese Abhängigkeit der Resonanzfrequenz von Protonen von der molekularen Umgebung wird als chemische Verschiebung bezeichnet. Wenn die transversale Magnetisierung von Protonen von Fett und von Wasser, welche im selben ▶ Voxel liegen, sich addieren so spricht man von In-Phase-Bedingungen, wenn die beiden Magnetisierungsvektoren entgegengesetzt sind, dann wird dies als „out phase" oder „opposed phase" bezeichnet. Der In-Phase- respektive Out-of-Phase-Effekt kann zur Unterscheidung von fetthaltigem (Signalabfall bei Out-of-Phase-Bedingungen) versus nichtfetthaltigem Gewebe (kein Signalabfall bei Out-of-phase-Bedingungen) verwendet werden.

Centric elliptic Art der Akquisition der Daten im ▶ K-Raum, wo die Daten nicht „Linie um Linie", sondern spiralförmig vom Zentrum gegen die Peripherie aufgenommen werden.

CNR (engl.) contrast-to-noise ratio; Verhältnis von Kontrast zu Bildrauschen: Maß für die Möglichkeit, zwei benachbarte anatomische Strukturen voneinander zu unterscheiden.

Criss-Cross-Artefakt Durch Fehler in der Datenrekonstruktion bedingte Artefakte, die häufig verschwinden, wenn das Bild erneut rekonstruiert wird.

Cross talk Entsteht durch „ungewollte" Erregung von benachbarten Schichten, bedingt durch das nichtsinusoidale Hochfrequenzprofil; führt deshalb zu einer Abnahme des ▶ SNR.

Density-weighted ▶ Protonengewichtung

Diamagnetismus Aufgrund der Orbitalbewegung der Elektronen gegenläufig zum Uhrzeigersinn kommt es bei den meisten Substanzen ohne oder mit wenigen Spins beim Platzieren in einem äußeren Magnetfeld zu einer schwach induzierten Magnetisierung in Gegenrichtung (-Z).

Dielektrische Effekte Artefakt, welcher bei der Hochfeldbildgebung auftritt (Magnetfeldstärken ≥3,0 T). Dielektrische Effekte treten dann auf, wenn die Wellenlänge des HF-Pulses die Dimensionen des abzubildenden Objekts erreicht. Sie äußern sich als inhomogene Signalverteilung, respektive Modulationen der Bildhelligkeit innerhalb des MR-Bildes.

Dixon-Technik Technik, welche auf der ▶ chemischen Verschiebung von Wasser und Fett beruht und als Resultat ein Wasser- und ein Fettbild rekonstruiert.

Echoplanarsequenz ▶ EPI

Echozeit Zeitspanne zwischen der Anregung der Spins und der Messung des MR-Signals. Die Echozeit beeinflusst maßgeblich den T2-Kontrast.

Echozeit, effektive Beschreibt bei ▶ Fast-Spinechosequenzen diejenige ▶ Echozeit, welche vor allem den T2-Kontrast bestimmt.

Echozuglänge ▶ ETL

Eddy current Elektrische Ströme, welche durch schnelles Ein- und Abschalten der Gradienten induziert werden. Sie äußern sich in einem Signalabfall am Bildrand.

EKG-Steuerung ▶ Cardiac gating

EKG-Triggerung ▶ Cardiac gating

EPI (engl.) echo planar imaging; Echoplanarsequenz: beschleunigte Variante der ▶ Gradientenechosequenz, bei der mit einem sehr schnellen ▶ Frequenzgradienten eine Kette (Züge) von Gradientenechos (≤128) erzeugt wird. Damit lässt sich ein Bild in weniger als 100 ms aufnehmen.

Ernst angle Von Richard Ernst (Nobelpreisgewinner im Fach Chemie im Jahr 1991) beschriebener ▶ Pulswinkel, welcher bei definierter ▶ Repetitionszeit und T1 das beste Signal ergibt.

ETL (engl.) echo train length; Anzahl der gemessenen Echos pro ▶ Repetitionszeit bei ▶ Fast-Spinechosequenzen.

Exorcist Herstellerspezifischer Kompensationsalgorithmus, der das durch Atembewegungen verursachte ▶ Ghosting reduziert. Weil er „Geister" austreiben soll, wird er als Exorcist bezeichnet.

Extrazelluläre Kontrastmittel Niedermolekulare wasserlösliche Verbindungen, die sich nach ihrer i.v.-Applikation vaskulär und im interstitiellen Raum des Körpers verteilen. Die meisten der heute klinisch eingesetzten Kontrastmittel fallen in diese Gruppe der Gadolinium(III)-Komplexe.

Fast-Recovery-Fast-Spinechosequenz Modifikation der ▶ Fast-Spinechosequenz. Besonders geeignet zur Akquisition von stark T2-gewichteten Bildern.

Fast-Spinechosequenz Eine beschleunigte Variante der ▶ Spinechosequenz. Je nach Hersteller auch Turbo-Spinechosequenz oder ▶ RARE genannt. Mit einer Serie von 180°-Impulsen werden bis zu 16 Echos erzeugt; die Bildaufnahmezeit wird entsprechend stark reduziert. Die Fast-Spinechosequenz besitzt die Bildqualität von Spinechosequenzen und annähernd die Geschwindigkeit einer ▶ Gradientenechosequenz.

Fettsaturation ▶ Fettsuppression

Fettsuppression Technik, um fetthaltige Gewebe im Bild zu unterdrücken. Dazu wird ein um 220 Hz (bei 1,5 T) verschobener Hochfrequenzimpuls appliziert, der die im Fett enthaltenen Spins selektiv sättigt (frequenzselektive Fettsaturation). Alternativ kann zur Fettsuppression auch der Effekt der ▶ chemischen Verschiebung oder eine ▶ STIR-Sequenz verwendet werden.

Ferromagnetismus Ferromagnetische Objekte bestehen ebenfalls aus Atomverbänden mit magnetischen Momenten, die über viele Atome hinweg gekoppelt sind (Festzustand). Solche Atome können auch ohne äußeres Magnetfeld ein permanentes makroskopisches magnetisches Moment (Permanentmagnet) aufweisen und repräsentieren deshalb selbst einen Magneten. Das bekannteste Beispiel ist Eisen (Fe).

FFE (engl.) fast field echo; ▶ Gradientenechosequenz

FID ▶ Free induction decay

Field of view ▶ FOV

FIESTA (engl.) fast imaging employing steady state acquisition; ▶ SSFP-Sequenz

Flip angle ▶ Pulswinkel

FLAIR-Sequenz (engl.) fluid attenuated inversion recovery; Variante einer ▶ Inversion-Recovery-Sequenz, welche auf einer ▶ Fast-Spinechosequenz mit einer sehr langen ▶ Inversionszeit basiert. Die Sequenz, welche vor allem in der neuroradiologischen Diagnostik verwendet wird, führt zu einer vollständigen Unterdrückung des Flüssigkeitssignals zerebrospinal und ist geeignet Läsionen mit geringem Kontrastverhalten im Hirnparenchym darzustellen.

Flow related enhancement ▶ Inflow-Effekt

Fourier-Transformation Mathematisches Verfahren, um ein Signal in die einzelnen Frequenzen des Frequenzspektrums aufzulösen, aus dem es besteht. Beim MRI wird eine zwei- oder dreidimensionale Fourier-Transformation (2D-FT, 3D-FT) zur Bildrekonstruktion verwendet.

FOV (engl.) field of view; Größe des gewählten Bildausschnitts. Das FOV ist normalerweise quadratisch, außer wenn eine rechteckige Akquisition gewählt wird (▶ Rectangular FOV). Je kleiner das FOV, desto besser die räumliche Auflösung, aber je geringer das ▶ SNR.

Free induction decay Das mit T2* abklingende MR-Signal.

Fractional-Echo-Technik Technik der beschleunigten Bildaufnahme. Es wird nur die Hälfte (oder etwas mehr) der K-Linien in Frequenzrichtung gefüllt. Oft auch als partielle Echotechnik bezeichnet. ▶ Partielle K-Raum-Akquisition.

Freie Spins Die frei beweglichen Spins eines Gewebes kommen oft mit der Umgebung in Kontakt (kurzes T1), hingegen seltener untereinander (langes T2). Im MR-Bild sind nur die freien Spins sichtbar. ▶ Gebundene Spins, ▶ MTC.

Frequency encoding ▶ Frequenzkodierung

Frequenzkodierung Bestandteil der ▶ Ortskodierung. Hierbei wird während der Messung des MR-Signals ein Gradient eingeschaltet, sodass statt einer einzigen Resonanzfrequenz ein ganzes Frequenzspektrum empfangen wird (▶ Fourier-Transformation). Aufgrund der Frequenz kann die örtliche Herkunft der einzelnen Signalanteile bestimmt werden.

Frequenzgradient Gradient, der während der Messung des MR-Signals aktiv ist (daher alternativ: Readout-Gradient) und für die ▶ Frequenzkodierung des Signals sorgt.

FSE ▶ Fast-Spinechosequenz

Funktionelle MRI Ursprünglich aus der Neuroradiologie kommender Begriff. Man versteht darunter alle Techniken, welche eine kortikale Reaktion auf externe Reize mit einer hohen räumlichen und zeitlichen Auflösung nichtinvasiv messen können (Messung des zerebralen Blutflusses und der Blutvolumenänderung, ▶ BOLD-Kontrast). In einem erweiterten Verständnis subsumiert man heute unter fMRI alle MR-Techniken, welche sich nicht nur auf die Darstellung von Form und Struktur beschränken, sondern Informationen über die Zusammensetzung von Geweben ermöglichen, Stoffwechselvorgänge darstellen oder vaskuläre Verhältnisse parametrisieren.

Gadoliniumkomplex ▶ Komplex

Gebundene Spins Nicht frei bewegliche Spins eines Gewebes. Es handelt sich um Wasserprotonen, die durch Hydratation an Makromoleküle gebunden sind (makromolekulare Protonen). Deren geringere Beweglichkeit führt zu einem eingeschränkten Energieaustausch mit der Umgebung (langes T1), die feste Nachbarschaft weiterer Spins zu einer intensiven Interaktion der Spins untereinander (extrem kurzes T2: <0,1 ms), weshalb die gebundenen Spins im MR-Bild nie sichtbar werden. ▶ Freie Spins, ▶ MTC

Ghosting (engl.) ghost = Geist; Bezeichnung für das bandfömige Rauschen im Bereich von Herz und Mediastinum oder für die repetitive Darstellung einer anatomischen Struktur (z. B. Aorta) in Phasenrichtung (▶ Phasenkodierung). Ghosting wird meist durch eine anatomische Struktur mit pulsatilem Fluss, seltener durch eine Herz- oder Atembewegung verursacht.

Gibbs-Artefakt ▶ Trunkationsartefakt

Gradient Bezeichnung für ein Gefälle, das eine bestimmte Größe entlang einer Dimension aufweist. Im Kontext MRI wird darunter eine kontinuierliche Veränderung der Magnetfeldstärke entlang der X-, Y- oder Z-Richtung verstanden. Solche Gradienten werden für die ▶ Schichtwahl und für die ▶ Ortskodierung benötigt und von eigenen, im Gerät eingebauten Spulen erzeugt. In der Praxis werden auch die Gradientenspulen vereinfachend als „Gradienten" bezeichnet.

Gradientenechosequenz Eine Gradientenecho-Sequenz besitzt im Gegensatz zur ▶ Spinechosequenz keinen 180°-Impuls. Inhomogenitäten von Magnetfeld und Gradienten werden deshalb nicht ausgeglichen, und das MR-Signal zerfällt effektiv mit T2* anstatt mit T2; Vorteil: Hohe Geschwindigkeit.

GRAPPA (engl.) generalized autocalibrating partialy parallel acquisition; MR-Sequenz inklusive Autokalibrierung und modifiziertem Bildrekonstruktionsalgorithmus für die parallele Bildgebung.

GRASE (engl.) gradient and spin echo; Pulssequenz, die die Techniken von ▶ Fast-Spinechosequenz und Echoplanarsequenz (▶ EPI) kombiniert: Es werden mehrere Spinechos erzeugt, und jedes wird mit mehreren ▶ Gradientenechosequenzen gemessen; Vorteil: Schnelle Bildakquisition, kontrastreiche Darstellung (ähnlich wie ▶ Spinechosequenzen). Nachteil: Hohe Technologieanforderungen, klinischer Stellenwert noch unklar.

GRE ▶ Gradientenechosequenz

Herring bone ▶ Criss-Cross-Artefakt

Hyperpolarisierte Gase Mittels Laser können Kernspins von Edelgasen (z. B. Helium-3, Xenon-129) polarisiert werden und können so als MR-Kontrastmittel für spezielle Indikationen verwendet werden.

IDEAL (engl.) iterative decomposition of water and fat with echo asymmetry and least-squares estimation; modifizierte ▶ Dixon-Technik zur ▶ Fettsuppression.

Inflow-Angiographie ▶ TOF-MR-Angiographie

Inflow-Effekt Bezeichnet die Beobachtung, dass bei schnellen ▶ Gradientenechosequenzen in die Schicht einfließendes Blut hell erscheint, das umgebende stationäre Gewebe hingegen durch ▶ Sättigung dunkel.

In phase ▶ Chemische Verschiebung

Interslice space/gap ▶ Zwischenschichtabstand

Intermediärgewichtung ▶ Protonengewichtung

Intravaskuläre Kontrastmittel Intravaskuläre oder Blood-Pool-Kontrastmittel sind höhermolekulare Verbindungen oder auch partikuläre Strukturen, die nicht oder nur sehr langsam durch die Kapillarwände diffundieren können (Moleküle sind größer als die Kapillarfenster) und deshalb eine längere Verweilzeit in den Blutgefäßen haben.

Inversion-Recovery-Sequenz Mit einem 180°-Impuls beginnende Pulssequenz. Nach der ▶ Inversionszeit wird ein weiterer Impuls (z. B. 90°) appliziert, um das Maß der sich bereits erholt habenden Magnetisierung sichtbar zu machen. In der klinischen Praxis werden vor allem zwei IR-Sequenzen benutzt: ▶ STIR- und ▶ FLAIR-Sequenz.

Inversionszeit Zeit zwischen dem Einstrahlen des 180°-Impulses und dem 90°-Impuls bei der ▶ Inversion-Recovery-Sequenz. Die Inversionszeit kann so gewählt werden, dass die Magnetisierung eines Gewebes bei seiner Anregung gleich Null ist und somit das Signal des entsprechenden Gewebes verschwindet (z. B. Fett; ▶ Fettsuppression).

IR ▶ Inversion-Recovery-Sequenz

Isocenter Derjenige Punkt im Magneten, wo keine der drei Gradientenspulen ein magnetisches Zusatzfeld erzeugt.

K-Raum Der mathematische Datenraum, in dem die gemessenen Daten vorliegen, bevor mit der zweidimensionalen (2D-FT) oder dreidimensionale (3D) ▶ Fourier-Transformation daraus das Bild berechnet wird. Die zentralen Linien des K-Raums bestimmen am stärksten den Bildkontrast, die äußersten Linien hauptsächlich die räumliche Auflösung.

Kinematische MRI MRI, bei der eine anatomische Struktur nicht nur in Ruhe, sondern auch in funktionellen Positionen untersucht wird (z. B. Gelenke in Abduktion, Adduktion oder Elevation).

Komplex Unter einem Komplex versteht man ein zusammengesetztes Teilchen (Ion oder Molekül), das durch die Vereinigung von einfachen, selbständig und unabhängig voneinander existenzfähigen Molekülen oder Ionen entstanden ist. Der Zusammenhalt erfolgt durch koordinative Bindungen zwischen dem Zentralteil und dem Liganden; beispielsweise Gadoliniumkomplexe

Körperspule ▶ Body coil

Lanthanoide ▶ Seltene Erden

Larmorfrequenz Präzessionsfrequenz der Spins im Magnetfeld. Sie ist proportional zur Magnetfeldstärke.

Longitudinale Relaxation ▶ T1-Relaxation

Matrix Zweidimensionales Raster, welches aus Reihen und Spalten besteht. Jedes Quadrat des Rasters ist ein Pixel (Bildelement). Die Matrix bestimmt die Anzahl der Bildpunkte.

Magnetisierungstransfer Austausch der Sättigung der Magnetisierung zwischen „gebundenen" makromolekularen Protonen und freien Protonen. Der Effekt führt zu einem Abfall der Signalintensität von freiem Wasser.

Mehrkanalspulentechnologie Die Mehrkanalspulentechnolgie ist eng mit der ▶ Phased-Array-Spule verknüpft. Bei der Mehrkanalspulentechnologie wird das Signal jedes einzelnen Spulenelements der Phased-Array-Spule an einen zum Spulenelement gehörenden Empfänger (Empfangskanal) gesendet. Das Gesamtbild wird aus dem Signal der einzelnen Empfangskanäle rekonstruiert.

Multitransmit-Technologie Bei der Multitransmit-Technologie (auch als MultiDrive RF-Transmit bezeichnet) wird das HF-Signal nicht nur von einer Quelle sondern von mehreren Quellen gesendet. Die RF-Impulse können dabei von den verschiedenen Quellen gleichzeitig oder unabhängig gesendet werden. Der Vorteil des HF-Impulssenders aus verschiedenen Quellen ist, dass in gewissen Körperpartien (z. B. Abdomen und Becken) eine Überhöhung oder Unterdrückung des Signals verhindert wird, was zur Homogenisierung des Gewebekontrasts führt und die Bildung von Schatten, bedingt durch Signalausfälle, im MR-Bild verhindert.

MIP Maximum-Intensitäts-Projektion; Rekonstruktionsmethode, bei der die starken Signale herausgefiltert und in eine Ebene projiziert werden.

3D-MR-Angiographie ▶ MR-Angiographie-Technik auf Basis einer ▶ 3D-Akquisition. Ein ganzes Volumen wird oft in einem einzigen Atemstillstand aufgenom-

men. Die 3D-MRA ist heute die Standardtechnik für die Darstellung von Gefäßen.

MR-Angiographie Verwendet Sequenzen, die einen besonders guten Gefäß-Gewebe-Kontrast aufweisen, um Angiogramme herzustellen. ▶ Phasenkontrast, ▶ TOF-MR-Angiographie, ▶ 3D-MR-Angiographie

MR-Arthrographie Technik zur Darstellung von Gelenken. Vor der eigentlichen MR-Untersuchung wird, meist unter Durchleuchtung, eine verdünnte Gadolinium-Chelat-Lösung intraartikulär appliziert. Durch Füllung des Gelenkbinnenraumes mit Kontrastmittel wird der Gelenksbinnenraum distendiert, was eine verbesserte Abgrenzung der intraartikulären Strukturen ergibt, was in einer erhöhten Treffsicherheit für gewisse Gelenkspathologien resultiert.

Navigator Technik zur Suppression respiratorisch bedingter Bewegungsartefakte. Mittels Navigatortechnik ist es möglich, Bilddatensätze z. B. des Herzens in freier Atmung anzufertigen.

Negative Kontrastmittel Die einen Signalverlust verursachen und deshalb im MR-Bild dunkel erscheinen. Solche Kontrastmittel enthalten in der Regel paramagnetische (▶ Paramagnetismus) oder superparamagnetische Substanzen (▶ Superparamagnetismus).

Nephrogene systemische Fibrose ▶ NSF

NEX (engl.) number of excitations; Anzahl der Signalmessungen einer bestimmten Schicht pro ▶ Phasenkodierung. Eine Erhöhung der NEX verbessert in der Regel das ▶ SNR.

NSA (engl.) number of signal averages; ▶ NEX

NSF Nephrogene systemische Fibrose (früher auch NFD: nephrogene fibrosierende Dermopathie). Seltene, seit 1997–2010 bei Niereninsuffizienten und Dialysepatienten auftretende systemische Bindegewebserkrankung, welche zu Bewegungseinschränkung und Kontraktionsverlust der Gelenke mit fortschreitender Behinderung führt. Die Differenzialdiagnose muss klinisch und histologisch gestellt werden (CD34+ Dendrozyten, CD68+ Monozyten, Mucin, Fibrozyten). Die Gabe von gadoliniumhaltigen MR-Kontrastmitteln mit der Freisetzung von Gadoliniumionen wird angesichts der langen Zirkulationszeiten und deutlich verringerten renalen Elimination in Verbindung mit der Entstehung von NSF gebracht.

Ortskodierung Alle Maßnahmen, die notwendig sind, um herauszufinden, welcher Teil einer untersuchten Schicht welchen Teil des MR-Signals erzeugt hat. Die

Ortskodierung besteht aus ▶ Phasenkodierung und ▶ Frequenzkodierung.

Outflow-Effekt Verlust des Signals von fließendem Blut in ▶ Spinechosequenzen wegen der relativ langen ▶ Echozeit, des Wegfließens des Blutes aus der Schicht und der irreversiblen Dephasierung durch die verschiedenen Gradienten.

Opposed phase ▶ Chemische Verschiebung

Out phase ▶ Chemische Verschiebung

Parallele Bildgebung Parallele Signaldetektion mit mehreren, nebeneinander platzierten Oberflächenspulen.

Paramagnetische Substanzen Atome oder Moleküle, die durch ungepaarte Elektronenorbitale in den äußeren Elektronenschalen oder auch ungepaarte Nukleonen im Atomkern ein magnetisches Moment (dank einzelner Spins) besitzen. Wird eine derartige Substanz in ein Magnetfeld gebracht, so richten sich die magnetischen Momente im Feld zur Mehrheit in (+Z)-Richtung aus, und es resultiert eine makroskopische positive Magnetisierung (so wie bei den Protonen selbst auch). Dies verstärkt also gleichzeitig das äußere Feld. Ohne äußeres Magnetfeld sind die magnetischen Momente hingegen wahllos angeordnet, und das makroskopische magnetische Moment verschwindet. Viele gelöste Metallionen (z. B. auch Eisen im Blut), aber auch stabile Radikale weisen dank einzeln besetzter Elektronenorbitale diese paramagnetische Eigenschaft auf, z. B. Co^{2+}, Co^{3+}, Fe^{2+}, Fe^{3+}, Gd^{3+}, Mn^{2+}, Mn^{3+} und Ni^{3+}. Als Kontrastmittel kommen wegen des hohen magnetischen Moments (s. o.) vorwiegend Substanzen mit ungepaarten Elektronen in Frage. Die meisten der klinisch eingesetzten MR-Kontrastmittel sind paramagnetische Metallionenlösungen (Gadolinium-Chelate, Mangan, Eisen).

Paramagnetismus Eigenschaft von Substanzen, die in einem äußeren Magnetfeld ein positives magnetisches Moment besitzen, jedoch nicht die Fähigkeit haben, selbst Magnete zu sein. Ein typischer Vertreter ist das Metallion Gd^{3+}, welches in einem Chelatkomplex gebunden als Kontrastmittel gebraucht wird. Bestimmte paramagnetische Metallionen wie z. B. Gd^{3+} wirken in geringer Konzentration T1-verkürzend und somit als ▶ positive Kontrastmittel. In genügend hoher Konzentration verursachen sie jedoch lokale Magnetfeldinhomogenitäten und so einen Signalverlust. ▶ Suszeptibilität, ▶ negative Kontrastmittel.

Partial-Fourier-Technik Technik, bei der nur eine Hälfte des ▶ K-Raums in Phasenrichtung gemessen

wird, die andere Hälfte wird aus einigen wenigen Zeilen rechnerisch simuliert. Ergibt praktisch eine Halbierung der Aufnahmezeit bei erhaltener Auflösung, aber geringerem Bildrauschen. ▶ SNR, ▶ Partielle K-Raum-Akquisition.

Partialvolumeneffekt Tritt auf, wenn mehr als ein Gewebe mit jeweils unterschiedlicher Signalintensität im selben ▶ Voxel eingeschlossen ist, respektive abgebildet wird.

Partielle K-Raum-Akquisition Oberbegriff für Techniken, die nur einen Teil des ▶ K-Raums aufnehmen und so die Bildaufnahme beschleunigen: ▶ Rectangular FOV, ▶ Partial-Fourier-Technik, ▶ Fractional-Echo-Technik.

Phase Der Winkel, um den ein rotierender Vektor (in diesem Fall der magnetische Vektor eines präzedierenden Spins) einem zweiten Vektor in der XY-Ebene voraus- oder hinterherläuft.

Phased-Array-Spule Spulenkonfiguration, bei der mehrere Oberflächenspulen gleichzeitig eingesetzt werden, um die Bildqualität drastisch zu verbessern. Liefert das Signal einer Oberflächenspule mit dem ▶ FOV einer Körperspule (▶ Body coil). Damit können auch von Organen tief im Körperinneren, besonders im Becken, hochaufgelöste Bilder gemacht werden.

Phase contrast ▶ Phasenkontrast

Phase encoding ▶ Phasenkodierung

Phase wrapping (engl.) to wrap: umfalten; Umfalten von außerhalb des Bildausschnitts gelegenen Strukturen in das Bild hinein in Richtung des ▶ Phasengradienten.

Phasenkodierung Bestandteil der ▶ Ortskodierung. Bei der Phasenkodierung wird ein Gradient dazu verwendet, den Spins einer bereits angeregten Schicht je nach ihrem Ort eine unterschiedliche Phasenverschiebung zu geben, durch die sie später identifiziert werden können.

Phasengradient Der Gradient, der vor der Messung des MR-Signals aktiviert wird, um für die ▶ Phasenkodierung zu sorgen.

Phasenkontrast Technik, die mit einem zusätzlichen Gradienten eine Geschwindigkeitskodierung von fließenden Spins (z. B. fließendem Blut) vornimmt. Mit Phasenkontrasttechnik können einerseits Flussgeschwindigkeiten quantitativ exakt gemessen werden, andererseits eignet sie sich auch für die ▶ MR-Angiographie. Vorteile: Wählbare Empfindlichkeit, Quantifizierbarkeit des Flusses. Nachteile: Langsam angesichts zusätzlicher Gradienten und da für jede Richtung, in der die Sequenz empfindlich sein soll, eine eigene Messung nötig ist; artefaktanfällig bei pulsierendem Fluss.

Pixel Zweidimensionales Bildelement. Pixel bilden die ▶ Matrix.

Positive Kontrastmittel Kontrastmittel, die einen Signalanstieg bewirken und deshalb auf MR-Bildern hell erscheinen. Solche Kontrastmittel verkürzen in der Regel T1; ▶ Negative Kontrastmittel

Preparation gradient ▶ Phasengradient

Presaturation ▶ Vorsättigung

Propellertechnik In Kombination mit verschiedenen Sequenzen ermöglicht die Propellertechnik eine Reduktion der Bewegungsartefakte. Die Propellersequenz basiert auf einer alternativen Ortskodierung im ▶ K-Raum. Anders als bei der kartesianischen Aufnahme des K-Raums wird bei der Propellersequenz der K-Raum in rotierender, teilweise auch überlappender Form aufgenommen.

Protonengewichtung MR-Bilder, deren Kontrast hauptsächlich von der Protonendichte der untersuchten Gewebe abhängt. Sie sind charakterisiert durch eine relativ lange ▶ Repetitionszeit (um den T1-Einfluss gering zu halten) und eine relativ kurze ▶ Echozeit (um den T2-Einfluss gering zu halten) und haben ein hohes ▶ SNR. Eine typische Kombination für eine ▶ Spinechosequenz ist z. B. TR/TE=2000/20 ms.

Pulswinkel Der Auslenkungswinkel bei der Anregung des Spinsystems. Er kann durch das Verändern von Stärke und Dauer des Anregungsimpulses beliebig gewählt werden. Ein Winkel von genau 90° entspricht einem Umklappen der gesamten Längsmagnetisierung MZ in die XY-Ebene. Bei der ▶ Spinechosequenz beträgt der Pulswinkel immer 90°, bei der ▶ Gradientenechosequenz ist auch ein anderer Winkel, z. B. 30°, möglich. Das Maß des Pulswinkels bestimmt die T1-Gewichtung.

Quench Verlust der Supraleitfähigkeit von supraleitenden Magneten mit konsekutivem Verlust des Magnetfelds.

R1(2) ▶ Relaxivitäten R1=1/T1; oder R2=1/T2; falls die molare Relaxivität gemeint ist, werden die Abkürzungen r1 und r2 verwendet. Einheit: $(s \times Mol/l)^{-1}$

RARE (engl.) rapid acquisition with relaxation enhancement; Spinechosequenz mit mehreren 180°-Pulsen, bei der pro Echo eine Rohdatenzeile akquiriert wird.

Readout (engl.) to read out = auslesen; Bezeichnung für den Vorgang der Messung des MR-Signals.

Readout gradient ▶ Frequenzgradient

Rectangular FOV Technik, bei der weniger K-Linien in Phasenrichtung aufgezeichnet werden. Das Ergebnis ist ein Bild mit einem rechteckigen ▶ FOV und kürzerer Bildaufnahmezeit gegenüber einer vollen, quadratischen Akquisition mit leichter Verminderung des ▶ SNR.

Relaxivität Beschreibt, wie stark ein Stoff die Relaxationszeit eines Gewebes beeinflusst. Üblicherweise wird der Begriff Relaxivität in Zusammenhang mit Kontrastmitteln gebraucht, um die Stärke des Kontrastmittels auf die T1-(R1)- und die T2-(R2)-Zeit zu beschreiben. Sie ist zudem temperatur- und auch feldstärkeabhängig. Die Werte beziehen sich auf 1 mol Substanz (molare Relaxivität).

Receive bandwith ▶ Bandweite

Region of interest ▶ ROI

Repetitionszeit Die Zeitspanne, die verstreicht zwischen zwei aufeinanderfolgenden Anregungen derselben Schicht. Die Wahl der ▶ Repetitionszeit beeinflusst wesentlich den T1-Kontrast.

Resonanzfrequenz Frequenz, welche der ▶ Larmorfrequenz des Protons entspricht.

Respiratory Compensation ▶ Atemkompensation

Ringing-Artefakt ▶ Trunkationsartefakt

Rise time Parameter, welcher die Gradientenstärke beschreibt. Bei der „rise time" handelt es sich um die Zeit, welche bis zum Erreichen der maximalen Gradientenstärke verstreicht.

ROI (engl.) region of interest; Beschreibt eine kleine Fläche eines Gewebes, in der z. B. die Signalintensität gemessen wird.

SAR (engl.) specific absorption rate; spezifische Absorptionsrate: wird definiert als die während der MR-Untersuchung eingestrahlte Hochfrequenz, welche zu einer Erwärmung des Gewebes führt. Für die SAR gibt es von Behörden festgesetzte Grenzwerte.

Sättigung Effekt, der bei sehr kurzer ► Repetitionszeit zu einem Signalabfall führt. Ursache ist eine zu geringe Erholungszeit für die Spins zwischen den Anregungen. Gegenmaßnahme ist die Anwendung eines reduzierten ► Pulswinkels. ► Gradientenechosequenz

Scantime ► Bildaufnahmezeit

Schichtwahlgradient Derjenige Gradient, der aktiviert wird, um die selektive Anregung einer Schicht zu ermöglichen.

Seltene Erden Lanthanoide: Gruppe von metallartigen Elementen, die ähnliche Eigenschaften aufweisen und im Periodensystem zu den Übergangsmetallen gehören. Die Bezeichnung seltene Erden ist missverständlich und stammt aus der Zeit der Entdeckung dieser Elemente. Meist wurden die Elemente nur in seltenen Mineralien gefunden und waren relativ schwer zu isolieren. Gold oder Platin sind immer noch seltener als einige der seltenen Erden.

SENSE (engl.) sensitivity encoding; Bildbasierte parallele Akquisitionstechnik (► Parallele Bildgebung), die nach der ► Fourier-Transformation durchgeführt wird.

Shimming (engl.) to shim = schieben, ausgleichen; Verbesserung der Magnethomogenität.

Signal-zu-Rausch-Verhältnis ► SNR

Slew rate Parameter, welcher die Gradientenstärke beschreibt, definiert als maximale Gradientenamplitude (► Rise time).

Slice select gradient ► Schichtwahlgradient

Spektroskopie Methode zur Gewinnung nichtinvasiver Informationen über die chemische Zusammensetzung und somit über den Metabolismus, gemittelt über Gewebebereiche, die etwa ≥1 cm3 groß sind.

SNR (engl.) signal to noise ratio; Verhältnis von MR-Signal zu Bildrauschen

Spin Grundeigenschaft aller Elementarteilchen (Protonen, Neutronen und Elektronen). Der Spin ist eigentlich ein Drall, d. h. eine Rotation um sich selbst. Alle Atomkerne, die einen resultierenden Spin besitzen, sind prinzipiell für die MR-Bildgebung geeignet (z. B. auch Phosphor oder Fluor). Im klinischen MRI werden ausschließlich Wasserstoffkerne, also Protonen, benutzt.

Spinechosequenz Die in der klinischen Routine am häufigsten verwendete MR-Sequenz. Spinecho besitzt einen Pulswinkel von genau 90°, gefolgt von einem

180°-Impuls zur Rephasierung der T2*-Effekte. Der Vorteil dieser Sequenz ist ihre Unempfindlichkeit gegenüber Feld- und Gradienteninhomogenitäten, ihr Nachteil ist die lange Akquisitionszeit.

Spin-Gitter-Relaxation ► T1-Relaxation

Spin-Spin-Relaxation ► T2-Relaxation

SPIO (engl.) superparamagnetic particles of iron oxide; Eisenoxidnanopartikel, welche als superparamagnetische Kontrastmittel vor allem in der Leberbildgebung als RES-spezifische Kontrastmittel eingesetzt werden (Durchmesser größer als ► USPIO)

SPIR (engl.) spectral presaturation with inversion recovery; Exakt auf den Fettpeak abgestimmter 180°-Vorpuls, mit welchem die Fettsaturation (► Fettsuppression) einer Sequenz erreicht werden kann.

Spoiling (engl.) to spoil = plündern; Spoiling wird meist in Zusammenhang mit Gradientenechosequenzen gebraucht. Bei einer spoiled ► Gradientenechosequenz wird die Quermagnetisierung absichtlich durch ein spezielles Gradientenfeld zerstört, damit nur die Längsmagnetisierung genutzt werden kann. Mittels spoiled Gradientenechosequenzen kann ein T1-, oder T2*-Kontrast erreicht werden.

Spulen Empfangs- oder Sendeanlagen für die vom Magneten ausgesendeten bzw. empfangenen Signale. Es gibt reine Empfangs-, reine Sende- und gemischte Spulen (Sende- und Empfangsspule).

Spulenarray Spulenkonfiguration mit mehreren, nebeneinander platzierten Oberflächenspulen zur parallelen Signaldetektion (► parallele Bildgebung).

SSFP-Sequenz (engl.) steady-state free precession sequence; Beispiele solcher Sequenzen sind ► True-FISP-Sequenzen, FIESTA- und Balanced-Fast-Field-Echosequenzen. SSFP-Sequenzen sind ► Gradientenechosequenzen, bei denen die Längs- und Quermagnetisierung zur Bildgebung beitragen; der Kontrast ist ein Verhältnis von T1 zu T2.

Standing waves ► Dielektrische Effekte

STIR (engl.) short time inversion recovery; ► Inversion-Recovery-Sequenz zur ► Fettsuppression, bei der die ► Inversionszeit so gewählt wird, dass der 90°-Impuls gerade zum Zeitpunkt gesendet wird, wenn die T1-Relaxationskurve für Fett einen Nulldurchgang hat. Bei der STIR-Sequenz werden alle Signale mit kurzen, denen von Fett ähnlichen T1-Werten unterdrückt.

Superparamagnetismus Im Vergleich zu paramagnetischen Substanzen (▶ Paramagnetismus) eine gleichgerichtete, Vervielfachung des magnetischen Moments (10- bis 1000-fach). Dank regelmäßiger meist kristalliner Anordnung der paramagnetischen Ionen in einem festen Kristallgitter und der dadurch erhöhten Elektronenbeweglichkeit kommt es in einem äußeren starken Magnetfeld ▶ B0 zur Induktion des magnetischen Moments. Meist handelt es sich um Festsubstanzen, die neben T1- und T2-Effekten auch die Homogenität des lokalen Magnetfeldes beeinträchtigen (▶ Suszeptibilität).

Superparamagnetische Substanzen Stoffe mit besonders starken paramagnetischen Eigenschaften (▶ Paramagnetismus) (10- bis 1000-fach). Superparamagnetische Kontrastmittel sind z. B. Eisenoxidkristalle in Form superparamagnetischer Nanopartikel (▶ USPIO). Auch sie können als ▶ negative Kontrastmittel eingesetzt werden.

Suszeptibilität Eigenschaft eines Gewebes oder eines Materials selbst magnetisiert zu werden.

Suszeptibilitätsartefakt Signalausfall, welcher aufgrund der ▶ Suszeptibilität eines Gewebes oder eines Fremdkörpers induziert wird.

Suszeptibilitätsgewichtete Bildgebung Ausnutzung kleinster Suszeptibilitätsunterschiede zwischen den Geweben zur Bildgebung. Sequenzen zu dieser Bildgebung basieren auf einer schnellen 3D-Gradientenechosequenz mit hoher örtlicher Auflösung (▶ Ortsauflösung).

SWI (engl.) susceptibility-weighted imaging; ▶ Suszeptibilitätsgewichtete Bildgebung

T1 Zeitkonstante der ▶ T1-Relaxation. Von der Magnetfeldstärke B0 abhängig, bei 1,5 T im Bereich von einer bis mehreren Sekunden.

T1-Relaxation Zurückkippen der Spins in die (Längs-)Richtung des äußeren Magnetfeldes, verbunden mit Energieabgabe an die Umgebung.

T1-Wichtung Bezeichnung für MR-Bilder, deren Kontrast hauptsächlich (aber nicht ausschließlich!) von T1 bestimmt wird. Zu diesem Zweck wird eine eher kurze ▶ Repetitionszeit mit einer ebenfalls kurzen ▶ Echozeit (um den T2-Einfluss gering zu halten) kombiniert. Beispiel: TR/TE = 500/20 ms. Gewebe mit kurzem T1 sind hell, während Gewebe mit langem T1 als dunkel erscheinen.

T2 Zeitkonstante der ▶ T2-Relaxation. Bereich: bis zu einigen hundert Millisekunden, unabhängig von der Magnetfeldstärke.

T2* Zeitkonstante der ▶ T2*-Relaxation

T2*-Kontrast Bildkontrast, welcher aus den Differenzen des T2*-Zerfalls von den verschiedenen Geweben resultiert. Bei ▶ Gradientenechosequenzen wird der T2*-Kontrast durch die ▶ Echozeit (TE) beeinflusst.

T2-Relaxation Dephasierung der Spins durch Energieaustausch untereinander und Magnetfeldinhomogenitäten ohne Energieabgabe an die Umgebung.

T2*-Relaxation Bezeichnung für die Gesamtheit aller Vorgänge, welche zum Verlust der Gleichphasigkeit (Phasenkohärenz) der Spins und damit zum Verschwinden des MR-Signals durch transversale Relaxation führen. Die T2*-Relaxation setzt sich zusammen aus der reinen Spin-Spin-Wechselwirkung (▶ T2-Relaxation) einerseits sowie den dephasierenden Einflüssen durch statische Magnetfeld-Inhomogenitäten andererseits. Während die T2-Relaxation selbst mit einem ▶ 180°-Impuls nicht rückgängig gemacht werden kann, ist dies für die Effekte der statischen Inhomogenitäten möglich. ▶ Spinechosequenz

T2-Wichtung MR-Bilder, deren Kontrast vor allem von T2 bestimmt wird. Dabei wird eine lange ▶ Repetitionszeit (um den T1-Einfluss gering zu halten) mit einer ebenfalls langen ▶ Echozeit kombiniert. Beispiel: TR/TE = 2000/80 ms. Gewebe mit langer Repetitionszeit erscheinen bei T2-Gewichtung hell, während Gewebe mit kurzer Repetitionszeit dunkel erscheinen.

TE (engl.) time echo; ▶ Echozeit

TI (engl.) time inversion; ▶ Inversionszeit

TIRM (engl.) turbo inversion recovery measurement; ▶ FLAIR

TOF-Angiographie (engl.) time of flight; Technik, die unter Ausnutzung des ▶ In-flow-Effekts MR-Angiogramme herstellt. Gut geeignet für Venen, weniger für Arterien (Artefaktanfälligkeit), dort kommt die kontrastverstärkte ▶ 3D-MR-Angiographie zum Zuge.

TR (engl.) time repetition; ▶ Repetitionszeit

Transmetallation Streng genommen die Austauschreaktion zweier Metalle mit zwei Liganden. Im Rahmen der Gadoliniumkomplexbindung geht es um die Wechselwirkung von Metallionen wie Zink, Kupfer, Kalzium oder Eisen mit Gadolinium. Die Metallionen verdrängen das Gadolinium aus seiner Komplexbindung, so dass dieses freigesetzt wird während die Metallionen komplex gebunden im Organismus zirkulieren.

Transversale Relaxation T2-Relaxation

True-FISP-Sequenz ▶ Gradientenechosequenz, bei welcher die Signalintensität im Steady-State vom T2:T1-Verhältnis abhängt.

TSE (engl.) turbo spin echo; ▶ Fast-Spinechosequenz

USPIO (engl.) ultrasmall superparamagnetic particles of iron oxide; Sehr kleine Eisenoxidnanopartikel, welche vor allem als lymphknotenspezifische Kontrastmittel eingesetzt werden.

UTE (engl.) ultrashort time echo; Spezielle Sequenztechnik, die es möglich macht, dass auch Gewebe mit sehr kurzen T2-Zeiten (z. B. kortikaler Knochen) signalreich dargestellt werden können.

Vorsättigung Absättigen von Gewebe unmittelbar vor der eigentlichen Anregung mit einem Hochfrequenzimpuls (Vorpuls, Vorsättigungspuls), um Artefakte oder das Signal von Gefäßen zu eliminieren (Impuls außerhalb der untersuchten Schicht) oder die T1-Gewichtung zu vergrößern (Impuls innerhalb der untersuchten Schicht).

Voxel Volumenelement, welches als ▶ Pixel im zweidimensionalen Raum wahrgenommen wird; die Größe der Voxel bestimmt ▶ SNR und räumliche Bildauflösung.

Zeitaufgelöste MR-Angiographie Dynamische Darstellung der Kontrastmittelverteilung im Gefäßsystem. Dabei wird nach einer einzigen Kontrastmittelinjektion eine Gefäßregion schnell und wiederholt mit Techniken der kontrastmittelunterstützten ▶ MR-Angiographie abgebildet. Jedes der so aufgenommenen Angiogramme zeichnet dabei eine Phase der fortschreitenden Kontrastmittelverteilung nach.

Zero filling Rechnerisches „Vergrößern" der ▶ Matrix durch Hinzufügen von 0-Werten in die Peripherie des ▶ K-Raums, des „wirklich gemessenen" Datensatzes. Damit kann (durch Hinzufügen von rechnerisch interpolierten ▶ Pixeln) eine höhere Bildmatrix rekonstruiert werden. Das „zero filling" wird vor allem bei der Rekonstruktion von ▶ MR-Angiographien angewendet.

Zwischenschichtabstand Abstand zwischen zwei Schichten. Er berechnet sich aus der Schichtdicke („slice thickness") minus dem Schichtintervall („slice interval").

Stichwortverzeichnis

Printed in the United States
By Bookmasters